"十四五"普通高等教育本科规划教材

供本科护理学类专业用

健康教育

第 2 版

主　编　李春玉　王克芳

副主编　常红娟　范燕燕　李秀娥　肖　倩

编　委　（按姓名汉语拼音排序）

常红娟（武汉科技大学医学院）
范燕燕（滨州医学院护理学院）
巩小军（山西医科大学护理学院）
贾雪媛（内蒙古民族大学医学部）
孔祥颖（佳木斯大学护理学院）
李春玉（延边大学护理学院）
李　爽（内蒙古医科大学护理学院）
李秀娥（北京大学口腔医院）
刘春霞（北京大学第三医院）
彭思敬（山东大学护理与康复学院）
孙　柳（首都医科大学护理学院）
王克芳（山东大学护理与康复学院）
王英伟（哈尔滨医科大学大庆校区）
肖　倩（首都医科大学护理学院）
张　利（蚌埠医学院护理学院）
郑一梅（北京大学第一医院）
钟淑贤（珠海科技学院健康学院）
朱文娟（延边大学护理学院）

北京大学医学出版社

JIANKANG JIAOYU

图书在版编目（CIP）数据

健康教育 / 李春玉，王克芳主编．—2版．—北京：北京大学医学出版社，2023.5（2025.6重印）
 ISBN 978-7-5659-2729-4

Ⅰ．①健… Ⅱ．①李…②王… Ⅲ．①健康教育－医学院校－教材 Ⅳ．① R193

中国版本图书馆 CIP 数据核字（2022）第 167156 号

健康教育（第2版）

主　　编：李春玉　王克芳
出版发行：北京大学医学出版社
地　　址：（100191）北京市海淀区学院路 38 号　北京大学医学部院内
电　　话：发行部 010-82802230；图书邮购 010-82802495
网　　址：http://www.pumpress.com.cn
E-mail：booksale@bjmu.edu.cn
印　　刷：北京溢漾印刷有限公司
经　　销：新华书店
责任编辑：崔玲和　　　　责任校对：靳新强　　　责任印制：李　啸
开　　本：850 mm×1168 mm　1/16　　印张：12.25　　字数：361 千字
版　　次：2015 年 10 月第 1 版　2023 年 5 月第 2 版　2025 年 6 月第 2 次印刷
书　　号：ISBN 978-7-5659-2729-4
定　　价：35.00 元
版权所有，违者必究
（凡属质量问题请与本社发行部联系退换）

第 3 轮修订说明

国务院办公厅印发的《关于加快医学教育创新发展的指导意见》提出以新理念谋划医学发展、以新定位推进医学教育发展、以新内涵强化医学生培养、以新医科统领医学教育创新；要求全力提升院校医学人才培养质量，培养仁心仁术的医学人才，加强护理专业人才培养，构建理论、实践教学与临床护理实际有效衔接的课程体系，提升学生的评判性思维和临床实践能力。《教育部关于深化本科教育教学改革全面提高人才培养质量的意见》要求严格教学管理，把思想政治教育贯穿人才培养全过程，全面提高课程建设质量，推动高水平教材编写使用。新时代本科护理学类人才培养及教材建设面临更高的要求和更大的挑战。

为更好地支持服务高等医学教育改革发展、本科护理学类人才培养，北京大学医学出版社有代表性地组织、邀请全国高等医学院校启动了本科护理学类专业规划教材第 3 轮建设。在各方面专家的指导下，结合各院校教学教材调研反馈，经过论证决定启动 27 种教材建设。其中修订 20 种教材，新增《基础护理学》《传染病护理学》《老年护理学》《助产学》《情景模拟护理综合实训》《护理临床思维能力》《护理信息学》7 种教材。

修订和编写特色如下：

1. 调整参编院校

教材建设的院校队伍结合了研究型与教学型院校，并注重不同地区的院校代表性；由知名专家担纲主编，由教学经验丰富的学院教师及临床护理教师参编，为教材的实用性、权威性、院校普适性奠定了基础。

2. 更新知识体系

对照教育部本科《护理学类专业教学质量国家标准》及相关考试大纲，结合各地院校教学实际修订教材知识体系，更新已有定论的理论及临床护理实践知识，力求使教材既符合多数院校教学现状，又适度引领教学改革。

3. 创新编写特色

本着"以人为中心"的整体护理观，以深化岗位胜任力培养为导向，设置"导学目标"，使学生对学习的基本目标、发展目标、思政目标有清晰了解；设置"案例""思考题"，使教材贴近情境式学习、基于案例的学习、问题导向学习，促进学生的临床护理评判性思维能力培养；设置"整合小提示"，探索知识整合，体现学科交叉；设置"科研小提示"，启发创新思维，促进"新医科"人才培养。

4. 融入课程思政

将思政潜移默化地融入教材中，体现人文关怀，提高职业认同度，着力培养学生"敬佑生命、救死扶伤、甘于奉献、大爱无疆"的医者精神，引导学生始终把人民群众生命安全和身体健康放在首位。

5. 优化数字内容

在第2轮教材与二维码技术初步结合实现融媒体教材建设的基础上，第3轮教材改进二维码技术，简化激活方式、优化使用形式。按章（或节）设置一个数字资源二维码，融拓展知识、微课、视频等于一体。设置"随堂测"二维码，实现即时形成性评测及反馈，促进"以学生为中心"的自主学习。

为便于教师、学生下载使用，PPT课件统一做成压缩包，用微信"扫一扫"扫描封底激活码，即可激活教材正文二维码，导出PPT课件。

第2轮教材的部分教材主编因年事已高等原因，不再继续担任主编。她们在这套教材的建设历程中辛勤耕耘、贡献突出，为第3轮教材建设日臻完善、与时俱进奠定了坚实基础。各方面专家为教材的顶层设计、编写创新建言献策、集思广益，在此一并致以衷心感谢！

本套教材供本科护理学类专业用，也可供临床护理教师和护理工作者使用及参考。希望广大师生多提宝贵意见，反馈使用信息，以逐步完善教材内容，提高教材质量。

前 言

习近平总书记在党的"二十大"报告中指出,人民健康是民族昌盛和国家强盛的重要标志。把保障人民健康放在优先发展的战略位置,完善人民健康促进政策。我国卫生健康事业飞速发展的新局面和人民群众日益增长的健康需求,对培养具有高阶思维的护理复合型人才提出了新要求。

健康教育是研究人类行为与健康的联系及其规律,探索有效、可行、经济的干预措施及评价方法,进而服务于预防疾病、促进健康、提升生命质量的一门学科。本教材以《护理学类专业教学质量国家标准》为纲领,通过案例分析、图文演示、问答等方式有针对性地提供了基础理论、基本知识、基本技能,展现健康教育的理论内容和实操技能,其中包括了健康行为、健康传播、健康教育以及特定人群、重点健康问题与突发公共卫生事件的健康教育等方面的内容,紧跟国家需求,注重学科交叉,启发学生创新思维,推动理论和实践相结合。

本教材供护理学专业及相关专业学习健康教育知识、培养健康教育能力使用。通过本教材的学习,学生可以掌握健康教育的基本概念与基本理论;掌握健康相关行为改变理论、健康传播理论与方法,具有初步的健康教育项目的管理能力,包括如何进行受众的健康教育需求评估,健康教育项目的设计、实施及评价,健康传播材料的制作与使用等实践能力;了解不同场所和重点健康问题开展健康教育的特点,为在后续的护理专业课的课间实习以及将来工作中能熟练应用其理论和方法开展健康教育工作奠定基础。

本教材的编写得到北京大学医学出版社、延边大学护理学院、山东大学护理与康复学院以及其他高等院校的大力支持,在此表示衷心的感谢。因编者水平有限,教材中难免存在不妥之处,敬请广大护理专业同仁和读者批评、指正。

主　编

目 录

- **第一章　绪论** ……………………… 1
  - 第一节　健康与健康的影响因素……… 2
  - 第二节　健康教育与健康促进………… 3
  - 第三节　健康教育与健康促进的发展… 8
  - 第四节　护理与健康教育……………… 11

- **第二章　健康相关行为与行为改变理论** ……………………… 13
  - 第一节　概述…………………………… 13
  - 第二节　健康相关行为………………… 17
  - 第三节　健康行为改变理论…………… 18

- **第三章　健康传播** ………………… 32
  - 第一节　概述…………………………… 32
  - 第二节　健康传播的形式……………… 40
  - 第三节　健康传播常用的教学方法…… 47
  - 第四节　健康传播的效果及其影响因素 53

- **第四章　健康传播材料的制作、使用与评价** ……………… 57
  - 第一节　概述…………………………… 57
  - 第二节　常见健康传播材料的制作…… 59
  - 第三节　健康传播材料的使用与评价… 67

- **第五章　健康教育需求评估** ……… 71
  - 第一节　概述…………………………… 72
  - 第二节　健康教育需求评估内容……… 73
  - 第三节　健康教育需求评估资料收集与分析…………………………… 79

- **第六章　健康教育项目设计** ……… 85
  - 第一节　概述…………………………… 86
  - 第二节　健康教育项目设计的要素…… 88

- **第七章　健康教育项目的实施与评价** ……………………… 96
  - 第一节　健康教育项目的实施………… 97
  - 第二节　健康教育项目的评价………… 104

- **第八章　不同场所的健康教育** …… 111
  - 第一节　医院健康教育………………… 111
  - 第二节　社区健康教育………………… 117
  - 第三节　学校健康教育………………… 122
  - 第四节　职业场所健康教育…………… 126
  - 第五节　家庭健康教育………………… 129

- **第九章　特定人群健康教育** ……… 134
  - 第一节　儿童健康教育………………… 135
  - 第二节　女性健康教育………………… 140
  - 第三节　老年人健康教育……………… 145

目录

第十章 生活方式与重点健康问题的健康教育 …… 152
- 第一节 生活方式与健康教育 …… 152
- 第二节 慢性病健康教育 …… 158
- 第三节 传染性疾病健康教育 …… 167

第十一章 突发公共卫生事件的健康教育 …… 172
- 第一节 概述 …… 173
- 第二节 健康教育在应对突发公共卫生事件中的意义 …… 175
- 第三节 突发公共卫生事件健康教育的内容和方法 …… 176
- 第四节 突发公共卫生事件健康教育的效果评价 …… 179
- 第五节 突发公共卫生事件的预防与健康教育 …… 180

主要参考文献 …… 185

中英文专业词汇索引 …… 186

第一章 绪 论

第一章数字资源

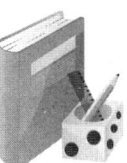

导学目标

通过本章内容的学习，学生应能够：

◆ **基本目标**
1. 复述健康教育、健康促进、健康素养的概念。
2. 列举健康促进的基本策略和行动领域。
3. 比较并说出健康教育与卫生宣传、健康促进的区别。
4. 概括国内外健康教育与健康促进的发展。

◆ **发展目标**
树立国家健康战略大局观。

◆ **思政目标**
培养文化自信和仁爱奉献的护理专业价值观。

案例 1-1

《国务院关于实施健康中国行动的意见》指出，人民健康是民族昌盛和国家富强的重要标志，预防是最经济、最有效的健康策略。健康中国行动之健康知识普及行动目标是到 2022 年和 2030 年，全国居民健康素养水平分别不低于 22% 和 30%。

请回答：
1. 健康教育在提升健康素养水平中发挥哪些作用？
2. 护士在健康教育中所承担的角色有哪些？

健康是个体全面发展的基础，是经济社会发展的必要保障和重要目标，也是体现人民群众生命质量的重要标志。随着我国全面建设小康社会和构建社会主义和谐社会的发展，国家与政府高度重视提高全民健康素质，坚持以人为本和为人民健康服务的根本宗旨，大力推动健康教育与健康促进工作，尤其是党的"二十大"报告将"建成健康中国"作为我国 2035 年发展总体目标的一个重要方面，提出"把保障人民健康放在优先发展的战略位置，完善人民健康促进政策"，并对"推进健康中国建设"作出全面部署，充分体现了党中央对人民健康的高度重视，充分彰显了以人民为中心的发展思想。

健康教育学是一门交叉学科，是由教育学、传播学、社会学、行为学、心理学、预防医学、社会市场学等学科理论整合发展起来的，进而形成了健康教育的理论和研究范畴，成为一门独立的学科领域。健康教育是护士提供健康服务的重要工作方法之一，护士可在医院、社区、学校、工厂等各种场所对不同的护理对象提供健康护理服务的过程中实施健康教育。

第一节 健康与健康的影响因素

一、健康的概念

健康是一个复杂、多维、综合且不断发展的概念，其内涵发展经历了3个阶段。

1. 建立在疾病基础上的健康概念 远古时期，生产力极其低下，人们对自然界的认知还处于感性阶段，不能正确地解释疾病的实质，只能用"上天和神灵的力量或惩罚"来认识疾病，把人类的健康与并不存在的鬼神联系在一起，形成了唯心的、不科学的健康观。随着生产力的迅速提高和医学的不断发展，人们开始认识到健康是可以把握、不依赖于天命的，并逐渐形成了健康就是能正常工作或没有疾病的机械唯物论的健康观。18世纪以来，不少学者提出健康就是没有疾病，疾病就是健康受损，但是没有明确健康的实质和健康的特征，只是借助健康的对立面——疾病来证明健康。

2. 三维健康新概念 20世纪中期以后，随着医学和社会生态的发展，人们逐渐认识到疾病病因的复杂性，这使得健康的概念得到延伸，从而为形成新的健康观提供了导向。1948年，世界卫生组织（World Health Organization，WHO）将健康定义为："健康不但是没有疾病和虚弱，而且还要有完整的生理、心理状态和良好的社会适应能力"，体现了躯体、心理和社会适应三方面的三维健康观。其内涵包括3个方面。①躯体健康：是指身体结构完整和人体各器官生理功能良好；②心理健康：是指个体智力正常、情绪协调，能正确地评价自己，应对、处理生活中的压力，能正常工作，为个人或社会做出自己的贡献；③社会适应良好状态：是指通过自我调节，保持个人与环境、社会及在人际交往中的均衡与协调。

3. 四维健康新概念 1990年，WHO进一步定义了四维健康新概念，即"健康不但是没有疾病，而且包括躯体健康、心理健康、社会适应良好和道德健康"，首次将道德健康纳入健康的内涵，体现了WHO对于健康概念的不断完善，以及对健康较为全面的认识。新增的道德健康是指不以损害他人的利益来满足自己的需要，具有辨别真与伪、善与恶、美与丑、荣与辱等是非观念，能按社会行为的规范准则来约束自己及支配自己的思想和行为。关于健康状态，WHO认为介于健康与疾病之间的一种生理功能低下的状态为亚健康状态，也称为"第三状态"，机体虽无明显疾病，但会有种种不适的感觉。

总之，现代健康的含义是多元的、广泛的，以普遍认可的三维健康观来讲，其中社会适应归根结底取决于生理和心理的状态，心理健康是生理健康的精神支柱，生理健康又是心理健康的物质基础。每个人都有获取自身健康的权利，也有不损害和（或）维护自身及他人健康的责任。

二、健康的影响因素

个体的健康受多方面因素的影响和制约，主要可归纳为以下4个方面。

1. 生物及心理因素

（1）生物性有害因素：可能导致多种疾病出现，如食物中毒、过敏性疾病等。

（2）遗传因素：许多疾病的发生与遗传因素密切相关，如肿瘤、心血管疾病、高血压、糖尿病、精神疾病。随着现代基因技术的发展和疾病诊疗水平的提高，人类在遗传性疾病的早期筛查和干预等方面有了一定的研究进展。

（3）心理因素：心理因素与疾病的产生、防治有密切关系。消极的心理状态会引起焦虑、怨恨、悲伤、恐惧、愤怒等，可以使人体各系统功能失调，导致失眠、心动过速、血压升高、食欲减退、月经失调等。而积极的心理状态是保持和增进健康的必要条件。

2．环境因素 环境是人类赖以生存和发展的重要条件和基础。环境因素主要包括自然环境因素和社会环境因素。

（1）自然环境因素：自然环境是人的生命之源，是人类赖以生存的物质基础。自然环境因素既包括人们生活和工作环境中接触到的各种物理环境因素，如光、热、辐射，也包括人们日常接触到的各种生物环境因素，如动物、植物、微生物以及化学环境因素，如粉尘、雾霾。

（2）社会环境因素：社会环境包括政治、经济、文化、教育、科技等诸多因素。在社会环境中，政治制度的变革、社会经济的发展、文化教育的进步与人类的健康紧密相关。如文化教育会影响人们的健康素养，从而影响个体健康；工业化快速发展带来的废水、废气及噪声也会对人类的健康产生极大的危害。

3．医疗卫生服务因素 医疗卫生服务的内容、范围、质量以及服务利用情况与人的健康息息相关，直接关系到人的生、老、病、死及由此产生的一系列健康问题。医疗资源布局不合理、初级卫生保健网络不健全、重治疗轻预防、医患关系不良等都是不利于健康的因素。

4．行为与生活方式因素 人们自身的行为和生活方式给个人、群体乃至社会健康带来直接或间接的影响，它们对健康的影响具有潜袭性、累积性和广泛性的特点。纠正不良行为和改变生活方式可有效地控制诸多慢性疾病的发生和发展。

（李春玉）

第二节　健康教育与健康促进

一、健康教育的概念及功能

（一）健康教育的概念

健康教育（health education）是应用循证的教学原理与技术，旨在帮助群体或个体改变健康相关行为的系统的社会活动，它的最终目标是通过改变对象的行为而使之保持健康状态。目前，我国比较公认的健康教育定义是："健康教育是通过信息传播和行为干预，帮助个体或群体掌握科学的健康知识，树立健康观念，掌握健康技能，做出健康决定，有效执行有益健康的生活方式的过程"。健康教育是引导人们自愿采纳有益健康行为而设计的学习实践活动，既是一项独立的服务内容，又是开展其他基本公共卫生项目的重要内容和手段，其核心是健康行为的养成。

我国《"健康中国2030"规划纲要》中强调"加强健康教育"，凸显了健康教育在构建健康中国目标中的重要地位。健康教育的对象拓展到全民，包括健康及不健康的所有人群。健康教育的内容也不再局限于单一疾病的治疗，其内涵拓展为围绕疾病的防治和康复相关的基本知识和理念、健康生活方式与行为、基本技能等，促进人们改善自己的健康状态。比如，针对高脆弱性人群，尤其是脑卒中、高血压、糖尿病等需要长期进行医疗照护和医疗费用高支出的人群，可通过开展健康知识教育，强化健康责任意识，宣传健康生活理念，帮助他们形成有益健康的生活方式，提高其健康素养。针对健康人群，可通过健康教育进行早期干预，宣传、普及常见疾病的预防与干预知识，引导个体及时预防或降低健康风险，主要内容包括社区健康服务培训、家庭健康管理教育以及疾病应急干预与救治等。

> **知识链接**
>
> **中共中央 国务院印发《"健康中国2030"规划纲要》**
>
> 第四章 加强健康教育
>
> 第一节 提高全民健康素养
>
> 推进全民健康生活方式行动，强化家庭和高危个体健康生活方式指导及干预，开展健康体重、健康口腔、健康骨骼等专项行动，到2030年基本实现以县（市、区）为单位全覆盖。开发推广促进健康生活的适宜技术和用品。建立健康知识和技能核心信息发布制度，健全覆盖全国的健康素养和生活方式监测体系。建立健全健康促进与教育体系，提高健康教育服务能力，从小抓起，普及健康科学知识。加强精神文明建设，发展健康文化，移风易俗，培育良好的生活习惯。各级各类媒体加大健康科学知识宣传力度，积极建设和规范各类广播电视等健康栏目，利用新媒体拓展健康教育。
>
> 第二节 加大学校健康教育力度
>
> 将健康教育纳入国民教育体系，把健康教育作为所有教育阶段素质教育的重要内容。以中小学为重点，建立学校健康教育推进机制。构建相关学科教学与教育活动相结合、课堂教育与课外实践相结合、经常性宣传教育与集中式宣传教育相结合的健康教育模式。培养健康教育师资，将健康教育纳入体育教师职前教育和职后培训内容。

（二）健康教育的功能

健康教育的功能主要体现在以下几个方面：①提升人们的健康素养，促使其自觉采纳健康行为；②成为预防慢性非传染性疾病的重要手段；③有效控制传染病的传播与流行；④有效遏制医疗费用的急剧上涨；⑤适应人民群众日益增长的卫生保健服务需求。健康教育是提高卫生保健服务质量的战略和方法，其目标与范畴见图1-1。

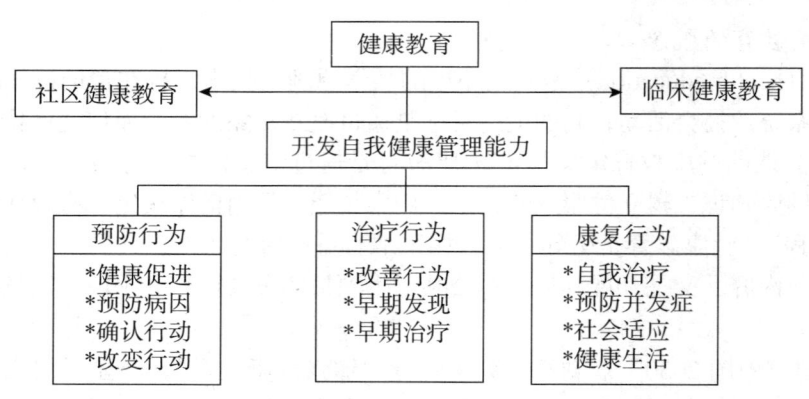

图1-1 健康教育的目标与范畴

二、健康促进的概念及基本策略

（一）健康促进的概念

1986年，WHO在加拿大渥太华召开的第一届国际健康促进大会上发布了《渥太华宪章》，提出了健康促进（health promotion）的定义、内涵、行动领域和基本策略，奠定了健康促进的理论基础，并将健康促进定义为"促使人们维护和提高他们自身健康的过程"。明确了健康促进的目的是"希望达到生理、心理及社会适应良好的状态，健康应被视为日常生活的一种资源，而非生存的目的"。2005年，WHO在《曼谷宪章》中再次定义健康促进，即"健康促进是增加人们对健康及其决定因素的控制能力，从而促进健康的过程"。

健康促进作为一种综合社会政治过程的宏观策略，为了促进个体和公众健康，它不仅通过健康教育来提升个体和公众的健康素养，同时通过"健康共治"，将健康融入所有政策中，在政府不同部门之间加强协作，营造促进健康的支持性环境，并动员全社会参与，树立和践行对自己健康负责的健康管理理念，通过主动学习健康知识，提高健康素养和健康水平。

（二）健康促进的行动领域

《渥太华宪章》提出，健康促进涉及五大行动领域。

1. 制定促进健康的公共政策 健康促进已超越了卫生保健范畴，各级政府和部门（包括非卫生部门）的政策制定者都应把健康问题提到议事日程上，了解其决策对健康的影响，并承担起对促进健康的责任。如我国把卫生与健康放在优先发展的战略地位，构建全程健康促进体系，推动全周期维护和保障人民健康。

2. 创造支持性环境 人类与其生存的环境是密不可分的，任何国家或地区，都应与环境共荣共存。除自然环境外，社会环境也是影响健康的重要因素。健康促进应促使政府部门达成共同认识和行动，加强组织部门间的合作，共同实施相应的政策，为人们创造一种安全的、满意的和愉快的生活和工作环境。

3. 加强社区行动 社区行动通过确定需优先解决的健康问题，做出决策，设计策略及其执行方案，以达到促进健康的目标。在这一过程中，应充分调动和发挥社区的能动性，调动社区力量，挖掘社区资源，从而在加强社区行动中提高社区在促进健康方面的各种基本能力。

4. 发展个体技能 个体的行为或生活方式会直接影响其健康和生命质量。通过提供健康教育的方式，可达到健康促进的目的，提升人们的健康素养和发展个体技能，以支持个体和社会的健康发展，使人们能够更有效地维护自身的健康和其生存的环境，有准备地应对人生各个阶段可能出现的健康问题。

5. 调整卫生服务方向 卫生部门的作用不仅仅是提供临床与治疗服务，还必须坚持健康促进的方向。通过多部门协作和社区参与，对卫生服务项目进行优化选择，调整卫生服务类型与方向，将健康促进和预防作为提供卫生服务模式的组成部分；同时针对资源配置的合理性问题，把卫生服务的重点调整到最需要的地区和最急需的人群，如我国正在大力推进公共卫生服务均等化，为所有城乡居民免费提供基本公共卫生服务。

（三）健康促进的基本策略

《渥太华宪章》提出，健康促进主要采取以下3项基本策略。

1. 倡导（advocate） 倡导政策支持、社会各界对健康措施的认同和卫生部门调整服务方向，激发社会关注和群众参与，从而创造有利于健康的社会、经济、文化与环境条件。

2. 赋权（empowerment） 是通过交流和教育达到知识、价值与权力的共享，提高人们维护健康的能力，赋予人们参与健康决策的权力和责任，激发其释放内在潜能，使其自身内在权力发生转变，帮助人们在健康方面做出正确的选择和决定的过程。赋权可提升人们在保护和促进健康方面的责任感和获得感，有助于个体采取有益于健康的决定和行动。

3. 协调（mediate） 促进健康仅靠卫生部门是不可能实现的。政府机构、非政府组织以及社区、家庭和个体共同参与、协调行动，才能实现健康目标。

联合国儿童基金会在上述内容的基础上，进一步提出核心策略"社会动员"及其4个层次：①领导层的动员（游说、汇报、举行学术研讨会等）；②社区、家庭与个体参与的动员，动员社区、家庭与个体参与的最佳途径是健康教育，为其提供有关的知识、技术，从而增加社区、家庭与个人的自身发展能力；③非政府组织的动员；④专业人员参与的动员。

三、健康教育与健康促进的关系

健康教育和健康促进是公共卫生的基础和核心，二者密不可分。当人们对健康的内涵和需求不断拓展，迫切需要在健康教育的基础上制定健康政策并创造支持性环境时，就产生了健康促进这一概念，因此可以认为健康促进是健康教育发展到一定阶段的产物。在概念上，健康促进包括了健康教育，而健康教育是健康促进策略中最活跃的一部分，健康教育是健康促进的基础，健康促进是健康教育的发展。

健康教育是针对行为问题采取的一系列科学的干预步骤，它要解决的是帮助人们提高保健知识和技能、改变不健康的行为、建立健康的行为和生活方式的问题。健康教育是提高健康素养的重要途径，健康素养可以作为单一指标反映健康教育效果。而健康促进是一项社会策略和社会行为，重点解决社会动员、社会倡导和相关部门协调问题。健康教育和健康促进的最终目标是维持健康，提高生命质量，但不能等同对待，两者的区别点可归纳为以下几个方面。

1．范畴不同　健康教育是以健康为中心的全民教育，通过社会人群的参与，改变其认知态度和价值观念，从而使其自觉采取有益于健康的行为和生活方式；而健康促进是在健康教育的基础上，进一步从组织、政治、经济和法律等方面提供支持性环境，使其对行为改变的作用更加持久并带有约束性。也就是说，健康促进不仅是卫生部门的事业，而且是一项要求全社会参与和多部门合作的社会系统工程。

2．途径不同　健康教育是通过改善健康危险行为教育，开发个体自我健康管理能力（self health care ability development），最终达到维持健康的目的；而健康促进是通过制定促进个体或群体健康的相关法规、制度以及创造支持性环境等，推动健康生活实践，最终达到维持健康的目的。

健康促进包含健康教育，健康教育是实现健康促进的有效方法和服务。健康教育是健康促进的先导和基础，健康促进如不以健康教育为先导，则健康促进就是无源之水、无本之木；而健康教育如不向健康促进发展，则其作用就会受到极大限制。健康教育需要健康促进的指导和支持，而健康促进则需要健康教育来推动和落实。

四、健康教育与健康促进的相关概念

（一）卫生宣教

卫生宣教是以大众传播为主要方式，以卫生知识为主要内容的传播活动。它以普及卫生常识为目的，一般由实施卫生宣传教育者向服务对象单向传播健康相关知识。卫生宣教没有明确的教育计划设计和效果评价，不把人们获得知识、改变信念、态度和行为的变化作为评价指标。卫生宣教也可能成为健康教育的一部分，但不能等同于健康教育。护理健康教育不同于卫生宣教，它贯穿于护理工作的全过程，体现了护士从被动执行护理操作向以人的健康为中心的预防保健和促进健康工作的过渡。

（二）健康素养

"健康素养"一词最早是在20世纪70年代由美国学者提出的，当时主要是研究患者听、说、读、写和与医生交流的能力对于医疗质量的影响。50多年来，有关健康素养的研究经过了很多阶段，其概念内涵、研究内容不断丰富，取得了很多进展。2008年，中华人民共和国卫生部发布《中国公民健康素养——基本知识与技能（试行）》，指出我国公民"健康素养是指个人获取和理解健康信息，并运用这些信息维护和促进自身健康的能力"。我国公民健康素养包括基本知识和理念、健康生活方式与行为、基本技能3个方面的内容。2016年，习近平总书记在全国卫生与健康大会上特别指出，提高人民健康素养是提高全民健康水平最根本、最经济、最有效的措施之一。于 2020 年 6 月 1 日起正式实施的《中华人民共和国基本医疗卫生与健康促进法》也明确要求提高公民的健康素养。居民健康素养评价指标已纳入国家卫生事业发展规划之中，作为综合反映国家卫生事业发展的评价指标。

健康素养可以说是一种能力，而此能力的提升依赖于健康意识的建立和健康知识的获取，其最终目标是要让公众自觉自愿地采取有利于健康的生活方式和行为，从而促进健康。健康素养作为一个与健康产出相关的概念，受到 WHO 和各国政府的高度重视，WHO 把提高健康素养作为新世纪健康教育、健康促进最有潜力的新思路和策略。

健康素养是健康的主要决定因素，是群体健康状况的一项较强的预测指标，可反映一个国家或地区经济社会的发展水平、教育水平、医疗卫生发展水平。健康素养与群体的发病率、死亡率、健康水平、平均期望寿命高度相关。提高公民健康素养是减少健康不公平、降低社会成本的重要策略。强化健康教育工作是提高全民健康素养的必要手段，是防病于未然的重要途径，是促进居民形成健康的生活方式、改善居民健康状况的重要措施和策略。

健康教育与健康素养是相互促进的关系。公民健康素养是健康教育的直接结局变量，也是衡量健康教育发展的标准。健康教育是提高公民健康素养的途径和培养方式，可以促进公民互动性健康素养、辩证性健康素养、功能性健康素养的提高，进而降低或消除疾病的发生，促进健康，提高其生命质量。

（三）健康共治

随着健康公平性、老龄化和环境恶化等问题的日益凸显，全球健康事业的促进需要国际社会共谋生路。2016 年 11 月 21 日在上海召开的第九届全球健康促进大会发表《2030 可持续发展中的健康促进上海宣言》，提出了健康共治（governance for health）的概念，强调以"整个政府和全社会的策略"（whole-of-governments and whole-of-society approach）来应对当今社会所面临的健康问题和挑战，以及促进健康对社会发展的贡献，突出全球、国家、地方和社会事务的共治。

健康共治是指中央、各级政府及其相关部门以整个政府和全社会的方式，引导社会组织、企业和公众，为了健康和福祉而共同采取的行动。健康和福祉是全社会的共同价值观和社会公平正义的基础，也是一个社会和谐幸福和经济活跃的标志，是人类发展的共同目标和国家软实力的重要组成部分。影响健康和福祉的因素非常复杂，涵盖政治、经济、社会、物质环境和行为方式等多个层面，涉及多部门、多领域的共同合作，以及各种复杂的公共政策的制定与执行。提高健康和福祉必须依靠政府和全社会的共同努力。健康共治要求政府主动与非政府组织、公共和私营组织以及公民一起为了健康和福祉这个全社会的共同利益联合行动，强调健康发展的全面性、公平性和协同性。健康共治是健康促进发展和经验所使，是健康公共政策的扩展。将健康生活方式、健康服务、健康保障、健康环境和健康产业融为一体，形成整个政府和全社会齐抓共管的平台，是实现"健康中国"的重要抓手，而健康共治是其中最重要的经验。健康共治一方面强调政府各部门加强协作，明确各部门对健康的职责，将健康融入所有政策；另一方面强调动员全社会力量参与，承担健康的社会责任，做到健康的共建共享。

健康是关乎国计民生的前提和基础，健康教育作为一项公共卫生策略，是提高人民健康素养以及全民健康水平最根本、最经济、最有效的措施之一。而公共健康是公众的集体行为，需要社会公众共同创建维护健康的生活环境。通过健康教育，不断提高大众的健康素养，使其主动养成健康的行为习惯，传播健康的文明理念，形成广泛参与公共健康的集体行动。在共建共享"健康中国"战略基础上，健康教育将与健康共治结合得更为紧密，应在政府主导下开展多部门、多角度、多层次的联合行动，形成各具特色、互为依托的健康教育体系。通过全社会参与健康共治，结合多种形式的健康教育，建立健康与经济社会的协调发展、健康为人人和人人为健康的良性互动关系，形成以健康和福祉为核心的社会可持续发展形态。

（贾雪媛）

第三节 健康教育与健康促进的发展

一、国外健康教育与健康促进的发展

近代健康教育的概念可追溯至19世纪80年代，始于英国、美国等国家学校教育中的卫生课。健康教育最初与体育一并作为促进公众强身和健康的一个策略加以推动和实行，20世纪20—30年代以后，美国、英国等先后成立了健康教育的组织机构，健康教育开始向专业领域发展。尤其到20世纪70年代，北美及欧洲等卫生服务较先进国家的健康教育进入了快速发展时期，如1974年，美国通过《美国健康教育规划和资源发展法案》、加拿大发布《加拿大人民健康的新前景》；1978年，WHO《阿拉木图宣言》强调健康教育是初级卫生保健各项任务中的首要任务；1979年，美国卫生和公众服务部发布《健康人民报告》，标志着健康促进的开始。从1986年首届国际健康促进大会发布的《渥太华宪章》正式提出健康促进的概念、行动领域、基本策略等指导性意见，至今共召开了10届国际健康促进大会（表1-1）。

表1-1 历届国际健康促进大会简介

届	年度	地点	主题
1	1986	加拿大渥太华	发布《渥太华宪章》，试图率先在发达国家实现"人人享有卫生保健"目标
2	1988	澳大利亚阿德莱德	通过以"有利于健康的公共政策"为主要内容的《阿德莱德宣言》，包括女性健康促进、食品和营养、烟酒、创造支持性环境等领域
3	1991	瑞典松兹瓦尔	通过以"创造有利于健康的环境"为主要内容的《松兹瓦尔宣言》
4	1997	印度尼西亚雅加达	健康促进是一项有价值的投资，确定21世纪健康促进的优先地位
5	2000	墨西哥墨西哥城	"架起公平的桥梁"，强调为了实现人人健康和平等，应将健康促进作为卫生政策和规划的基本组成部分
6	2005	泰国曼谷	发表健康促进《曼谷宪章》，针对健康的决定因素，强调政策与伙伴关系
7	2009	肯尼亚内罗毕	发表《内罗毕宣言》，强调通过缩小实施能力差异的健康促进和开发
8	2013	芬兰赫尔辛基	将健康融入所有政策中
9	2016	中国上海	发表《2030可持续发展中的健康促进上海宣言》，强调健康促进在全球可持续发展中的地位和作用
10	2021	视频会议	福祉、公平和可持续发展

近年来，国外健康教育与健康促进取得了长足的进展，健康促进的内容与方法也越来越多地体现了超越疾病与健康问题、超越卫生领域的特点，成为健康—环境—社会协调发展的重要

组成部分。除欧洲和北美洲的国家外，西太平洋地区国家的健康教育和健康促进发展也较快，在制定国家卫生政策、健康促进支持性环境、健康教育机构建设和人才培养、健康教育和健康促进项目开展等方面都有较大的进步。1999 年，健康教育与健康促进国际联合会总结欧洲近 20 年来与健康促进相关的政策依据，提出了健康促进的理论框架——"健康促进产出模型"，在该框架中确定了健康促进的 3 个行动：健康教育、社会动员、倡导运动。WHO 也在健康教育与健康促进实践和经验总结中，不断地完善健康促进的概念，如 2002 年 WHO 提出了《西太区健康促进区域性框架 2002—2005》，对健康教育和健康促进的概念做了新的界定，明确提出健康教育不等同于健康促进，同时提出了实施健康促进的三维理论，即健康的场所、健康的人群和健康的生活方式。

二、我国健康教育与健康促进的发展

中国古代的史料中即有"预防疾病""传播医药养生""运动保健知识"等健康教育方面的文献记载，这些都是我国健康教育思想的早期起源。随着 20 世纪初西方医学在我国的发展，健康教育活动逐渐发展起来。1915 年中华医学会成立，其宗旨之一即是向民众普及医学卫生知识。1916 年组成了中华公共卫生教育联合会，1922 年更名为中华卫生教育会，是我国第一个卫生教育组织，也是最早以"卫生教育"命名的学术团体。该会制作了多部幻灯片，在全国各大城市放映，出版《卫生季刊》，并编写了《中华卫生教育小丛书》等书籍。1934 年陈志潜编译的《健康教育原理》一书是我国最早的健康教育论著；同年徐苏恩主编的《学校健康教育》一书出版。

中华人民共和国成立伊始，在传染病、寄生虫病、地方病广泛流行的情况下，全国各省区市成立了卫生宣传教育机构，承担全国卫生宣传业务指导及卫生宣传材料的制作与发放工作。面对缺医少药和疾病丛生的严峻局面，全国卫生宣传工作在提高人民群众卫生素质、改变城乡卫生面貌、减少疾病（特别是传染病）等方面发挥了重要作用，极大地提高了全民健康水平。新中国成立初期，我国健康教育的首要内容是围绕如何防治疾病，强调的重点是生物医学模式。20 世纪 70 年代初，我国健康教育的内容已经逐渐超越生物医学的范围，开始引导人们重视生活方式的健康化，引导人们树立健康、科学的生活理念。

20 世纪 80 年代，随着经济的复苏和公众自我保护意识的增强，我国的健康教育工作得到迅速恢复和发展。1984 年我国政府主管部门正式引用"健康教育"一词，同年 9 月成立中国卫生宣传教育协会，1990 年更名为中国健康教育协会。1986 年成立中国健康教育研究所，2008 年更名为中国健康教育中心，负责全国健康教育工作的技术指导。1988 年贾伟廉主编的《健康教育学》出版，是我国第一部高等医学院校健康教育教材。此阶段各级政府和有关部门逐渐认识到健康促进的重要性，认识到健康教育与健康促进工作不仅是每一位公民不可忽视的内容，更是卫生部门应当承担的义务，国家、社会的共同责任，至此健康促进工作模式的雏形形成。

20 世纪 90 年代，我国健康教育和健康促进工作得到了进一步的加强，在卫生保健工作中充当先行军的角色，日益发挥着重要作用，工作模式逐渐稳定，与国际的交流和合作不断加强且卓有成效，我国的健康教育与健康促进政策开始不断向制度化、规范化、科学化发展。中国健康教育与健康促进的工作目标由以疾病为中心的卫生知识传播和对行为危险因素的干预，逐渐转变为倡导健康的生活方式和健康政策、社会环境的改变。1997 年 1 月，《中共中央、国务院关于卫生改革与发展的决定》指出"健康教育是公民素质教育的重要内容，要十分重视健康教育"。1999 年，卫生部医师资格考试委员会把健康教育与健康促进列为执业公共卫生医师资格考试科目。

进入 21 世纪以后，党和政府高度重视健康促进与健康教育事业，健康促进与健康教育工作体系得到快速发展。2002 年预防医学和公共卫生机构改革，从中央到地方的健康教育专业机构与同级其他预防医学/公共卫生机构组成疾病预防控制中心，使健康教育与疾病预防和健康促进其他方面的工作机构整合为一体。2005年卫生部印发了《全国健康教育与健康促进工作规划纲要（2005—2010年）》，2006年由上海市健康教育所主办的《健康教育与健康促进》创刊。2008年卫生部发布了《中国公民健康素养——基本知识与技能（试行）》，它对于界定我国公民应具备的基本健康知识和技能、推动公民健康素养监测与评价、拓展健康教育与健康促进工作内容、提高健康教育与健康促进工作水平具有重要意义。2010年，卫生部印发《全国健康教育专业机构工作规范》，第一次明确了健康教育专业机构应具有技术咨询与政策建议、业务指导与人员培训、总结与推广适宜技术、信息管理与发布、监测与评估五大职能，对规范、指导健康教育专业机构工作产生了积极影响。2012年，国家实施了全民健康素养促进行动项目，开展了连续的、规范的全国居民健康素养监测工作。应用健康促进与教育理论、策略，组织实施了亿万农民健康促进行动、相约健康社区行、健康促进学校项目、健康城市试点项目等一系列影响广泛、成效显著的健康促进与教育行动项目，工作重点由卫生政策、卫生知识宣传转变为推动健康促进与教育政策出台、健康生活方式倡导、健康危险行为干预。随着健康促进理念深入人心，更多的部门参与到卫生健康工作中来，"政府主导、多部门协作、全社会参与"的工作格局逐步形成，为健康促进与教育工作的发展提供了支撑。2014年，国家卫生和计划生育委员会出台了《全民健康素养促进行动规划（2014—2020年）》，作为我国健康教育与健康促进工作的行动纲领，为科学、规范、有效地开展健康促进工作指明了方向。2016年11月国家卫生计生委等多部门联合发布《关于加强健康促进与教育的指导意见》。2017年1月，国家卫生计生委发布《"十三五"全国健康促进与教育工作规划》，提出要逐步建立全面覆盖、分工明确、功能完善、运转高效的健康促进与教育体系，明确健康促进与教育工作的主要目标和重点任务。截至2018年底，全国已基本实现省级健康科普平台全覆盖，积极创新健康传播和健康科普工作模式，大力推进新媒体健康传播。各地积极推进以良好的身体素质、精神风貌、生活环境和社会氛围为主要特征的健康文化建设。通过各级政府、各个部门和全社会的努力，居民健康素养水平稳步提升。卫生城市、健康城市、健康促进县区等一系列区域性健康促进综合创建工作已成为健康促进的品牌工作，在改善中国城乡生态环境、卫生环境以及社会环境方面起到了非常重要的作用，已逐渐成为全面加强健康促进与教育、推进健康中国建设的有力抓手。健康医院、健康机关、健康企事业单位、健康学校、健康社区、健康家庭等一系列健康促进场所创建工作，在改善学习、工作和生活等"微观"环境方面发挥了积极作用。

党的十八大以来，全国健康促进与教育体系以提高人群健康素养为抓手，积极落实将健康融入所有政策、创建健康支持性环境、提高居民健康素养水平等重点任务，成功举办第九届国际健康促进大会，全国健康促进与教育工作取得长足进步，对推进健康中国建设发挥了重要作用。2019年12月28日，第十三届全国人民代表大会常务委员会第十五次会议表决通过《中华人民共和国基本医疗卫生与健康促进法》，并于2020年6月1日起开始实施。这是我国第一部关于基本医疗卫生与健康促进的专门法律，对我国基本医疗卫生事业与健康促进工作产生了积极影响，也成为推动《"健康中国2030"规划纲要》顺利实施的重要法律依据，并对我国国民的健康水平提升发挥重要作用。2021年12月13日孙春兰副总理在第十届国际健康促进大会视频会议上指出："中国政府始终把人民生命安全和身体健康放在第一位，秉持大卫生大健康理念，用相对较少投入保障了全世界约六分之一人口的健康安全，医药卫生体系经受住了新冠肺炎疫情的考验。"

中国健康促进与教育坚持卫生工作方针，坚持"政府主导、多部门协作、全社会参与"的工作模式，在政策宣传、引导正确健康观念、普及健康知识和提升人民群众健康水平方面发挥了重要作用，对推动中国卫生与健康事业发展，以及全球健康促进与教育的发展做出了积极贡献。

（贾雪媛）

第四节 护理与健康教育

护理是帮助护理对象挖掘自己的潜能，促使其维持自身最佳健康状态。而健康教育旨在帮助人们改变不良的生活方式和行为，从而达到最佳的健康状态，因而护理与健康教育密不可分。《护士条例》《护士管理办法》等文件都明确规定，健康教育是护士应尽的义务，护士应承担预防保健、防病治病知识宣传、康复指导、健康教育和卫生咨询等工作。

一、健康教育在护理中的应用

健康教育是护理的主要工作方式之一，也是护士应尽的义务。弗洛伦斯·南丁格尔（Florence Nightingale）曾指出，"对患者及其家庭实施健康教育不能局限于医生，更是护士的责任"。20世纪初，莉莲·沃尔德（Lillian Wald）将护理和健康教育结合起来，向社区居民、学校儿童、家庭提供保健服务及健康教育。1973年美国护理协会制定的护理实践标准在说明护理服务质量和职责的同时，也强调了护理中的健康教育与健康促进。1991年美国护理协会制定的临床护理实践标准规定，护士有义务向患者提供卫生保健、健康促进、疾病预防和治疗方面的教育。很多护理理论的核心要素中都包含健康教育，如奥瑞姆（Dorothea E. Orem）的自我护理理论，强调要让患者掌握自我护理所需要的知识和技术。健康教育是护士帮助护理对象学习和维持健康，改变行为，提高健康水平和生命质量的重要护理活动。

护理程序是实施健康教育的基本工作框架，但并不意味着所有的健康教育每一步骤都严格遵循护理程序。在实际工作中，在很多情况下缺乏"有计划、有组织、有评价的系统的教育活动"，而是根据护理需求，随时随地针对个体或群体的健康知识和行为情况实施健康教育，帮助教育对象实现认知、信念和行为的转变等。例如，护士在巡视病房时，发现患者的某些行为（如吸烟）有碍疾病的治疗和康复，于是对其进行知识讲解和行为干预，尽管没有事先制订计划，但也属于健康教育活动。当然，要提高健康教育的效果，有必要有计划、有组织、以适宜的评价技术来开展健康教育活动。

二、护士在健康教育中的角色

护士在护理工作中承担着众多的角色，特别是在强调健康促进和疾病预防的现代社会，其教育者的角色显得尤其重要。对护士而言，健康教育是为了帮助护理对象理解自身不良行为和生活方式对健康的影响，并为行为转变而有计划地教授—学习—评价的过程，其中护士集众多角色于一身。

1. 教育者 护士的教育者角色是最重要的角色之一。护士通过正式的或非正式的教育活动，随时向护理对象提供健康知识和技能，提高其自我保健意识，帮助其做出正确的健康决定，进而建立促进健康的生活方式和行为。

2. 咨询者 护士在健康教育活动中，会接受护理对象的咨询，为其提供有针对性的健康指导或解决健康问题的方法。

3. 组织管理者 护士在开展健康教育活动过程中，能否有效地组织和管理学习资料、学习场所、学习内容、学习情况等，直接影响教育效果。作为组织管理者，应努力减少不利于学习的各种因素，调动学习者的积极性。

4. 协调者 在健康教育或健康促进项目中，为确保教育计划能顺利实施，护士应协调各种资源，与个体、家庭、社区或组织机构保持良好的合作关系。

5. 代言者 护士有责任帮助护理对象获得有价值的卫生保健服务，有责任改善护理对象的健康状况，有责任保持护理对象对健康教育和健康促进活动的兴趣。

6．研究者 护士在应用健康教育的理论知识、帮助护理对象获得健康的过程中，亦应承担起研究者的角色，评价实施健康教育后护理对象的健康水平和学习效果，探索改善方法，以此推进有效的健康教育。

（贾雪媛）

小 结

健康教育与健康促进是为促进人们的健康而进行的系统社会活动。本章重点介绍了健康与健康的影响因素；健康教育通过信息传播和行为干预，引导人们自愿采纳有益健康行为；健康促进通过"健康共治"，增强人们对健康及其决定因素的控制能力；健康教育与健康促进两者既有区别，又有联系，健康教育是健康促进的先导和基础，健康促进需要健康教育来推动和落实。健康素养作为一个与健康产出相关的概念，是健康教育的直接结局变量和标准，健康教育是提升健康素养水平的途径和培养方式。健康教育是护士提供健康服务的重要工作方法之一。在健康教育过程中护士充当多种角色，既可提高人们维护健康的知识和能力，又有助于构建和谐护患关系，推动护理工作的稳步开展。

思考题

1．简述健康促进的5大行动领域及基本策略。
2．健康教育与健康促进的关系是什么？
3．健康教育与健康素养的关系是什么？
4．护士在健康教育中承担哪些角色？

第二章 健康相关行为与行为改变理论

导学目标

通过本章内容的学习，学生应能够：

◆ **基本目标**
1. 复述行为、健康相关行为、危害健康行为的概念。
2. 描述行为的分类、行为发展规律和特征。
3. 陈述行为形成和发展的影响因素。
4. 结合日常生活实例分析促进或危害健康的行为。
5. 阐述常用行为改变相关理论的内容及应用领域。

◆ **发展目标**
1. 综合运用行为改变相关理论开展健康教育工作。
2. 培养理论指导实践的科学工作思维。

◆ **思政目标**
1. 培养在健康行为管理中运用理论指导实践的科学精神。
2. 学会运用马克思主义唯物辩证观看待不同行为改变相关理论。

第一节 概述

人类的行为生活方式与人类健康和疾病息息相关。健康行为学是行为科学的一个分支，是应用行为科学的理论和方法研究健康相关行为发生的动因、影响因素及其内在机制的一门科学，为健康教育和健康促进工作提供科学的策略和方法，促使人们形成并保持有益于健康的行为，改变不利于健康的行为，这也正是健康教育的核心所在。

一、行为的基本概念

行为（behavior）是有机体在内环境及外环境刺激下产生的生理、心理变化的反应。人类的行为是人类为了维持自身的生存和种族的延续，在适应复杂的、不断变化的环境时所做出的反应。关于人类行为，美国心理学家伍德沃斯（R.S.Woodworth）提出了著名的S-O-R模式，其中S（stimulation）代表内、外环境中的刺激源，O（organization）代表有机体，R（reaction）代表行为反应。在这个模式中，行为既是内、外环境刺激的结果，又反过来对内、外环境产生影响。

人的行为是指具有认知、思维能力、情感、意志等心理活动的人对内环境和外环境因素刺激所做出的能动反应。这种反应可能是外显的，能被他人直接观察到，如言谈举止；也可能是内隐的，不能被直接观察到，而需要通过测量及观察外显行为来间接了解，如意识、思想。人类的行为错综复杂，同一个体在不同的环境条件下有不同的行为表现，不同个体在同一环境条件下也可能表现出不同的行为，即使同一个体在同样的环境条件下，由于其生理、心理等因素的影响，行为表现也不尽相同。

二、人类行为的分类及特征

（一）人类行为的分类

人类行为既有生物性，又有社会性，即人的行为除了受本能支配外，还受社会规范的调节和制约。美国社会心理学家库尔特·勒温（Kurt Lewin）提出人类行为（behavior，B）是个人（personality，P）因素与环境（environment，E）因素相互作用的函数（f）结果，即 $B = f(P + E)$。按照人类行为的生物和社会双重属性，可将行为划分为本能行为和社会行为两大类。

1．本能行为 人的本能行为是最基本的行为，建立在人体的生理活动基础上，是与生俱来的，由其生物属性所决定，人的生理需要是这些行为的原始动力。目前公认的人类本能行为包括4个方面：①与基本生存有关的本能行为，如摄食行为和睡眠行为；②与种族保存有关的本能行为，典型的表现是性行为；③攻击与自我防御行为，如对外来威胁的反抗、妥协和逃避；④好奇和追求刺激的行为，如人类天生具有好奇心并有追求刺激的本能，人类从未停止永远不会停止对未知世界的探索。

2．社会行为 是人在社会化过程中为了生存和发展而形成的一系列行为。人的社会行为的促成和发展都来自社会环境。生活在人类社会中，受到所处环境的影响，每个人都自觉或不自觉地模仿着周围人群的情感反应方式、行为方式，逐渐从一个"自然人"成长为一个"社会人"，这个过程称为社会化（socialization）。社会行为的涵盖面非常广泛，与人类健康有关的社会行为概括起来包含以下4个方面。①科技行为：如科技行为的废弃物造成环境污染；②经贸行为：如大规模经济开发导致的生态平衡的破坏；③职业安全行为：如粉尘作业工人通过戴口罩预防矽肺、注射输液护士通过戴乳胶手套减少针刺伤；④业余活动行为：如通宵达旦打麻将有可能导致脑卒中，但老年人通过跳广场舞和参加健身活动能够促进身体健康和陶冶情操。人是生物性与社会性的统一体，无论何种行为，都带有一定的社会性。健康教育注重社会化，就是希望每一个社会成员通过社会化养成有益于自身、他人和社会健康的行为与生活方式。

（二）人类行为的特征

人的行为表现丰富多彩、变化万千，但是有其自身的规律性。健康教育者为了更好地帮助人们的行为向有利于健康的方向发展，就需要了解人类行为的规律和特征。人类行为具有以下特征：

1．目的性 人类行为有明显的目的性，目的是行为的预期目标。人的绝大多数的行为是有目的性和计划性的，因而人不但能适应环境，而且能够按照自己的愿望去改造环境。人们行为的目的性决定了行为的方向和价值，也是健康教育的切入点。

2．可塑性 人类行为不是千篇一律、一成不变的。不同个体和个体不同时期的行为是在不断变化的，这与其所接受的教育、生活环境等有关。行为的可塑性是培养和改造行为的前提，健康教育应抓住行为形成和发展的关键期，帮助人们改变不良行为，培养健康行为，达到行为塑造或重塑。一般而言，年龄较小者的行为可塑性较大。如控烟健康教育的重点应从吸烟人群的成年期前推至青少年期，在吸烟者未形成稳定的吸烟行为前，通过有针对性地开展健康教育活动来降低吸烟率，比劝吸烟者戒烟更有效。

3. 差异性 个体的行为因其遗传素质、心理特征、所处外部环境（地理环境、时代特点）不同而有所差异。比如对患有高血压的人群进行健康教育，有些人会每天监测血压，有些人不会。行为的差异性决定了健康教育必须因人而异、因势利导。

三、行为的发展

行为的发展是指个体在其生命周期中行为形成和发展的过程，即在个体出生以后，随着生理的发育、心理的成熟以及社会交往范围的不断扩大，个体行为不断变化和发展的过程。

（一）行为发展的不同阶段

根据行为发展自身的特征，可将生命周期的行为发展分成4个阶段。

1. 被动发展阶段（0~3岁） 包括婴幼儿期。通过遗传、本能及无意识的模仿发展行为，多种动作、简单语言、基本情绪及部分社会行为初步形成。德国心理学家埃里克森（E. H. Erikson）认为个人在人生的婴幼儿期建立起信任感，将来就可以成为易于信赖和自足的人。这个阶段的行为虽然大多是被动发展的，但它们是人的社会化最基本的准备时期，而且很容易被训练，可以培养出一些基本行为。

2. 主动发展阶段（3~12岁） 包括学龄前期和学龄期。行为发展带有明显的主动性，在主动模仿、探究等主动行为大量出现的同时，对本能冲动的克制能力也迅速提高，是婴幼儿期形成的行为的进一步发展。埃里克森认为个人未来在社会中取得的成就与儿童在学龄前期所达到的主动性程度有关，许多人将来对学习、工作的态度和习惯都可追溯到学龄期。

3. 自主发展阶段（12岁至成年） 包括青春期。人们开始通过对自己、他人、环境、社会的综合认识，调整自己的行为发展。埃里克森认为青春期是青少年追求性别、职业、信念、理想等方面统一性的标准化时期。这一阶段有两大关键性特征：一是这种自我行为调控主要通过个体的社会化进程和不断适应来逐步实现；二是在自己的成长过程中发展起来的行为大多已经定型。

4. 巩固发展阶段（成年以后） 包括成人早期、中期和后期。人的行为定式已经形成，行为发展主要体现在巩固完善、适当调整方面。对过去建立的不正确行为要不断地改正，对过去从没有过的行为要新建，如酗酒要改正。总之，通过对行为的不断调整，实现与周围环境的最佳适应。

上述阶段体现了个体行为发展的连续性，即现在的行为反应是过去行为的延续，而将来的行为反应又必然是现在行为的延续。但是不同阶段的行为存在发展速度不一致的现象，因此提示，在帮助个体形成有益健康行为的过程中，要注意利用与行为发展有关的关键阶段。

（二）行为发展的影响因素

健康教育要有效地干预人们的行为，就有必要了解人类行为形成和发展的影响因素，概括起来主要有以下3类。

1. 遗传因素 许多动物实验和跨文化人类研究都证实，行为是有遗传基础的，如同卵双胎的行为特征和行为倾向具有相似性。基因的可传递性和稳定性，使人类在长期种族进化过程中获得的优点得以继承。遗传基因具有较大的稳定性，基因除了影响行为，还能决定人的一系列行为特性和趋势。

2. 环境因素 人类行为是环境刺激作用于机体的产物，环境因素对人类行为的形成和发展具有重要影响。在环境对人的行为产生影响的同时，人的行为也可以对环境产生反作用，人可以积极利用有利于人类进步发展的环境，改造不利环境，缩小环境对人类行为的负性影响。决定人类行为的环境因素主要包括小环境和大环境。①小环境：如知识、态度、技术，与个体关系密切，影响作用直接，可控性大；②大环境：如生态环境、风俗信仰、经济基础、法律制度，在更大的范围内影响人群的行为，对个体行为的影响具有间接性和潜在性，可控性小。

3．学习因素 学习是人类行为形成和发展过程中必不可少的要素，人类的很多行为，尤其是社会行为，都是通过学习来形成和发展的。如儿童无意中模仿别人随地吐痰，青少年模仿影视明星等公众人物的行为举止等。学习因素对于个体生活和工作技能的形成和发展以及不健康行为的改变均起着重要的作用。

四、行为与健康

随着人类社会的发展、医疗卫生条件的改善以及人们生活水平的提高，人类的疾病谱和死亡谱也发生了改变。目前世界上大部分地区，心脑血管疾病、肿瘤、呼吸系统疾病以及糖尿病等慢性非传染性疾病（简称慢性病）已成为最主要的死亡原因。而这些疾病的产生和发展重在行为和生活方式的管理。

（一）与行为相关的慢性病死亡病因占比

2020年10月，WHO发布《2019年全球卫生估计报告》，这份涵盖了2000—2019年的全球健康数据的报告显示，在当前全球10大死因中，有7个是非传染性疾病。其中，心脏病位列全球首要死因；同时，糖尿病和痴呆也进入前10位。另外，《中国居民营养与慢性病状况报告（2020年）》显示，2019年我国慢性病导致的死亡占总死亡的88.5%，其中心脑血管疾病、癌症、慢性呼吸系统疾病死亡比例为80.7%，较2015年有所上升。

（二）不良行为和生活方式对健康的影响

1．全球数据 WHO 2015年报告的死亡病因中，可改变的行为危险因素对人类健康的危害如下：①烟草每年导致约600万人死亡（包括接触二手烟雾引起的死亡），并且预计到2030年时，可增加到每年800万人；②每年大约有320万人的死亡可归因于缺乏运动；③因有害饮酒导致的每年330万人死亡中，有超过半数死于非传染性疾病；④2010年，每年由心血管疾病导致的170万人死亡可归因于食盐或钠摄入过量。要使这些疾病取得好的治疗效果，最根本的方法是通过健康教育来干预人们的行为和生活方式，纠正不健康行为，帮助人们形成健康行为。

2．国内数据 2013年，杨功焕等发表在《柳叶刀》的文章显示，2010年导致中国居民死亡和失能的前10位危险因素分别为：不合理膳食、高血压、吸烟、环境颗粒物污染、室内空气污染、高血糖、饮酒、职业有害因素、超重和肥胖以及身体活动不足。归因于不合理膳食者占16.3%，主要表现为摄入蔬菜和水果不足、多盐和全谷类食物，归因于高血压和吸烟者分别占12%和9.5%。上述危险因素除了环境和职业有害因素外，全部与行为或生活行为方式有关。《中国居民营养与慢性病状况报告（2020年）》显示，中国成年居民超重肥胖率超过50%，6～17岁的儿童和青少年超重肥胖率接近20%，6岁以下的儿童超重肥胖率达到10%。专家分析，能量摄入和能量支出不平衡是导致个体超重肥胖的直接原因。

综上所述，行为因素与健康结局密切相关。结合人类疾病谱和死亡谱的变化和趋势，应提高对健康行为养成和健康生活方式形成的重视和促进支持力度。如随着健康中国建设和健康扶贫等民生工程的深入推进，中国营养改善和慢性病防控工作取得积极进展和明显成效。今后应进一步在调研居民健康生活方式存在问题的基础上，强化应用行为科学的知识和技术，进一步探讨人类基本行为、生活方式与健康的联系，以更好地促进和维护人类健康。

（范燕燕）

第二节 健康相关行为

健康行为（health behavior）指的是人体在身体、心理、社会各方面都处于良好状态时的行为表现。健康行为主要被当作目标或者"导航灯塔"，使人们能以健康的方式努力采纳有利于健康的行为。健康相关行为（health related behavior）指的是个体和（或）群体与周围环境互动后产生的行为反应，直接或间接与个体本身或他人的健康或疾病相关联，即对健康有影响的行为。在实际工作中，"健康行为"一词常等同于"健康相关行为"。按行为对行为者自身和他人健康状况的影响，可将其分为促进健康行为和危害健康行为两大类。

> **案例 2-1**
>
> 赵先生，41岁，办公室职员，身高170 cm，体重71 kg，平日工作较为繁忙，较少锻炼身体；每日吸烟20支左右；喜欢与朋友交往，经常与朋友一起饮酒、进餐。
> **请回答：**
> 根据以上信息，赵先生存在哪些危害健康的行为？其特点是什么？

一、促进健康行为

促进健康行为（health promoted behavior）是指个体或群体表现出的客观上有利于自身和他人健康的行为，这些行为朝向有利于健康或被健康结果所强化。

（一）特点

1. **有利性** 行为有益于自己、他人和全社会的健康，如不吸烟。
2. **规律性** 行为有规律地、持久地发生，而不是偶然行为，如定时、定量进餐。
3. **和谐性** 个体行为表现与其所处的环境相协调。
4. **一致性** 个体外在的行为表现与其内在的心理情绪一致，没有冲突或表里不一。
5. **适宜性** 行为强度能理性控制且适宜，无明显冲动表现，且强度对健康有利。

（二）类别

1. **日常健康行为** 指日常生活中一系列有益于健康的基本行为，如合理营养、平衡膳食、睡眠充足、积极锻炼。
2. **不良嗜好戒除行为** 指戒除对健康有危害的个人嗜好，如吸烟、酗酒。
3. **预警行为** 指对可能发生的危害健康的事件预先给予警示，从而预防事故发生，并能在事故发生后正确处置的行为，如驾车使用安全带、意外事故发生后的自救行为和他救行为。
4. **环境危害规避行为** 广义的环境危害包括人们生活和工作的自然环境和心理社会环境中对健康有害的各种因素。积极地以主动或被动的方式避开环境危害因素都属于健康行为，如离开污染的环境、不接触疫水、积极调试应对各种紧张性生活事件。
5. **卫生服务合理利用行为** 指有效、合理地利用现有卫生保健服务，维护自身健康的行为，包括正确的求医行为、遵医行为、患者角色行为等。

二、危害健康行为

危害健康行为（health risky behavior）是指偏离个人、他人乃至社会健康期望的行为，即不利于自身或他人健康的一组行为。

（一）特点

1．危害性　行为对个体、他人乃至社会的健康有直接或间接的危害，比如吸烟行为对吸烟者本人、被动吸烟的他人和社会健康（影响与吸烟相关的疾病的发生率及死亡率水平）均会带来不利影响。

2．稳定性　行为对健康的危害相对稳定，具有一定的作用强度和持续时间。

3．习得性　危害健康的行为都是在个体后天的生活经历中学会的。

（二）类别

1．不良生活方式与习惯　不良生活方式与习惯是一组习以为常的、对健康有害的行为习惯，包括能导致各种成年期慢性退行性变的生活方式，如缺乏运动、吸烟、高盐及高脂饮食。

2．致病行为模式　是导致特异性疾病发生的行为模式，国内外研究较多的是A型行为模式和C型行为模式。①A型行为模式又称"冠心病易发行为"，其核心表现为不耐烦和敌意。行为表现为语言常带有突发性敌意、匆忙打断别人讲话、常因别人的微小失误或无心得罪而大发雷霆等。产生该行为的根本原因是过强的自尊心和严重的不安全感。A型行为模式者冠状动脉粥样硬化性心脏病（简称冠心病）的发生率、复发率和死亡率比非A型行为模式者高2～4倍。②C型行为模式又称"肿瘤易发行为"，C是癌症（cancer）英文的第一个字母，其核心行为表现是情绪过分压抑和自我克制。行为表现为情绪压抑，性格自我克制，表面上处处依顺、谦让善忍，回避矛盾，内心却是强压怒火，爱生闷气。C型行为模式者宫颈癌、胃癌、食管癌、结肠癌等的发生率比非C型行为模式者高3倍左右，并易发生癌转移。

3．不良疾病行为　疾病行为指个体从感知自身患病到疾病康复全过程所表现出来的一系列行为。个体不良疾病行为可能发生在其从感知自身患病到疾病康复过程的任何阶段，如疑病行为、瞒病行为、恐惧行为、自暴自弃行为、角色行为超前（如把身体疲劳和生理不适错当为疾病）、角色行为缺如（已诊断有病，但有意拖延不进入患者角色）、角色心理冲突（如求医与工作不能两全）以及求神拜佛等迷信行为。

4．违反社会法律、道德的行为　如吸毒、乱性，这些行为既危害个人健康，又严重影响社会健康与正常的社会秩序。

（范燕燕）

第三节　健康行为改变理论

行为的发生和发展过程受很多因素的影响，为实现健康教育目标，即帮助人们采纳有利于健康的行为，改变已经存在的不利于健康的行为，有必要了解行为改变涉及的各个环节，以便抓住关键步骤，进行有效的健康干预。很多学者、专家提出改变行为的理论，以期终止危害健康的行为，采纳有利于健康的行为或强化已有的健康行为，促进人类健康。本节主要介绍几种比较成熟并且应用较多的行为改变理论模式，包括知信行理论、健康信念模式、阶段变化理论、社会认知理论以及计划行为理论。

一、知信行理论

> **案例 2-2**
>
> 赵某，40岁，农村进城务工人员，从事酒店厨师工作8年，因近日出现反复头晕就诊。BP 165/100 mmHg，BMI 30 kg/m²，有高胆固醇和高甘油三酯血症。进一步得知赵某平时喜欢吸烟，吸烟史15年，每天30支左右，喜欢和朋友喝酒，经常吃油炸食品。
> **请回答：**
> 如何用知信行理论来帮助赵某建立健康行为？

（一）基本内容

知信行（knowledge，attitude/belief，practice，KABP）理论又称KAP理论，是行为改变较为成熟的理论。知信行理论将人们的行为改变分为获取知识、产生信念和形成行为三个连续的过程（图2-1）。"知"指知识和学习，是建立信念与采取态度以及改变行为的基础；"信"指信念和态度，是行为改变的动力；"行"指行动，是目标。该理论认为人们只有了解了有关健康的知识，建立起正确的信念并采取积极的态度，才有可能形成有益于健康的行为。以戒烟为例，健康教育工作者通过多种方法和途径将有关烟草有害健康、吸烟导致肺癌、戒烟的方法与技巧等知识传授给吸烟者，吸烟者接受知识，通过思考，加强保护自己和他人健康的责任感，逐步形成信念，当其相信吸烟有害健康，采取积极的戒烟态度并相信自己有能力戒烟时，戒烟行为便开始产生。

从知识转化到行为改变是一个漫长而复杂的过程，其间会受到多种因素的影响和干扰。知识是行为改变的必要条件，但不是充分条件，即知识是行为改变所必不可少的，但有了知识却并不一定会引起行为改变。因此，在促使健康行为形成、改变危害健康行为的实践中，只有全面掌握知、信、行转变的复杂过程，及时、有效地消除或减弱不利影响，促进形成有利环境，才能达到改变行为的目的。

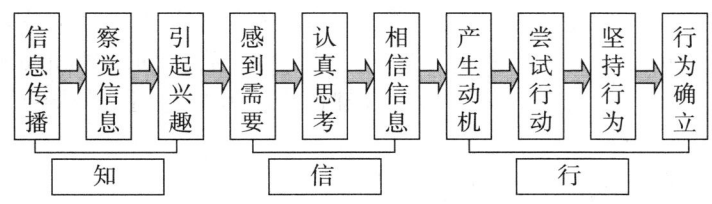

图 2-1 知信行理论

（二）应用方法

知、信、行三者之间存在着因果关系，但并非必然关系。知识是基础，但从知识转变成行为尚需要外界条件，健康教育就是这种促进知识转变成行为的重要外界条件。在知信行理论中，两个关键步骤是信念的确立和态度的转变。在信念确立以后，如果没有坚决的态度转变，行为改变的目标就无法实现。因此，态度的转变是行为改变的前提，健康教育者学会促进态度转变的方法尤为重要。常用的促进态度转变的方法有以下几种。

1. 增强信息的权威性和传播效能 通过增加信息的权威性、增强传播效能、利用恐惧和担心等因素，让人们对信息的权威性产生信赖并引起兴趣。健康教育者应关注知识的有效性，以帮助接受者形成信念，也有助于态度的转变。

2. 利用信息接受者身边的实例 通过贴近生活的具体实例进行现身说法，这种健康教育对半信半疑或者信心不足的个体最有说服力。

3. 借助外力促进态度和行为改变 如通过颁布政策法规制度、运用经济和组织手段、制造公众舆论等促进态度和行为的改变。

（三）局限性

知信行理论直观明了，但是知识、信念和行为之间并不是简单的线性逻辑关系，常出现"知而不行"的情况。例如，人群中不少人明知吸烟有害，但是因为工作压力大等，仍然吸烟。知信行理论认为，传播健康信息可以改变信息接受者的信念和态度，进而改变其行为。但是这个过程中缺少对信息接受者需求、行为条件和行为场景的考虑。因此，该模型在健康教育实际工作中的作用相对局限。

二、健康信念模式

案例 2-3

一项针对社区原发性骨质疏松症患者的调研显示，该人群的健康信念不高，许多人没有意识到原发性骨质疏松症危害的严重性。多数人意识到多食钙制品和加强锻炼的益处，但在行为落实方面障碍比较突出，如"改变饮食习惯和进行规律运动锻炼困难""含钙量高的食物太贵，没有办法总是吃含钙量高的食物""有规律的运动麻烦、痛苦和浪费时间"等。另外，大多数人的自我效能处于不及格水平。

请回答：
依据健康信念模式列出针对上述人群进行健康干预的重点内容。

（一）基本内容

健康信念模式（health belief model，HBM）由美国社会心理学家霍克巴姆（Hochbaum）等创立于20世纪50年代，其后经贝克（Becker）等修订逐步完善，是目前国内外应用最为广泛的个体行为改变理论。健康信念模式强调感知（主观判断）在健康行为形成和维护中的作用，认为信念是人们接受劝导、改变不良行为、采取健康行为的基础和动机。该模式主要被认为是疾病预防模式，用于解释人们的预防保健行为，尤其适用于分析服从医学建议行为的影响因素。

个体是否采纳有利于健康的行为需要有以下几个方面的认知。

1. 感知疾病的威胁 人们对疾病威胁的感知程度越高，越可能产生有利于健康的行为，主要包括感知疾病的易感性和严重性。

（1）感知疾病的易感性：个体对自身患某种疾病或出现某种健康问题的可能性的判断。人们越是感到自己患某疾病的可能性大，越有可能采取行动避免疾病的发生。

（2）感知疾病的严重性：疾病的严重性既包括疾病对身体健康的不良影响，如死亡、伤残、疼痛，也包括疾病引起的社会后果，如经济负担、工作问题、家庭矛盾。为了防止严重健康问题的产生，人们往往更有可能采纳健康行为。

2. 感知健康行为的益处和障碍

（1）感知到益处：指个体对采纳行为后能带来的益处的主观判断。人们认识到采纳健康行为的益处越多，或意识到改变某种危害健康行为确实能获得益处，越有可能采取健康行为或改变不健康行为。

(2) 感知到障碍：是个体对采取健康行为会面临的障碍的主观判断，包括有形成本和心理成本。感知到障碍多，可能会阻碍个体对健康行为的采纳。但研究表明，对行为改变过程中存在的障碍或困难有足够的认识，才能在思想和应对策略上做好准备，成功才有把握。如在减肥的漫长进程中，会遭遇意志力、控制力、美食诱惑以及社交性应酬等问题，在健康教育过程中应明确指出这些问题，以帮助其克服。

3．自我效能（self-efficacy） 是个体对自己能力的评价和判断，即是否相信自己有能力控制内、外因素而成功采取健康行为，并取得期望结果。班杜拉（A.Bandura）认为有4种因素影响到人的自我效能的形成和改变：①个体行为的结果（成与败），成功的经验可以增加一个人对自身能力的效能预期，重复失败则会降低自我效能；②人们从观察别人所得到的替代性经验（榜样患者的作用）；③他人的评价、劝说及自我规劝；④来自情绪和生理状态的信息，即行为表现的成果是提高自我效能的可靠来源。自我效能越高的人，越有可能采纳所建议的有益于健康的行为。

4．人口学、社会心理学和知识结构性因素 包括个性特征，如年龄、性别、民族、人格特点、社会阶层、同伴影响，以及个体所具有的有关疾病的知识和以往的经验等，都会对个体是否采取健康行为产生影响。

5．提示因素（cue to action） 是诱发健康行为发生的因素，包括大众传媒的宣传、医生的建议、周围的人患有此种疾病等，都有可能提示个体采取健康行为。提示因素越多，个体采取健康行为的可能性就越大。

上述要素构成了健康信念模式的基本框架，如图2-2所示。

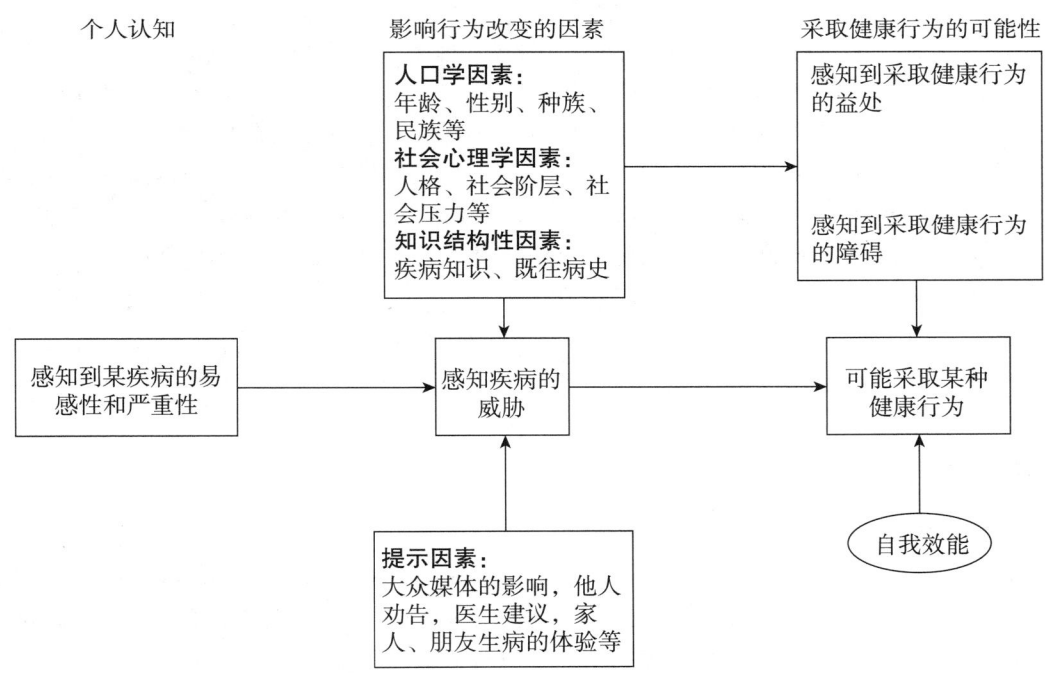

图2-2 健康信念模式的基本框架

（二）应用方法

自创立以来，健康信念模式被广泛应用于控烟、营养、性病、获得性免疫缺陷综合征（艾滋病）、高血压筛查、安全带使用、乳腺自查、锻炼等众多疾病相关预防和治疗的计划、设计和实施工作之中。根据该模式，在产生促进健康行为的实践中建议遵循以下步骤：

(1) 充分使人们对他们目前的行为方式的结果感到害怕，认识到其对自己的健康或利益

（经济、家庭、社会地位等）是严重的威胁（感知到威胁）。

（2）使人们坚信一旦改变不良行为，会得到非常有价值的健康效益或者避免负性的健康结果（感知到益处）。

（3）使人们清楚地认识到行为改变中可能出现的困难（感知到障碍），并使人们有信心通过自身努力可以改变其不良行为（自我效能）。

如果健康教育者能够有针对性地在上述过程中帮助人们，就很有可能促使其采取预防保健的行为。如对获得性免疫缺陷综合征危险性行为的干预，首先，要建立"危险性行为健康后果威胁"的信念；其次，要让干预对象确信安全性行为可以有效地预防获得性免疫缺陷综合征，这种行为可以带来诸多益处；最后，要让干预对象了解实施安全性行为并非易事，如性观念、情景因素、性伴侣的态度都是需要应对的障碍，并提供克服障碍的方法和技巧，使其树立行为改变的信心。

（三）局限性

健康信念模式为个体水平的行为改变理论模式，但人是社会人，其行为活动不仅受各自心理因素的影响，还受社会物质环境、精神环境和周围情景压力的影响，因此导致该模式中的变量预测能力相对较低。如在安全性行为（安全套的使用）的选择上，并非所有女性都有自主性。

> **知识链接**
>
> **保护动机理论**
>
> 保护动机理论（protection motivation theory）由美国学者罗杰斯（Rogers）在健康信念模式理论的基础上提出，强调通过认知调节过程的威胁评估和应对评估，解释动机产生和行为改变的过程，即行为的发生与行为的收益有关。因此，该理论在感知疾病易感性与严重性因素的基础上，又增加了内部回报（如吸烟所致快感）和外部回报（如吸烟所带来的社交便利）两个抵御健康相关行为改善的因素。其基本假设为：保护个体远离疾病威胁而采取健康行为的动机主要基于不健康行为的威胁性大、个体对此威胁性的认知与感受、个体对借助行为能否远离威胁的认知、个体对所做出的反应是否会有效果的认知。上述因素必须同时发生，动机才能促成有效行为。

三、阶段变化理论

（一）基本内容

阶段变化理论（trans-theoretical model of change，TTM；stages of change theory，SCT）是针对行为变化的不同阶段而提出的，于20世纪80年代由心理学家詹姆斯·普鲁查斯卡（James Prochaska）和卡洛·迪克勒蒙特（Carlo Diclemente）在戒烟行为研究的基础上提出并发展起来，并被广泛应用于健康领域和心理行为方面，被认为是最重要的健康促进理论发展模型之一。该理论认为，人们的行为变化不是一个简单的从"全"到"无"的现象，而是一个连续的、动态的和相对漫长的过程。行为干预首先要确定人们所处的阶段，并根据不同的阶段给予相应的干预措施，才能收到事半功倍的效果。人们经历各个阶段的速度不一，也可能会在行为改变的各阶段来回变动。该理论除了重视变化过程外，还重视对不同人群的具体需求，强调不要企图把同一策略应用于所有人，强调个人决策能力和自我效能。

TTM的核心概念包括：变化阶段（stages of change）、变化过程（processes of change）、

决策平衡（decisional balance）和自我效能（self-efficacy）。前二者是核心部分，后二者是强化部分。

1. 变化阶段 人们的行为变化一般要经历无意向期、有意向期、准备期、行动期和维持期5个阶段。

（1）无意向期（precontemplation stage）：通常指在未来6个月内没有打算改变行为的时期。行为特点是未意识到问题行为存在或因失败后丧失信心，而没有考虑行为的改变或尝试改变，目标人群属于动机缺乏群体。

（2）有意向期（contemplation stage）：指在未来6个月内考虑要改变自己的行为，但一直无任何行动和准备行动迹象的时期。行为特点是意识到问题行为存在，并意识到改变行为的益处、困难与障碍，但内心矛盾，导致行为延迟。

（3）准备期（preparation stage）：指计划在未来1个月内采取行动的时期，通常已在过去1年中逐渐付诸了一些行动步骤，如咨询、购买资料等实施行为前的准备。行为特点是已经决定进行行为的改变，在心理上已经准备好尝试，或和别人分享了一些想法。该期通常被视为健康教育行为干预的重点阶段。

（4）行动期（action stage）：指在过去已做出了行为改变，但持续时间尚未超过6个月的时期。行为特点为实际上已经做出了行为的改变并已经达到了一定的标准。如吸烟者虽未完全戒烟，但在每日的吸烟量上已有明显减少，也属于采取戒烟行动了。

（5）维持期（maintenance stage）：指坚持健康行为6个月以上且达到预期目的的时期。行为特点是保持了一种新的健康行为，对避免诱惑、防止旧行为再现有足够的信心。但仍需要努力，避免旧行为的再现。

2. 变化过程 指人们从行为的某个阶段变到另一个阶段的种种表现，主要表现为如下10种心理活动变化。

（1）意识提高（consciousness rising）：指发现有利于行为变化的新事实、新想法。如患病结果、致病原因等。唤起人们健康意识的干预策略包括：体检结果反馈、医患交谈、健康相关书籍阅读以及媒体健康知识宣传等。

（2）情感唤起（dramatic relief）：指觉知到如果采取合适的行为，可减少不良行为带来的负面社会影响。如通过情景模拟、角色扮演、影片观赏、实地观摩等方式，使人们感受到不健康行为或危险行为的不良后果。

（3）自我再评价（self-reevaluation）：指在认知和情感两方面对自己的健康风险和不良行为进行自我评价，意识到行为改变的重要性。如运动者给人充满活力的印象，不运动给人肥胖或迟钝的印象。依据价值判断、健康行为典范、预期结果等，可以有效地引发人们对自己的形象进行再评价，从而确定要改变的行为。

（4）环境再评价（environmental reevaluation）：指意识到自己的危害健康行为给社会环境的负面影响。这里的环境包括个人生活或工作的物质环境、因人际关系形成的社会环境。通过观看纪录片、提供证据和家庭参与等方式进行环境再评价，可让人觉察到社会环境或他人行为对个人行为的影响。

（5）自我解放（self-liberation）：指在建立行动信念的基础上做出要改变行为的坚定承诺。如利用新年或某个纪念日许下愿望，或在众人面前公开承诺和决心，以帮助个体脱离危害健康行为所带来的压力和束缚。

（6）求助关系（helping relationships）：指寻求社会支持网络，以协助个人改变危害健康的行为。如来自家人和朋友的关爱、信任、支持和接纳等。

（7）反思习惯（counter conditioning）：指认识到现有行为是不健康的而以健康行为取代。如保持身心松弛、降低诱发现有行为的刺激强度（戒烟期间较少参与社交活动）、强化正向思考的习惯等。

（8）强化管理（reinforcement management）：指增加对健康行为的奖励和对危害健康行为的处罚。阶段变化理论是以和谐的方式促使人们自愿且乐意改变其旧行为，所以更强调"奖励"的概念，奖励可以提高新行为重复出现的概率，如提供物质性奖品或奖金、基于精神性赞许或拥抱等。

（9）刺激控制（stimulus control）：指消除诱发危害健康行为的提示，增强有利健康行为的提醒。如可以采用躲避或远离刺激的做法，或改造环境使刺激不再出现等。

（10）社会解放（social-liberation）：指意识到社会规范已朝着支持健康行为的方向发展。如通过提议倡导、大众增权、公共政策的制定等，解放社会规范造成的约束；通过实施《公共场所控制吸烟条例》保护不吸烟者免受二手烟的危害等。

就变化过程而言，采用意识提高、情感唤起和环境再评价策略，可以帮助无意向期者进入有意向期；采用自我再评价的策略，可帮助有意向期者进入准备期；采用自我解放的策略，可以有效地帮助准备期者直接采取行动；采用反思习惯、求助关系、强化管理和刺激控制策略，则可帮助新建的行为维持下去，因此这4个方面又被称为行为层面的心理活动。而另外6个方面属于认知层面的心理活动。

综上所述，行为变化过程解释了个人的态度、目的以及行为是如何转化的，有助于健康教育者了解教育对象的心理活动、行为发展阶段以及需要内容，便于采取有针对性的干预措施，帮助达成健康行为。

3．决策平衡　指个人对行为改变后的获得利益和付出代价的权衡考量。行为变化的不同阶段，利益和代价的权衡不同。在行为变化早期，人们更倾向于考虑付出的代价而不是获得的利益；在行为变化后期，则相反。研究证明，在帮助个体从有意向期向准备期过渡的阶段，决策平衡应用效果最好。

4．自我效能　指个体为实现特定领域行为目标所需的践行健康行为的信心或抵御有害健康行为诱惑的能力。研究证明，自我效能在行为转变阶段的后期应用效果更好，可帮助人们维持改变行为。

（二）应用方法

阶段变化理论是应用于个体水平的理论，主要针对个体在行为改变中的心理活动来解释、预测健康相关行为并指导健康教育干预活动，目前已经被广泛应用于生活方式、成瘾行为、疾病预防和治疗、健康管理、安全行为以及临终护理等领域。该理论认为，只有制定与行为转变阶段匹配的目标干预措施，才可以增加个体行为改变的成功率。

1．无意向期　该阶段的特点是目标人群不考虑行为改变或尝试改变，即缺乏行为改变的动机。因此干预的重点是宣教对健康有害的知识，提高其对危害严重性的认识，帮助其分析不良生活方式的优点和缺点，让其权衡行为改变的利弊，确立改变的动机。具体形式包括：举办健康讲座、护患交谈、发放健康知识手册以及媒体宣传健康知识等。

2．有意向期　该阶段的特点是目标人群存在内心矛盾，行动延迟的表现。干预重点为提供支持和信息，如向目标人群传授一些简易、可操作性强的行为改变或生活方式改变的方法，并鼓励其承诺从哪一天开始尝试。注意循序渐进，避免挫败感带来的阻碍。

3．准备期　该阶段的特点是目标人群已经开始为行为改变做准备或付诸行动。干预重点是营造有利于行为改变的大环境，同时了解目标人群行为改变的困难和阻碍，并结合实际情况给予克服困难的建议或传授解决问题的方法。干预者可以与目标人群一起制订行为改变计划，并确定明确的短期目标，以促进实质性行为的产生。

4．行动期　该阶段的特点为目标人群已经做出了行为改变并达到了一定的标准。干预重点为适时给予目标人群肯定和鼓励，加强随访与监督，或帮助其建立社会支持网络，如向吸烟者介绍参与戒烟协会，向跑步者推荐参加当地的跑步团体，这一方面便于丰富行为改变维持的技巧，另一方面也起到监督和督促的作用。

5. 维持期 该阶段的特点是新的健康行为已经形成。干预重点为增强目标人群健康行为维持的信心，同时避免诱惑，防止旧行为再现。可继续沿用鼓励、激励策略；同时发挥社会支持网络的监督和督促作用；注意及时解决目标人群行为改变中的问题。

> **知识链接**
>
> **基于 TTM 的戒烟行为干预策略应用实例**
>
> （1）无意向期：针对吸烟者普及吸烟对健康有害的知识，提高其对吸烟危害的严重性认识，帮助其意识到在所处环境中吸烟是不受欢迎的行为。
>
> （2）有意向期：帮助吸烟者尽快行动，但对情绪沮丧的和有自卫心理的吸烟者不一定最开始就让他们戒烟。可以鼓励其慢慢戒烟，如建议他们将吸早上第一支烟的时间延迟半小时，这样通常可以增加吸烟者的信心，帮助其更好地准备开始戒烟。
>
> （3）准备期：营造有利于吸烟者戒烟的环境，如创造无烟区、减少与吸烟者接触等。同时了解吸烟者的困难和阻碍，并建议和教给其克服的方法。
>
> （4）行动期：给予吸烟者肯定和鼓励，帮助吸烟者建立支持其不吸烟的社会支持网络，如介绍参与戒烟协会。
>
> （5）维持期：对戒烟者采取鼓励和激励措施，及时帮助其解决戒烟中遇到的问题。

（三）局限性

该理论的局限性体现在：第一，行为变化阶段的划分尚无统一的"金标准"，在概念上存在含糊、不明确的内容，缺少对行为持续时间、频率和强度的明确判定标准，导致针对不同阶段制定干预措施存在困难，不同研究结果之间缺乏可比性；第二，对环境影响作用考虑较少；第三，对行为变化是描述性解释而非原因性解释；第四，关于该理论的应用尚缺少大样本的前瞻性研究，导致缺乏支持该理论科学性和实用性的充分证据。

随堂测 2-3

四、社会认知理论

> **案例 2-4**
>
> 芬兰的"北卡累利阿项目"以减少人群的心血管疾病等慢性疾病危险为目的。在社会认知理论的指导下，该项目一方面通过电视媒介进行大众宣传活动，设计了同伴模型，以电视"真人秀"的方式带领公众学习戒烟、减肥或保持健康体重、控制高血压等；另一方面，该项目侧重组织人际沟通网络，为新建立的健康行为提供社会支持性环境，如在公共环境中设置无烟区和提高烟草税收，提供体重计、血压计等健康监测便利设施，通过为食品生产厂商提供优惠政策、贷款保障等以确保健康饮食来源。经过 25 年的努力，该地区公众的心血管疾病发病率下降了 70%，肺部疾病发病率下降了 65%，寿命平均延长了 6~7 年。
>
> **请回答：**
>
> 这一案例体现了社会认知理论中的哪个重要概念？同伴模型起到了什么作用？

(一)基本内容

社会认知理论最早由美国著名心理学家班杜拉(A.Bandura)提出,并于1986年出版的《思考与行为的社会基础:社会认知理论》一书中正式发表。该理论认为,个体的行为既不是单由内部因素驱动,也不是单由外部刺激控制,而是由个人的认知及其他内部因素、行为、环境三者之间交互作用所决定,即所谓的"三元交互决定论":行为(behavior)表现、个人(person)因素以及环境(environment)因素。社会认知理论具有认知心理学的视角,强调人本主义,适用于人类社会行为(包括健康相关行为等)研究,被广泛应用于教育、个人发展与社会化、行为矫正健康教育与健康促进等领域。

社会认知理论涉及如下5个方面内容。

1. 知识 获得知识是行为改变的重要基础。知识主要包括两种类型:一种是内容型知识,指关于某项健康有关行为有哪些好处或者不利的知识,有警示作用;另一种是程序型知识,指如何去建立并形成某种健康相关行为的知识,如教会人们如何做出美味又低脂的健康食品。

2. 自我效能 是个体对自己执行某项行为而带来预期结果的信心程度或把握程度。自我效能会影响个体的感觉、动机及思考,进而会影响其行为的选择、努力的付出程度以及受挫后的反应等。个体对某项行为的自我效能越高,其尝试或执行该行为的意愿就越高,因此,通过提高自我效能来改变行为是基于社会认知理论的健康教育和健康促进的重要内容。

> **知识链接**
>
> **提高自我效能的方法**
>
> 1. 调整身心状态 个体面对某一情景时的情绪反应可以反映其面对该情景的压力状态。可以通过静坐冥想、压力放松技术、心理咨询等方法,减少个体的紧张、恐惧情绪,维持呼吸、心搏、血压等正常的生理功能。
>
> 2. 说服 是通过劝说的方式让人们认识到自己有能力去执行某项行为。但前提是要做好个体认知水平与能力状况的评价。具体措施包括说服人们重视自己的健康管理、饮食和运动以及积极就医等。
>
> 3. 替代性经验 指通过观察他人执行某项行为而学习,以改变自身行为的过程,适用于那些不太确定自己是否有执行某项行为能力的群体。常见方法为榜样或公众人物的行为示范。在有同伴的氛围里,替代性经验的效果会更好。
>
> 4. 获得行为规则 指通过直接指导个体执行某项行为,使其在行为过程中获得知识和技能的行为规则。如在指导长期卧床患者进行踝泵训练时,通常一边讲解,一边指导、纠正患者的演练操作,以便让其更快、更精准地获得行为技巧。

3. 结果期望 是个体对执行某项行为之后可能产生的结果所形成的一种认知。只有个体在行为改变之前具备足够的信念或相信自己执行该项行为的努力是值得的、有短期或长期的好处,才会有意愿执行行动。如个体相信如果自己使用安全套可以避免感染人类免疫缺陷病毒(HIV),那么他就会努力采纳该行为。

4. 目标形成与自我调控 目标形成是把目标分解成阶段性目标并逐步去实现的过程。这就意味着必须设定具体的、明确的、描述清晰的、可行的阶段性目标,才能达到更高层次的健康相关行为改变的目标。如在糖尿病控制干预过程中,可将"合理安排糖尿病饮食以控制血糖"作为最终目标,将"两餐间禁食任何甜食,每日热量一半来自蛋白质"等作为阶段性目标。自我调控是指个体将自己的现有行为与预期目标行为比较,然后对自己的行为进行调节的过程，包括自我监测、自我判断和自我反应3个部分。健康相关行为改变的自我调控可细化为6个方面：自我监测、目标设定、反馈、自我奖励、自我教育和寻求社会支持。

5. 社会结构性因素 是指个人能力控制之外能够影响行动或行为的多个因素的集合，分为物质因素和智能因素。物质因素包括居住地、设施、经济基础等，而智能因素包括知识、政策、教育、文化、社会习俗等。如在提高贫困山区人们健康饮食行为依从性方面，只考虑个体或社区的健康教育是不够的，还需要进一步调查和改善包括居住环境、交通、商业、当地习俗、文化与政策等方面对人们饮食行为的影响因素。

（二）应用方法

1. 三层级实施模式 2004年，班杜拉将自我效能和结果期望合为心理准备程度，作为个体行为的动机水平，并在此基础上提出了三层级实施模式（threefold stepwise implementation model），主要解决针对千差万别的个体及其个人因素如何实施干预的问题。其框架包括3个层级。

（1）高层级：拥有高水平的自我效能和结果期望。该阶段个体很少需要或者不需要任何干预措施，但为了保证个体行为的长期维持性，建议在提供必要信息和知识提示的基础上，同时保证执行行为的支持性环境。另外，基于自我效能和结果期望存在个体差异性，如个体在"低盐饮食控制高血压""增加运动防止心血管疾病""低糖饮食预防糖尿病"三种行为的心理准备程度很可能不同，因此在制订健康教育与健康促进干预措施时，需要对个体情况进行评估，进而有针对性地干预某项特定的健康相关行为。

（2）中层级：拥有较低水平的自我效能和结果期望。该阶段个体通常对自己的行为改变能力有所怀疑、不确定，同时结果期望也不强烈，因此需要一些（甚至多种）干预措施。总体原则是：在个人方面，提高个体的知识和技能、自我效能水平，增强其结果期望，帮助个体形成合理、有效的目标，协助调控自身的行为改变过程；在环境方面，创造对该项行为的支持条件，增加外在强化，以提高人们的结果预期，让行为改变的效果易被感知，成为维持行为改变的强烈动机。

（3）低层级：个人行为控制信心完全缺失。该阶段个体普遍认为自己没有能力去改变自己的行为，因此个体非常需要干预措施以提升其心理准备程度。干预的重点是个人能力的提升，包括健康相关行为的能力、学习能力、沟通能力以及自尊与自信需求等。具备必要、适度的个人能力是按照社会认知理论概念和原则落实干预的前提。

2. 社会认知理论的应用原则 健康、健康教育与健康促进等概念已经趋于成熟，建立一个全面的、整体的、系统的健康促进观念非常必要。社会认知理论的应用应该完整地包括个人、行为与环境等因素在内。在应用社会认知理论时，需要注意以下几个原则。

（1）在健康教育与健康促进实践中，需要同时考虑到社会认知理论的5个方面内容。

（2）知识（尤其是程序型知识）的传播和教育应备受关注，需作为基本的干预措施。

（3）在设计健康教育与健康促进项目时，应具体明确哪一项健康相关行为。

（4）在进行健康教育与健康促进干预时，要注意帮助处于中层级和低层级心理准备程度的人们建立及提高自我效能和结果期望。

（5）注意目标形成的原则：具体、明确、描述清晰和阶段性，避免盲目地制订目标。

（6）社会结构性因素是影响健康相关行为的重要因素，是健康教育与健康促进项目的重要组成部分。

（7）注意到行为的环境因素也是一个伦理问题。在关注提升认知和技能、提高自我效能和增强结果期望等个人因素的同时，还需要注意到任何健康相关行为的背后都有社会、经济、文化、政治等因素。

(三)局限性

社会认知理论是在社会学习理论的基础上不断扩展、完善和发展起来的,其理论体系庞大,给学习者带来很大挑战。另外,因为社会认知理论是基础理论,因此在应用时需要考虑应用场景和应用范围。在应用范围方面,社会认知理论主要适合研究人类社会行为,但对更复杂的学习过程、人类理性思维及复杂心理特征等方面的研究是比较薄弱的。

五、计划行为理论

(一)基本内容

计划行为理论(theory of planned behavior,TPB)是1985年由艾仁(Ajzen)在理性行为理论(theory of reasoned action,TRA)的基础上提出的。理性行为理论包括信念、态度、意向和行为,认为行为意向是直接决定行为的基本因素,而个体行为意向受到个体实施行为的态度和与行为有关的主观规范的影响。计划行为理论在理性行为理论运作框架中,考虑到个体不可能完全用意志控制行为的情形,而引入了感知行为控制要素。感知行为控制不仅可以与行为意向一起共同影响行为,还可以调整行为意向对行为的效果。当意志控制高,则感知行为控制降低,行为意向成为充分的行为预测指标。而当意志控制不高,则感知行为控制可精确评价时,感知控制和行为意向一起影响行为。此外,感知行为控制、行为态度和主观规范是决定行为意向的三个主要因素,态度越积极,获得他人支持越大,感知行为控制越强,行为意向就越大;反之,越小。当行为态度和主观规范无变化时,对个体执行行为难易的感知将影响行为意向。在不同人群和不同行为中,决定行为意向的这三个要素的权重是不同的(图2-3)。

整个理论框架显示,个体行为受个体因素和所处社会环境两个方面的因素影响。该理论假设了一个因果关系链,通过行为态度、主观规范和感知行为控制,联系了作用于行为意向和实际行为的行为信念、规范信念和控制信念,这些信念也是行为态度、主观规范和感知行为控制的认知与情绪基础。而外部力量作为其他影响因素,如人口学和社会文化因素(如人格、智力、经验、年龄、性别、文化背景等),不是独立地作用于行为,而是通过作用于理论框架中的行为信念等各要素,间接影响行为态度、主观规范和感知行为控制,最终影响行为意向和行为。

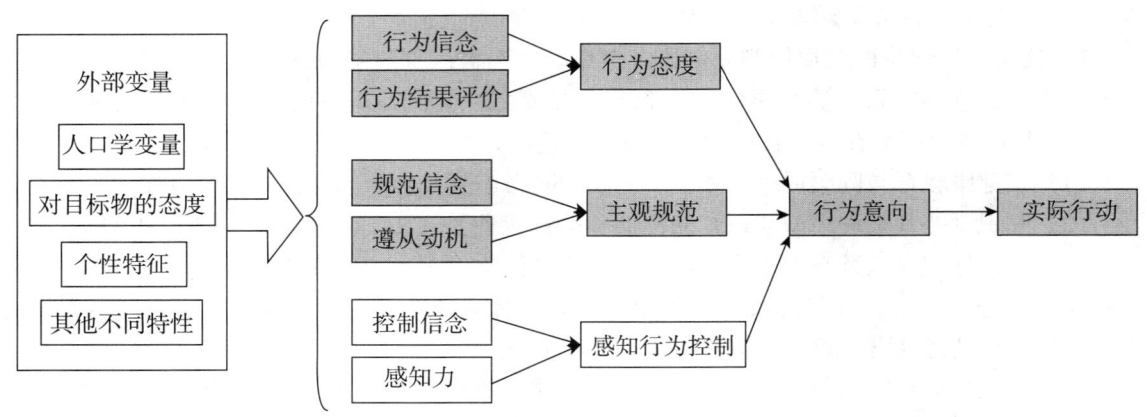

图 2-3 计划行为理论框架图

1. 行为态度(attitude toward behavior) 是指行为主体对某种行为的一般而稳定的倾向或立场。行为态度的获得可通过问卷或量表的问题询问,如"您认为乳房检查是一件耗时的事吗?";也可以计算每个行为信念与相应行为结果评价之积的总和,也就是说,行为信念和行为结果评价共同决定行为态度。所谓行为信念,是指行为主体对行为的结果或特性所持的信念,即个体在主观上认为采取某项行为可能造成某种结果的可能性。如可询问受访人这样的问题:"如果让您去医院检查乳房,您会感到害羞吗?",然后用"非常可能"到"非常不可能"的利克特量表(Likert scale)打分。行为结果评价是指行为主体对行为所产生结果或特性的评价,是个体赋予行为结果一个主观上的价值判断,如"好与坏"或"满意与不满意"的评价。

2. 主观规范(subjective norm) 是指他人的期望使行为主体做出特定行为的倾向程度,反映的是重要的他人或团体对个体行为决策的影响,可视为社会因素对个体"价值 - 期望"观念的影响,例如公共场所禁止吸烟的规定可以使一个吸烟者考虑他在公交车上吸烟行为的结果。主观规范可用问卷或量表询问获得,也可以计算每个规范信念与相应遵从动机之积的总和。规范信念是指对行为主体有重要影响的人或团体对行为主体的行为期望,即个体感受到重要影响的人、团体赞同或不赞同个体行为所持的信念。如"对您去做乳房检查这件事,您的丈夫赞成吗?"。行为动机是指行为主体服从重要的他人或团体对其所报期望的动机,即个体是否愿意遵从规范信念的意愿。如"医生说您的病情不允许吸烟了,您能做到吗?"。

3. 感知行为控制(perceived behavioral control) 是指个体对自己能否执行某种特定行为或应付某种困难情景的能力的判断和评价,类似自我效能的概念,反映的是个体对促进或阻碍质性行为因素的感知,包括控制信念和感知力。控制信念指行为主体对控制行为可能性的感知,即对可能促进和阻碍实施行为因素的感知,如"我愿意遵循糖尿病饮食,但是家人的饮食习惯可能会给我的饮食行为依从带来挑战"。感知力指行为主体对行为控制难易程度的感知,即每个促进或阻碍行为发生因素的影响程度。

4. 行为意向与行为(behavior intention and behavior) 行为意向是指行为主体发生行为趋势的意愿,为发出行动之前的思想倾向和行为动机,是个体准备执行某项行为的可能性。通常由个体自身的"行为态度""主观规范"和"感知行为控制"决定。行为是个体在特定时间与环境内对特定目标做出的外显的、可观测的反应,包括目标(target)、行为(action)、情景(context)和时间(time)4个元素。

> **科研小提示**
> 研究表明,计划行为理论加入执行意向变量后解释力可由46%提升至64%。

(二)应用方法

计划行为理论既可以用于解释和预测行为(主要解释具有较低意志控制个体的行为意向和行为),又可以用于指导干预。该理论使用的行为领域包括饮食行为、成瘾行为(戒除烟酒、毒品等)、临床医疗与筛查行为(乳腺癌、宫颈癌筛查等)、身体活动或锻炼行为、获得性免疫缺陷综合征或性传播疾病的预防行为、卫生服务利用(就医选择行为等)以及安全行为(安全带、头盔使用等)。其基本实施步骤如下:

1. 现状调查 针对某一行为,调研了解目标人群的行为态度、主观规范和感知行为控制现状,确定哪个要素在决定个体行为意向中的贡献最大,以便做到有的放矢。

2. 因素分析 进一步分析不同人口学特征和个体行为相关情况对目标人群行为态度、主观规范和感知行为控制的影响,确定其主要影响因素,如年龄、收入以及文化程度。

3. 行为态度树立 针对上述影响因素,引导教育目标人群树立正确的行为改变态度,如对于年轻人、脑力劳动者熬夜的可能性更大,因此可面向该人群进行睡眠健康知识的普及、杜绝熬夜方法技巧的介绍等。

4. 自我效能提升 结合目标人群实际,制订并落实行为改变自我效能提升措施。如开展健康技能提升讲座、邀请行为改变成功者进行经验分享、帮助其建立社会支持网络（如加入抗癌协会、获取健康咨询门诊联系方式）等。

5. 社会规范导向 充分发挥重要的他人或团体对个体行为决策的影响。可通过制定规章制度，对个体行为进行约束，或者充分的发挥"意见领袖"的作用，促进行为养成，如名人效应。

> **知识链接**
>
> **计划行为理论在戒烟意愿干预中的应用**
>
> 复旦大学黄馨缘等进行了一项基于计划行为理论的中国男性吸烟者的戒烟意愿影响因素研究。其调研结果显示：①对于吸烟合理化信念，吸烟有用信念和生活风险信念的得分最高。吸烟者中的老年人、低教育程度者和低收入者更倾向持有较高的吸烟合理化信念。烟草认知水平越低、烟草依赖性越高，吸烟合理化信念水平越高。②对于社会规范，吸烟者更倾向于感知到周围人群更高的吸烟率，同时所得的指令性社会规范水平（个体感知的他人对某一行为的赞成或不赞成程度）普遍偏低。受教育水平和居住地是指令性社会规范的主要影响因素，受教育水平越高者，其指令性社会规范相对越高。③对于戒烟自我效能，调查人群的戒烟自我效能普遍偏低，以"肯定不能成功戒烟"的比例为主（占38.2%），而明确表示能够戒烟的吸烟者比例仅为28.0%。
>
> 针对上述因素，研究团队采取了以下干预措施，用于促进戒烟意愿和戒烟行为：①有针对性地消除和减少吸烟者的合理化信念，特别是吸烟有用信念和生活风险信念（将吸烟生活风险日常化）；②提高烟草危害的认知水平，特别是受教育水平低的吸烟者；③增强戒烟自我效能，了解成功戒烟者的经验；④对成瘾性高的吸烟者，给予更多的戒烟支持，如戒烟热线、戒烟门诊、家人支持；⑤改变吸烟相关社会规范，全国范围内执行公共场所禁烟，让更多的人知道我国的吸烟率和被动吸烟率，以及因为吸烟和被动吸烟所造成的经济负担，促使越来越多的人不接受吸烟与二手烟。

（三）局限性

计划行为理论从某一角度阐明了行为改变的规律，但不可能解决行为干预的所有问题，运用该理论时，需要针对问题具体对待和灵活应对。另外，该理论框架中涉及主要要素的概念界定尚有争议，给变量操作造成困难，影响研究结果的准确性。因此，有关计划行为理论的概念有待进一步诠释与发展。

（范燕燕）

小 结

健康相关行为是指个体和（或）群体与周围环境互动后产生的行为反应，直接或间接与个体自身或他人的健康或疾病相关联。但行为改变的背后遵循一定的理论和规律，本章重点介绍了：①知信行理论，强调知是基础、信是行为改变的动力、行是目标；②健康信念模式，认为信念是人们接受劝导、改变不良行为、采取健康行为的基础和动机；③阶段变化理论，强调个人决策能力和自我效能，认为人的行为变化需要经历无意向期、有意向期、准备期、行动期和维持期5个阶段；④社会认知理论，认为个体的行为由个人因素、行为表现以及环境因素交互作用决定；⑤计划行为理论，认为感知行为控制、行为态度和主观规范是决定行为意向的主要因素。

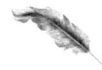

思考题

1. 什么是健康教育知信行理论？该理论有何局限性？请举例说明。

2. 请使用健康信念模式理论，从感知疾病威胁的角度分析以下三种疾病的易感性和严重性：普通感冒、获得性免疫缺陷综合征、新型冠状病毒感染。

3. 案例分析

患者王大爷，67岁，糖尿病25年，合并糖尿病肾病、高血压，2年前因心肌梗死行冠脉支架植入并合并心力衰竭，需每日服用多种药物。王大爷知道应该坚持每日服药，但是觉得吃药很麻烦，加之记忆力下降，经常没有按时服药，而自我感觉也没有什么不舒服，但血糖、血压控制不好。①今天，王大爷来医院复查，你作为门诊护士，如何应用阶段变化理论帮助王大爷建立良好的遵医服药行为？②帮助人们建立起健康的行为（如按时服药的行为），是采用一种理论好，还是多种理论同时进行更好？

第三章 健康传播

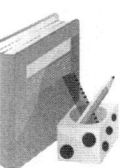 **导学目标**

通过本章内容的学习，学生应能够：

◆ 基本目标
1．陈述传播、健康传播的概念。
2．陈述健康传播的意义和特点。
3．列举传播的基本要素与传播模式。
4．运用拉斯韦尔五因素传播模式开展信息传播。
5．比较不同传播模式的特点。
6．列举评价健康传播效果的常用指标。
7．阐述影响健康传播效果的因素与对策。

◆ 发展目标
1．根据受传者的特点，结合健康传播的内容和目的，选择合适的传播形式。
2．评价一项具体的健康传播活动的效果，并分析影响其传播效果的主要因素。

◆ 思政目标
1．树立"健康中国"建设大局观，践行社会主义核心价值观，增强健康传播的使命感和责任感。
2．在健康传播过程中，体现健康教育者的素质和能力。

健康教育以提高科学认知为基础，以树立正确态度为关键，以建立有利于健康的行为为目标。健康传播是实现健康教育目标的主要措施，在健康教育过程中发挥着重要作用。

第一节 概　述

案例 3-1

第七次全国人口普查公报解读中显示，从人口结构方面看，近 10 年，中国已经跨过了第一个快速人口老龄化时期，未来我们将很快还需应对一个更快速的人口老龄化时期。2020 年，中国 60 岁及以上的老年人口总量为 2.64 亿人，已占到总人口的 18.7%。

案例 3-1（续）

来源：翟振武. 新时代高质量发展的人口机遇和挑战：第七次全国人口普查公报解读[EB/OL]. [2021-9-15]. http://www.stats.gov.cn/tjsi/sjjd/202105/t20210512 1817336.html.

2016年中共中央、国务院引发的《"健康中国2030"规划纲要》强调要"促进健康老龄化"。2019年国家卫生健康委制定的《健康中国行动（2019—2030年）》将"老年健康促进行动"列为重大行动。老年人健康已经成为我国全面建成小康社会和推进实施"健康中国"战略的重要工作内容。

请回答：
1. 在老年人口数量如此庞大的情况下，对老年人开展健康传播具有哪些意义？
2. 请运用拉斯韦尔五因素传播模式，就如何有效地开展老年人防跌倒护理健康教育进行阐述。
3. 可以从哪些方面提升老年人健康传播？

传播活动是社会性传递信息的行为，是一直伴随人类生存和发展的一种基本方式。健康传播是健康教育的基本策略和手段。健康传播是健康教育方法学研究的重要内容，具有十分重要的社会作用。护理健康传播的实质是护士把护理学相关专业知识转化为公众容易理解和掌握的预防疾病知识、技能和行为实践的过程，用于解决公众的健康问题，是医学社会化的过程。护士应该掌握一定的健康传播知识和技巧，以推进护理健康教育工作的顺利开展。

一、传播

（一）传播的概念

1. 传播（communication） 传播一词源于拉丁文communis，意为"共同拥有"或"共同分享"，具有表达、交流、交际、传递、通信、交通、联系及信息等含义。传播以传递信息为目的，人与人之间、人与社会之间，通过一定的符号进行信息交流与分享，是人类普遍存在的一种社会行为。我国1988年出版的《新闻学字典》中将传播定义为"一种社会性传递信息的行为，是个人之间、集体之间以及集体与个人之间交换和传递新闻、事实、意见的信息过程"。近年来，不同的学者基于相应的研究侧重领域对传播进行了不同角度的界定，但均强调了传播的信息属性。根据传播学界的共识，传播主要具有5个方面的基本特性：社会性、普遍性、符号性、互动性和共享性。

2. 传播学（communication science） 是研究人类制作、储存、传递和接受信息等一切传播活动，研究人们之间交流与分享信息关系的一般规律的学科。

知识链接

传播在人类发展中的阶段演变

第一阶段：语言传播阶段。大约在10万年以前，人类产生了语言，信息传播由非语言传播向语言传播转变，语言成为交流工具，传播内容变得更加丰富，信息传播活动发生了明显的变化。

第二阶段：文字传播阶段。大约5000多年前（约公元前3500年），产生了文字，文字加速了人类传播发展进程，是人类信息传播史上重要的里程碑之一。造纸术和印刷术的发明，带来了人类信息传播的又一次革命，这个时期的信息传播打破了语言传播的局限性，提升了信息传播的空间和效率。

第三阶段：电子传播阶段。1844年发明了电报技术，由此打开了电子传播时代的大门，电子传播的发展促进了人类社会的巨大进步。广播电视可以对远距离的新闻事实进行直播，突破了传统传播的时间以及空间限制。

第四阶段：数字传播阶段。20世纪中后期，电脑和互联网的发展带领人类进入了数字传播时代。互联网的出现突破了原有信息传播的时空限制，为人们提供了一个获取海量信息的全新渠道，使信息传播发生了质的飞跃。

来源：1．傅华．健康教育学［M］．3版．北京：人民卫生出版社，2017．
2．董璐．传播学核心理论与概念［M］．2版．北京：北京大学出版社，2016．

（二）传播的基本要素

一次完整的传播活动，应包括以下6个基本要素。

1．传播者（communicator） 又称为传者、信息源等，是指在传播过程中传递信息的个体、群体、组织或机构，是信息传播的主动发出者和媒介的控制者。在工作和生活中，我们每个人都是一名传播者。传播者具有以下职能。①收集信息：从众多的信息源中选取有价值的信息；②加工制作信息：根据传播目的，传播者将收集到的信息进行加工处理，选用适宜的传播符号和媒介形成信息；③发出信息：将加工好的信息通过适宜的传播途径进行传递；④收集与处理反馈信息：通过反馈了解受传者对信息的反应，以便不断调整传播行为，达到最佳的传播效果。

2．信息（information） 是指传播者要传递的内容，是利用一定符号把对人或事物的观点、态度、判断及情感表达出来。

3．传播媒介（media） 又称为传播渠道，是信息的载体、传递信息的渠道。传播媒介是将传播过程中各种要素相互联系起来的纽带。在人类社会的传播活动中，可以选取的传播媒介多种多样，不同的传播媒介传播效果也是不同的。通常传播媒介包括以下几种。①口头传播：如座谈、演讲、报告、沟通性会议及公务谈判；②文字传播：如书籍、传单、报纸及杂志；③形象化传播：如模型、实物、照片、图画；④电子媒体传播：如电视、电影、广播、手机及互联网等新媒体。

4．受传者（audience） 又称为受者或传播对象，是传播过程中接受信息的一方，如听众、观众。受传者可以是个人、群体或组织，若信息接受者人数众多，简称为受众。同一传播信息对于不同受传者传播效果不同，分析其原因可能与受传者的社会背景、受传者对信息的选择性以及在不同历史时期的同一信息含义发生变化有关。

5．传播效果（effect） 是指传播活动对受传者产生的作用和影响，具体可以理解为受传者接受信息后，在知识、态度和行为等方面发生的变化和反应。

6．反馈（feedback） 是指受传者在接受传播者信息后出现的一系列心理和行为的反应。在信息交流活动中反馈可能存在，也可能不存在；可能是直接的反馈，也可能是间接的反馈；可能是受传者主动的反馈，也可能是传播者主动的收集。

（三）传播模式

传播模式（communication model）是指为了研究传播现象，采用简化而具体的图解模式来对复杂的传播现象、传播结构和传播过程进行描述、解释和分析,以求揭示传播结构内各因素相互之间关系的理论。以下介绍两个最基本的传播模式。

1. 拉斯韦尔五因素传播模式 1948年,作为传播学的奠基人之一,美国著名社会学家、政治学家哈罗德·拉斯韦尔(H.D.Lasswell)在一篇名为"传播在社会中的结构与功能"的论文中首次提出了构成传播过程的五种基本要素,并按照一定的结果顺序排列。该理论被誉为传播学研究经典的传播过程文字模式,即一个描述传播行为的简便方法,就是回答下列5个问题。①谁(who):传播者;②说了什么(says what):传播的信息内容;③通过什么渠道(through what channel):信息传递的媒介;④对谁(to whom):受传者或受众;⑤取得什么效果(with what effect):信息传递给受传者后,受传者在认知、情感、态度及行为各个层面所产生的反应。拉斯韦尔五因素传播模式又被称为"5W模式"(图3-1)。该传播模式的提出为传播学的研究奠定了基础,并在此基础上形成了传播学研究的五大领域。

该模式也存在一定的不足。首先,该模式属于单向直线模式,忽略了"反馈"这一传播要素;其次,将传播者和受传者角色固化,未考虑到传播的双向性和互动性;最后,将传播的过程视为孤立的过程,没有涉及传播过程和社会过程的联系。

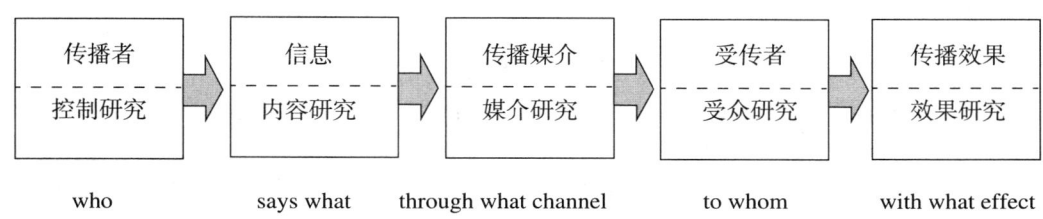

图3-1 拉斯韦尔五因素传播模式

2. 施拉姆双向传播模式 1954年,美国学者威尔伯·施拉姆(Wilbur Schramm)在"传播是怎样运行的"一文中提出一个新的传播模式,即用双向传播模式把传播描述为一种有反馈的信息双向循环往复的交流过程(图3-2)。施拉姆为传播学重视信息反馈的研究做出了杰出贡献。这一双向传播模式强调传播双方均是传播的主体,在传播过程中,传受双方的角色并不

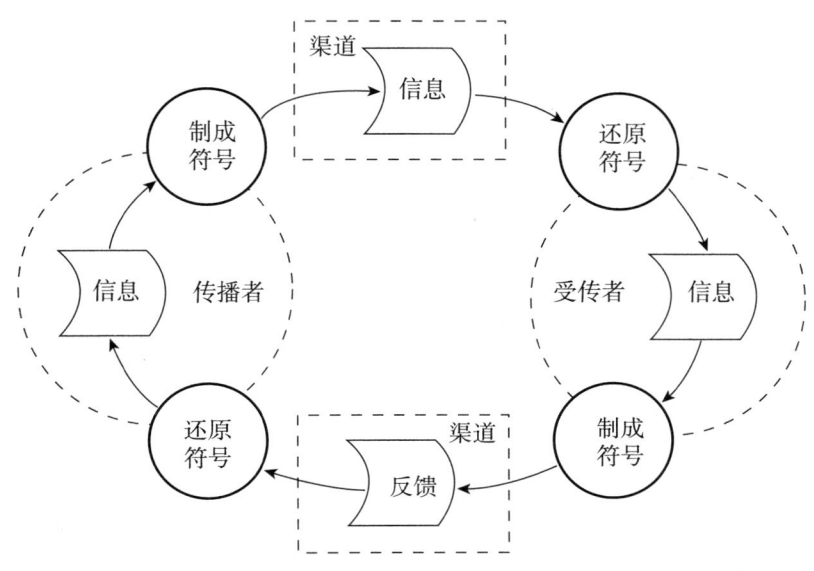

图3-2 施拉姆双向传播模式

是固定不变的,一个人在发出信息时是传播者,而在接受信息时则又在扮演受传者的角色,并且双方都在交替着这些角色。该模式将传统的直线、单向的传播模式发展为循环模式,强调传播双方的互动性,引入了传播符号和反馈两个重要的传播要素。但是,没有对干扰(噪声)要素进行研究是该模式的不足之处。

(1)传播符号(communication symbol):符号是信息表达和传播的载体,信息的传播需借助一定的信息符号,包括语言符号、文字符号、图画符号、表情符号、动作符号等。符号具有形式和意义两方面的属性。人们进行信息交流的过程,实质上是符号往来的过程,一方作为传播者,编码制作和传递符号,另一方作为受传者,接受和解读符号,做出自己的理解。传播者和受传者之间的良好沟通需以对信息符号含义的共同理解为基础。例如在护理健康教育中,护士不能用患者不理解的医学专业术语与患者沟通,否则达不到预期效果。

(2)反馈(feedback):是信息传播的重要环节,是保证传播效果不可缺少的要素,其速度和质量因传播媒介的不同而存在差异。反馈的存在体现了传播过程的互动性和双向性,是一个完整的传播过程不能缺少的环节。

(四)传播学的相关理论

传播学的理论基础是由众多相关学科奠定的,包括社会学、心理学、社会心理学、新闻学、语言学、数学、信息论、控制论及系统论等。通过传播学者和社会学者的不懈研究,形成了大量具有影响力的传播学理论,以下仅列举7种相关理论。

1. 认知主义学习理论(cognitive learning theory) 主要包括格式塔学派的完形学习理论、托尔曼的符号学习理论、布鲁纳等的认知结构学习理论、奥苏贝尔的认知同化学习理论及加涅的信息加工学习理论等。该理论认为:①人的学习不是简单地在强化条件下形成刺激与反应的联结;②学习是人主动认知的过程,而非盲目地尝试错误;③学习是人通过对新知识主动获取、转化和评价,从而形成新的认知结构的过程;④学习是人通过同化活动将新知识纳入原来的认知结构中,从而形成新的认知结构的过程;⑤学习是人与环境相互作用的结果,学习过程由一系列事件构成,包括动机、了解、获得、保持、回忆、概括、操作及反馈8个阶段。

2. 两级传播理论(theory of two-step flow of communication) 美国著名社会学家保罗·拉扎斯菲尔德(Paul F. Lazarsfeld)提出了两级传播理论。拉扎斯菲尔德关于"两级传播流"理论假设的表述最早出现在1944年出版的《人民的选择》一书中,它对概念的表述为:"信息是从广播和印刷媒介流向意见领袖,再从意见领袖传递给那些不太活跃的人群的。"大众传播流使得信息进入了意见领袖之中,再经由人际传播网络使得信息得以扩散。两级传播说明大众传播媒介和人际传播渠道在人们获取信息、态度形成和转变以及具体的行动中发挥着不同的作用。大众传播主要在信息传播的广度上发挥作用,而人际传播主要在传播的深度上发挥作用。人们对信息的获知主要靠大众传播,但发生态度和价值观的转变,并最终产生行为,主要是人际传播发挥作用。

3. 叙事医学理论 2001年,美国哥伦比亚大学长老会医院的丽塔·卡伦(Rita Charon)博士在《内科学年报》上发表"叙事医学:形式、功能和伦理"一文,发起了"叙事医学"运动;同年10月,丽塔·卡伦又在《美国医学会杂志》上发表"叙事医学:共情、反思、职业和信任的模型"一文,并对叙事医学做出了定义:叙事医学是一种吸收、解释、回应故事和其他人类困境的能力,这种能力有助于临床医生在医疗活动中提升对患者的共情能力、职业精神、亲和力(信任关系)和自我行为的反思,其核心是共情与反思。目前研究表明,叙事医学理论已经在护理学领域中得到应用,并取得了良好的效果。

4. 前景理论 卡内曼(Kahneman)和特沃斯基(Tversky)于20世纪70年代提出的前景理论是心理学领域对期望效用理论的改进。该理论认为说服性信息可分为"如果不采取某种行为会招致损失"和"如果采取某种行为会给你带来益处"两类。这些信息设计原则会显著影响人们与健康相关的决策,常被用于预测在不同的情境下人们如何做出有关健康的决定,例如,涉及对其他个人或群体具有远期影响的公共政策,或对决策者自己具有直接健康影响的健康决策。

5．"把关人"理论 "把关人"的概念最初由美国社会心理学家库尔特·卢因（Kurt Lewin）提出,1950年,传播学者大卫·怀特（David M.White）将这一概念引入新闻研究领域,明确提出新闻筛选过程的"把关模式"。"把关人"是指在向受传者传递信息的过程中,有权控制信息的流向和流量,影响受传者对信息的理解,决定让哪些信息通过以及如何通过的人或机构。例如,一则新闻在报道之前需要记者、编辑等层层把关。

6．议程设置理论 该理论最早由麦克斯韦·E.麦库姆斯（Maxwell E.McCombs）和唐纳德·肖（Donald L. Show）在1972年提出。该理论认为大众媒介可以通过反复报道某类新闻,不断强化某类话题在受众心目中的重要程度。也就是说,某一问题被大众媒体所关注,那么这个问题在公众心目中的重要位置及熟悉程度就会得到提升。该理论揭示了大众媒介对受众的影响力,也揭示了大众传播背后的社会控制问题,即可以通过传播议程的设置从而达到引导社会舆论的目的。

7．使用与满足理论 使用与满足理论是由伊莱休·卡茨（Elihu Katz）于1974年在其著作《个人对大众传播的使用》中正式提出的,"是美国早期功能主义媒介研究不可或缺的一环,又是后期新功能主义媒介研究的起点和中心。所以,它理所当然地成为美国传播学中最为广泛使用的研究框架之一"。该理论通过分析受众使用媒体的动机和在个人需求方面得到的满足来考察传播效果,强调了传播过程中受众的主动性,指出受众往往接触、理解并记住那些能满足自己的需求或欲望的信息,可以影响传播效果。

（五）传播关系与传通条件

传播关系（communication relationship）是指人们通过信息交流和分享在传播活动中建立起来的相互关系。建立传播关系必须具备共同经验域、契约关系和反馈这三个基本条件,才能建立良好的传播关系,产生传得快、传即通、传得有效的传播效果。

1．共同经验域（又称为共同经验范围） 指交流双方对传播中所使用的语言、文字等符号含义能够共同理解、相互沟通,产生共识的经验范围（图3-3A）。在大众传播中,还要加上传受双方对传播媒介的使用及理解的共识范围（图3-3B）。传播者应努力寻找和受传者之间的共

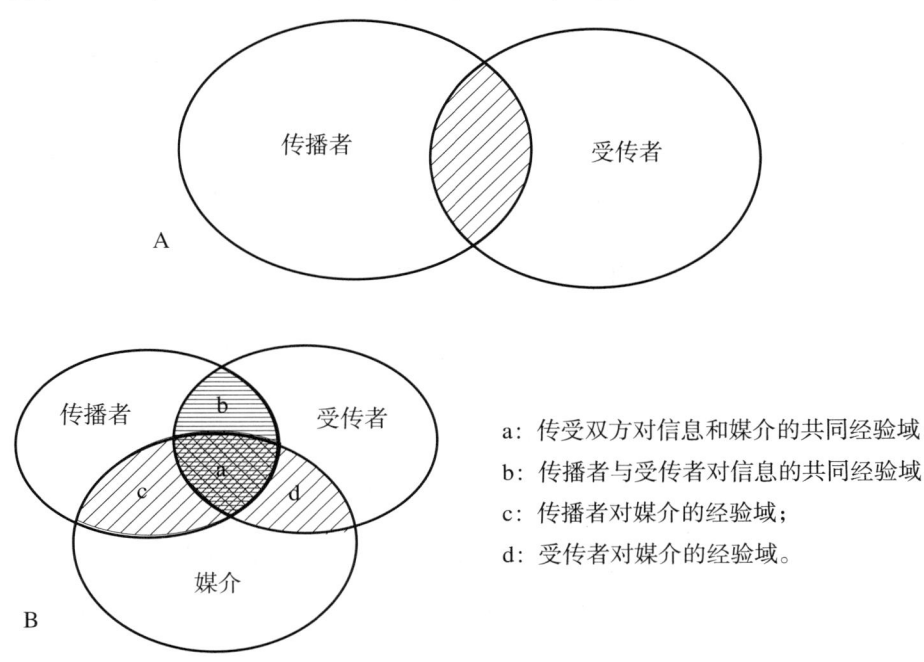

图3-3 共同经验域

A．人际传播的共同经验域；B．大众传播的共同经验域

同语言，尽可能扩大双方的共同意义空间，以获得良好的传播效果。

2. 契约关系（contractual relationship） 是指在传播活动中传播双方相互依存的一种默契关系，传播双方以此来约束各自的传播行为。

3. 反馈（feedback） 及时、充分、准确的反馈有利于传播双方的信息沟通。反馈通常包含两种情况：一种是受传者向传播者主动的反馈；另一种是传播者运用反馈机制去收集受传者对信息的被动反应。

二、健康传播

（一）健康传播的定义

健康传播（health communication）研究兴起于20世纪70年代，我国于20世纪90年代初期确立健康传播的概念，并将其纳入健康教育学体系。健康传播是传播学的一个分支，它是指以"人人健康"为出发点，运用各种传播媒介、渠道和方法，为维护和促进人类健康的目的而获取、制作、传递、交流、分享健康信息的过程。不同学者曾提出过健康传播的不同定义。1992年，美国学者杰克逊（Jackson）首先提出健康传播这一概念，他将其定义为"健康传播就是以大众传媒为信息渠道来传递与健康相关的资讯以预防疾病、促进健康"。1994年美国传播学者埃弗里特·罗杰斯（Everett M. Rogers）将健康传播定义为"健康传播是一种将医学研究成果转化为大众的健康知识，并通过态度和行为的改变，以减少疾病的患病率和死亡率，有效提高一个社区或国家生活质量和健康水准为目的的行为"。1996年，他又对健康传播的定义进行了凝练："凡是人类传播的类型涉及健康的内容，就是健康传播"。

（二）健康传播的特点

1. 健康传播具有明确的目的性 以健康为中心，通过健康信息的传播以改变个人和群体的知识、态度、行为，达到促进健康的目的。

2. 健康传播传递的是健康信息 健康信息（health information）是卫生资源的一种，泛指一切有关人群生理、心理和社会等方面健康相关的知识、技能、观念和行为模式。健康信息具有以下特点。①符号通用：健康信息传递所使用的符号必须是通用的；②科学性：科学的健康信息才具有促进健康的作用；③针对性：根据受传者的健康需求，传递有针对性的健康信息；④指导性：健康信息具有较强的现实指导意义。

3. 健康传播对传播者有特定素质要求 在健康传播活动中，赋予健康传播职能的组织机构和专业人员是健康传播的主体，健康传播者应该是专业技术人才，对其必须有特定的素质要求。

4. 健康传播过程具有复合性 健康传播具有多级传播、多种途径传播及多层反馈等特点。在健康传播活动中，健康信息的传播往往需要数个甚至是几十个环节，才可以传递给目标人群。

5. 健康传播活动具有公共性和公益性 ①健康传播活动是现代社会必不可缺的健康信息的提供者，在满足公众和社会的健康信息需要方面起着公共服务的作用；②健康传播是健康教育的基本策略和方法，健康教育作为公共卫生服务的重要内容，有明显的社会公益性。

（三）健康传播的意义

1. 健康传播是健康教育的基本策略和手段 健康传播在健康教育的信息收集、领导开发、社会动员、传播干预和信息反馈等各项任务阶段都起着重要作用。通过科学合理的健康传播，可提高传播效率，为健康教育决策提供相关依据。

2. 健康传播可对目标人群产生多层次的影响，从而促进公众健康

（1）个体水平：个体是健康传播最直接作用的对象。个体的行为直接影响其健康，通过健康传播可以影响与个体行为相关的知识、信念、态度、技能和自我效能。其他水平的健康传播最终目标也是通过影响个体水平的知、信、行来达成的。

(2) 群体水平：通过对个体所归属的社会网络和社会关系来传递健康信息，以达到影响群体健康行为的目的。

(3) 组织水平：通过有确定结构的正式团体，如工作场所、学校、基层卫生保健机构、协会、俱乐部，向其成员提供健康信息、行为支持及开发促进行为改变的政策，以达到影响群体健康行为的目的。

(4) 社区水平：以社区为单位，通过信息传播，倡导和促进社区来创建支持健康生活方式的政策或社区组织，减少有害健康的社会或物质环境因素，从而促进社区整体健康水平的提高。

(5) 社会水平：主要通过大众传播手段，促使社会作为一个整体环境对个体的行为产生影响，其中包括社会习俗、观念、价值取向、法律、政策、经济、文化及物质信息等方面。

（四）现代健康传播的发展与特征

人类自从出现，就有了对健康问题的认知。健康传播承载着维护和促进人类健康的使命。我国健康传播历史十分悠久，但由于古代传播技术条件的限制，健康传播方式以人际传播和文献传播为主。在现代社会，一些医学学者在医患传播领域的研究成为健康传播早期研究的重要组成部分，对于确立传播学在医疗保健活动中的学术性地位起到了积极的推动作用。

1971年，美国心脏病学专家法夸尔（Jack Farquhar）和传播学者迈克比（Nathan Maccoby）主持了以健康促进和干预为目的的"斯坦福心脏病防御计划（Stanford heart disease prevention program，SHDPP）"，该项目的实施被视为美国也是世界范围内健康传播研究的开端。此后，国际传播学会（International Communication Association，ICA）于1972年首次成立"健康传播学分会"（Division of Health Communication），《传播学年鉴》（*Communication Yearbook*）也相继开设了健康传播研究专题。自1981年以来，在全球获得性免疫缺陷综合征快速蔓延的背景下，关于预防获得性免疫缺陷综合征的健康传播得到了长足的发展，推动健康传播迅速发展为一门独立学科。

1987年，中国首届健康教育理论研讨会的召开标志着健康传播在我国生根发芽，我国健康传播的学术研究也逐渐发展起来。自20世纪90年代以来，伴随我国健康教育领域的发展，健康教育的理论和方法不断地扩展与更新。进入21世纪，在"健康中国"新的健康促进理念指导下，我国的健康传播逐步走向现代化、系统化、多样化。这几十年间，我国的健康传播产生了以下改变。

1. 健康传播内容的改变　伴随着人类疾病谱的变化，人类健康的关注点也随着变化。以行为改变为主要诱因和预防为重要手段的慢性非传染性疾病，正逐渐成为威胁人类健康的主要杀手。由于不良的生活方式与健康之间存在密切关系，使得健康传播在内容上正在实现从"提供生物医学知识"到"促进行为改变"的重要转变。

2. 传播策略与方法的改变　健康传播已经由卫生宣传传统模式转向在受众研究基础上的分众传播模式；从以往单向传播模式转向双向互动传播模式；从以往单纯传递健康知识和健康技能，过渡为集中传播健康知识、健康心理、健康行为、健康文化等为一体的综合模式；由传统的"点到面"传播模式转向"多点到多点"的传播模式。按照明确的目标人群需求，提出有针对性的传播策略和方法已成为大多数健康传播项目的活动依据。

3. 工作模式的改变　由健康教育专业人员的"单打独斗"发展为多学科、多部门、多层次的广泛社会合作。新型冠状病毒感染疫情期间，通过政府和社会各界力量共同努力，多部门团结协作，积极开展健康传播活动，有效地增强了大众的风险感知能力，提高了对公共卫生事件的认知水平。

4. 健康传播媒介的改变　随着各种媒介技术的革新，人们被带入了全新的社交媒体时代、全媒体时代。20世纪健康传播媒介经历了广播、电视和网络的变化。作为社会发展的基本动力，每一种新媒体的产生都开创了人类交流和社会生活的新方式。以电子计算机和互联网为代表的新媒介的出现，不仅给健康传播带来了技术上的变革，也带来了健康传播方式和理念上的更新。未来，作为护士，熟练运用互联网技术来促进健康传播将会是一项重要的工作内容。

5．健康传播理论的融合与发展　健康传播作为传播学的一个分支，传播学研究的许多重要的理论和方法对健康传播的研究与实践有着重要的指导作用，例如议程设置理论、创新与扩散理论、使用与满足理论。而健康传播的实践中社会营销、娱乐教育等策略的应用，也进一步丰富和发展了一般传播学的理论与实践。

> **科研小提示**
>
> 　　未来可从健康传播的规律出发，挖掘患者需求和信息行为规律，借鉴高影响力健康传播的做法，不断提升护理信息服务影响力。
> 　　来源：郭聪慧，马誉茸，侯小妮.基于高影响力健康微信公众号传播特征的护理信息服务提升策略研究[J].解放军护理杂志，2021，38（7）：60-63.

（孔祥颖）

第二节　健康传播的形式

> **案例 3-2**
>
> 　　某社区卫生服务中心准备为辖区内的高血压患者开展一次血压监测方面的健康教育活动，以帮助患者掌握正确的血压监测知识，学会血压监测的方法，形成定期监测血压的习惯。
> 　　请回答：
> 　　1．为了达到良好的知识传播效果，选择什么样的传播形式合适？
> 　　2．拟选择的这种健康传播形式具有哪些特点？

　　健康传播的活动形式多样。根据传播的符号，可分为语言传播、非语言传播；根据传播的性质和效果，可分为告知性传播、说服性传播、教育传播；根据使用的媒介，可分为口语传播、纸质媒体、电子媒体、网络媒体和新媒体传播；根据传播的规模和受传双方的关系，可分为自我传播、人际传播、组织传播、群体传播和大众传播。

一、人际传播

　　人际传播（interpersonal communication）是指人与人之间进行直接信息交流的一种传播活动，主要形式是面对面的传播，也可借助某些有形的物质媒介（如电话、电子邮件）进行。传播过程主要通过语言来完成，也可通过非语言的方式，如动作、手势、表情、信号（包括文字和符号）进行。人际传播是人类最早的、最原始的传播方式，也是人类的基本传播形式。

(一)人际传播的特点

1．简便易行，不受条件限制　直接的人际传播不需要任何非自然的媒介，比较简便易行，不受机构、媒介、时空等条件的限制。在健康教育的传播活动中，人际传播是最广泛应用的基本传播形式。特别是在媒介使用不够普及、不够方便的广大偏远农村地区，人际传播仍是主要的传播策略。

2．传受双方便于互换角色，交流充分　相对于传播活动中信息的发出者和接受者而言，在同一次人际传播活动中，交流的双方可以互为传播者和受传者。接受信息的一方能够即时做出反应，而且使反应传递到传播者，这时，开始发出信息的传播者就转变成接受信息的一方，成了受传者；而原来接受信息的一方转变成信息的发出者，成了传播者。所以，在人际交流的过程中，交流的双方或多方均在不断地变换着自己的角色，不断地接受信息和发出信息，交流充分。

3．反馈及时，便于调整传播技巧　由于人际传播中的反馈比较及时，可根据对方对信息的接受情况和自己的传播效果，及时调整传播策略与技巧，进而提高传播的针对性。在健康教育的人际传播活动中，健康教育者应该根据传播的目的、信息内容和传播对象的反馈随时了解对方的反应，随时调整传播技巧，以提高传播效果，实现传播目标。

4．信息量较少，传播范围较小，传播速度慢，信息容易走样　相对于大众传播，人际传播的信息量比较少、覆盖的范围比较小、传播的速度也比较慢。由于接受者的理解能力、知识背景、接受习惯、记忆力的差异，在人际传播活动中，特别是在多级的人际传播活动中，信息容易走样。

(二)人际传播在健康教育中的应用

健康教育的最终目的是行为的改变，而改变行为的过程与传播健康知识、启迪健康意识、树立健康信念和健康的价值观、干预不健康的行为习惯等健康教育活动紧密相关，人际传播在这些健康教育活动中必不可少。一方面，具有不健康行为的人更需要具体的、有针对性的指导才能真正采纳某项建议和改变自身不健康的行为，这种具体的指导往往需要通过人际传播才能实现；另一方面，由于生物遗传和环境的多样性，决定了人类健康问题的多因多果性，而人的主观能动性与健康观又决定了人对事物的多样性认识、态度、决断与选择，从而决定了卫生需求和解决问题途径的多样性。正是由于这些多样性的特点，常需要通过面对面的人际交流，以更有针对性地解决各种具体问题，逐步实现改变行为的目标。由于人际传播具有针对性强、交流充分、反馈及时等特点，在影响人们改变行为的过程中具有重要的作用和地位，是实施健康教育的基础，是促进行为改变和取得效果的重要传播形式。

二、新媒体传播

新媒体是利用数字技术、网络技术、移动技术，通过互联网、无线通信网以及电脑、手机、数字电视机等终端，向用户提供信息和娱乐的传播形式和媒体形态。随着互联网技术的发展，新媒体传播的速度和效率得到了极大提升。新媒体作为一种新兴的健康传播媒介，充分显示出其显著的传播效果和社会价值。

(一)新媒体传播的特点

新媒体技术具有互动性、个性化、及时性、交融性等传播特点，已成为健康传播的新工具，相比传统媒体技术，它具有如下特点：

1．公众信任度相对较高　在健康信息繁杂的情况下，信任度的建立与提高成为信息传播的关键。新媒体有利于建立公众与沟通者的信任，原因有以下3点：①新媒体将信息提供者的权力下放至每一位参与者，避免了对信息的控制权一味集中在大众传播媒体，不论是信息提供者、传播者，还是消费者，对内容拥有对等的和相互的控制权力。②传统媒体只能向所有人提供相同的信息，而新媒体能够针对每个接受者提供个性化内容，并可实现转发、互动，生成新的信息，送达相应人群。③新媒体传播具有一套不同于传统媒体的独特符号系统，比如，网络专用语言和词汇有效地拉近沟通者之间的距离，使传播兼具大众传播的广度和私密交流的深度。

2．受众行为改变的可能性增加　新媒体不仅使健康信息随手可得成为可能，而且可以实现由普遍传播信息寻找潜在的受众到定制受众群体，因而，受众的健康行为形成可能性相对提高。新媒体具有交互性和跨时空的特点，可以与受众真正建立联系。公众不再是被动接受教育与培训，而是成为信息的主动定制者。由于传播过程中减少了信息过载的冲击与心理抗拒等因素，接受者的主观能动性、个体依从性较强，从而使不健康行为改变的可能性增加。

3．新媒体可网聚各方力量　新媒体与传统媒体最大的区别在于传播状态的改变。每个人都可以进行大众传播，由一点对多点变为多点对多点。例如，在微博平台上，每一个用户都是既可以发布信息同时又接受其他用户信息的节点，他们之间的互动又会增加新的信息，改变信息的传播路径和状态，所有这些信息都是全面开放共享的，每一个用户无论是博主还是微博信息的索取者，都会以自己为中心形成规模各异的信息传播网络。

4．传播投入产出比较高　相对于传统媒体，新媒体的开发、运行成本相对较低。多数网络新媒体工具目前是免费的，如博客与微博的设立，所付的费用通常仅有维护的人工费及必需的硬件费用。

（二）新媒体传播在健康教育中的应用

新媒体将平面媒体信息获取的枯燥性、延迟性、非互动性等不足的方面整合，运用数字技术、无线技术和互联网技术三方面改善了健康教育受众群体对于信息量冗杂的劣势，使得信息在保证量的基础上更加能使多个受众群体得到及时的沟通反馈。新媒体技术以其形式丰富、互动性强、渠道广泛、覆盖率高、到达精准、性价比高、推广方便等特点，已经在健康教育领域逐渐发挥越来越重要的作用。截至2022年底，我国医药卫生领域中，应用新媒体技术进行健康教育的研究文献约有2100篇，尤其近5年，相关的研究报道迅速增加（图3-4），其中网络博客或微博、手机短信或微信的应用较多（图3-5）。

不同形式新媒体在健康教育领域中的应用介绍如下：

1．微信平台　微信作为一款即时通信软件，具有快速发送语音短信、视频、图片、文字，支持多人群聊，提供公众平台、朋友圈、消息推送、信息推广等功能。微信在健康教育中得以广泛应用。众多医疗机构根据微信功能，开发出一些与医疗护理体系相关的功能及设置，例如

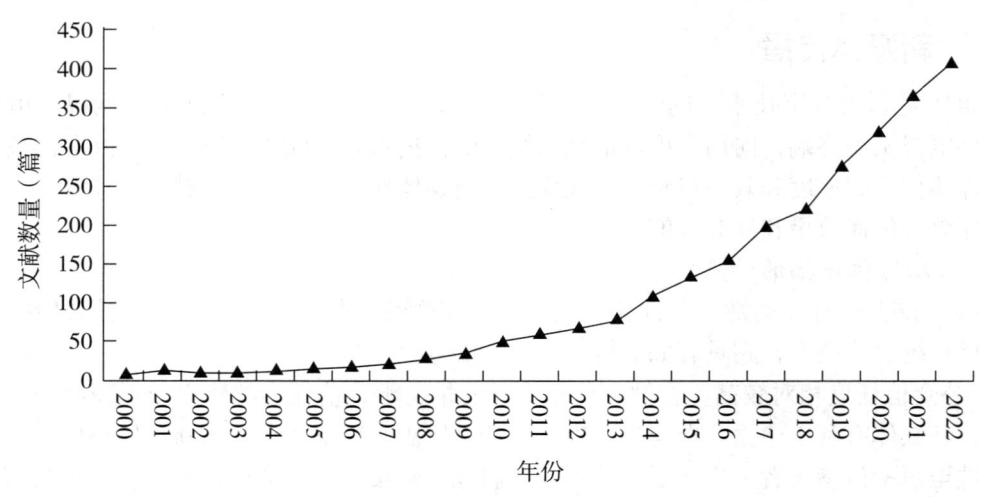

图3-4　应用新媒体技术进行健康教育的文献数量逐年变化趋势

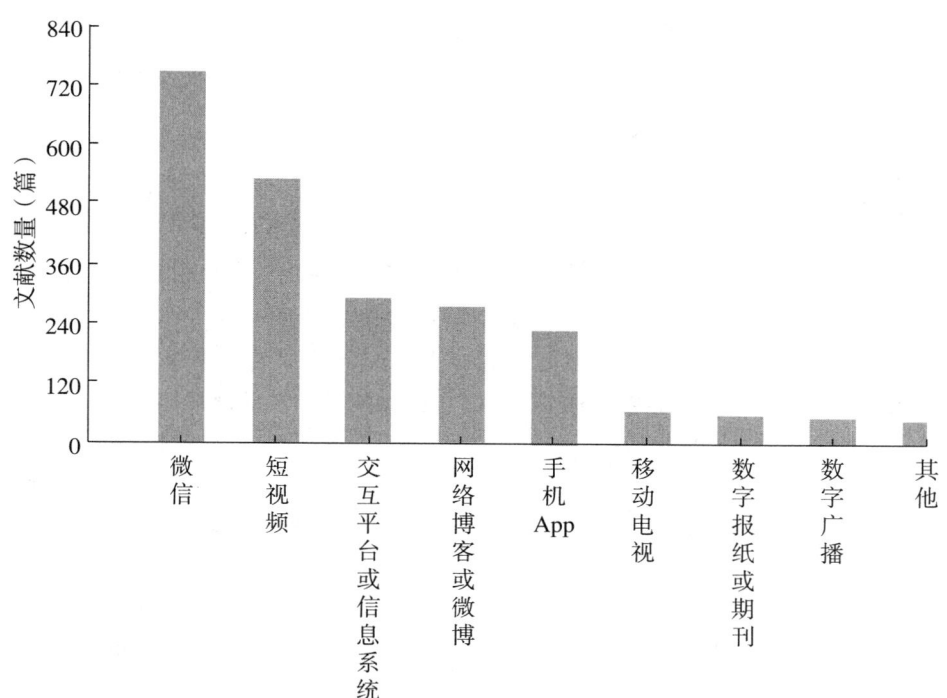

图 3-5 应用新媒体技术进行健康教育的文献中不同媒体种类的数量

医院资讯、健康知识、在线预约、自助挂号、化验结果查询等，改变了传统的健康教育模式，增强了患者的主动性，并能满足患者的个体化需求。

微信后台管理者可以采取图片、文字、链接、视频、音频等形式，定期向患者或健康人群发送药物的不良反应、用药指导、活动指导、饮食指导、并发症的预防、功能锻炼、定期复查指导等健康教育内容，并通过交流互动的信息和根据患者病情、疾病不同阶段特点等，提供各种健康管理方案。后台管理者还可在推送的公众页面添加各种网页链接，丰富疾病相关知识的内容，通过设定关键词回复内容，调动患者学习的主动性。微信健康教育强调个体化管理，针对患者不同的文化程度及兴趣，推送不同形式的学习素材，同时查询患者留言，进行一对一解答，并根据患者需求，循序渐进地对患者开展健康教育，增进医患之间的友谊。

2. 短视频 随着4G、5G互联网技术的发展，智能手机、笔记本电脑、平板电脑等移动终端设备的普及，公众对移动设备的社交和获取信息功能的依赖，为视频化教育的传播提供了硬件条件，"信息视频化"和"视频移动化"成为新趋势，短视频健康教育应运而生。短视频技术利用大数据，采用精准的推荐机制算法，即根据不同用户的需求和喜好，推送不同的内容，从而增加了用户黏性。并且短视频时长短而精练，制作流程简单易懂，操作方便，充分发挥视觉和听觉的融合优势，在短时间内产生强烈的感官刺激，获得大众的青睐。

短视频健康教育优势明显。①消除患者的年龄、文化程度和健康素养水平的差异。纸质宣教材料对患者的阅读水平有一定的要求，而视频化教育对患者的阅读门槛要求较低，而且可制作多语言讲解的视频，有利于只能听懂方言的老年人和不同语种的患者接受健康教育，为护士工作提供了方便。②教育内容通俗易懂，生动形象。动态的视频资源可承载更多的健康信息，通过简单的文字、插图和视频剪辑，深入浅出地阐述更为复杂的健康知识，有利于激发患者的学习兴趣，促进理解。③教育标准化、科学化。教育视频的制作需要多学科团队的加入，充分整合医护人力资源，为患者提供丰富的健康教育内容。教育内容与形式的统一，能最大限度地减少教育者个人因素对教育效果的影响，有利于健康教育同质化的实现。④提高教育者的工作效率和质量。视频化健康教育以移动设备为载体，不再受护患接触时间的限制，也不局限于住院期间，使患者能随时随地接受健康教育。视频内容便于患者反复观看且适用于相同疾病的不同患者，能解决患者无法短时间内完全接受教育内容的问题，减轻护士因每日重复教育工作产生的倦怠心理。

> **知识链接**
>
> **短视频平台的健康传播价值**
>
> 1．提供健康信息，促进健康传播　患者通过健康传播短视频平台，可建立更多的社交联系，医生可通过健康传播短视频提供点对点的疾病管理或健康资讯。健康传播短视频为那些使用传统媒体不容易获取健康信息的人群拓展了信息获取的渠道。
>
> 2．改善医患关系，增强健康交流　短视频健康传播促进"患—患"和"医—患"对话，可以改善医患关系。健康传播短视频可实现患者与患者、医生和患者之间的适时交流，增大互动量，提供针对性的信息，交流与健康相关的经验、感受和情感。
>
> 3．回应社会关切，助力疫情防控　在公共卫生监测中，社交媒体可进行适时交流且费用较低，可用于监测公众对健康事件的反应，追踪和监测疾病暴发事件，确认错误的健康相关信息，确认干预活动的目标人群，向目标社区传播有针对性的健康信息。健康专业人员能够通过短视频平台收集关于患者感受的资料，监控公众对健康议题的反应。短视频以其直观性和便捷性的特点，在健康知识宣传、科学防控、澄清谣言、传递正能量等方面作用突出。
>
> 来源：王鑫茹．从抖音短视频看后疫情时代健康传播的发展［J］．记者观察，2021，24：148-149.

3．手机应用软件（App）　智能手机的大量普及，使得移动健康App发展成为一种获取健康信息的新渠道。手机App不仅在经济上和时间上节约了大量成本，在空间上也能做到灵活便捷，使人们获取健康教育的渠道在时间和空间上得到很大的拓展。健康App的功能需求包括电子病历、预约挂号、健康咨询、在线就医、健康指导等。健康App将文字、图片、视频和音频进行有机结合，作为对患者进行健康教育的一种资源，为患者提供实时教育，使患者更为方便地获得全面的健康知识，节约医务人员及患者的时间，达到更好的健康教育效果，从而改善患者病情，帮助患者恢复和保持健康。

4．数字报纸　是报纸的采、编、发一体化解决方案的良好体现形式，以满足用户不同格式数字报纸的需求。数字报纸能够提供报纸的全貌，除了不能有纸张的触摸感，在阅读的过程、体验方面与传统报纸高度契合，让读者感受到原汁原味的报纸阅读效果。

5．数字期刊　是指以视频、音频、图片与文字等多元素的重复组合，利用P2P平台传播的电子杂志，是一种制作精美、内容精粹、信息集中、互动性强、体现书刊效果的电子出版方式。

6．数字广播　是指将数字化的音频信号、视频信号以及各种数据信号，在数字状态下进行各种编码、调制、传递等处理。随着技术的发展，数字广播除了传统意义上仅传输音频信号外，还可以传送包括音频、视频、数据、文字、图形等在内的多媒体信号。

7．移动电视　一般主要是指在公共汽车等可移动物体内通过电视终端以接收无线信号的形式收看电视节目的一种技术或应用，已普遍应用于健康知识的传播，是广泛进行大众传播、反复强化知识的一种有效形式。

8．网络博客和微博　随着互联网技术的快速发展，医疗卫生机构利用门户网站开展健康知识传播。医生积极运用博客、微博等互联网平台传播知识和观点，极大地拓展了健康传播的内涵。这些互联网技术的运用为传播健康知识提供了一个亲密的、互动的、平等的交流平台。

三、其他传播

（一）大众传播

大众传播（mass communication）是指职业性信息传播机构和人员通过广播、电视、电影、报纸、期刊、书籍等大众媒介和特定传播技术手段，向范围广泛、为数众多的社会人群传递信息的过程。

1. 大众传播的特点

（1）传播者为职业性传播机构和人员，需借助非自然的特定传播技术手段。

（2）传播的信息是公开的、公共的，面向全社会人群。

（3）传播信息扩散距离远，覆盖区域广泛，传播速度非常快。

（4）传播对象为数众多、分散广泛、互不联系，但总体上是确定的。

（5）传播是单向的，很难互换传受角色，信息反馈速度缓慢且缺少自发性。

2. 主要的大众传播媒介及其特点　大众传播媒介主要是指广播、电视、电影、报纸、期刊、书籍、网络等。大众传播媒介有以下主要特点。

（1）间接性：通过机械性、技术性质媒介传播信息，传播者与受传者之间的关系是间接性的。

（2）高效性：大众传播媒介拥有广大的受众，具备任何其他传播方式所不能达到的影响范围，资源的利用率和传播效率高。

（3）公开性：大众传播媒介面向整个社会，具有公开性，负有重大的舆论导向和社会责任。大众传播媒介传播出的每条确切或错误的卫生信息，都可能使数以万计的人受益或上当受骗，因此大众传播确保信息内容的科学性、准确性很重要。

（4）时效性：传播信息要新、要快，特别体现在新闻报道方面。针对当前社会人群中普遍存在的卫生问题，可以迅速通过适宜的大众媒介进行宣传教育，广而告之。

（5）规范性：传播材料的统一成批生产与重复利用，可确保信息的标准化和规范化。电视录像片、小册子、广播录音节目等，均可以成批复制。

健康传播者应在不同规模的健康教育项目的传播活动中，依据传受双方实际情况，综合运用不同的传播策略和媒介。在选择传播媒介时，应遵循保证效果原则、针对性原则、速度快原则、可及性原则以及经济性原则。

3. 大众传播的常见障碍

（1）信息障碍：常指信息形成模糊不清。①机械障碍：如广播出现杂音、电视影像失真、印刷品字体模糊。②人为干扰：个体的技术水平低，以及消极把关作用。

（2）语意学障碍：表现在含混、歧义、双关语、程度的差异等4个方面。

（3）符号障碍：对符号意义的认知缺乏共同经验，或对符号与事物之间的认知距离过大。

（4）心理障碍：受传者的心理障碍是造成传通障碍的一个重要因素，主要见于：①接受信息符号时的心理障碍，如由于经验不同或感觉器官的错觉，而对含糊不清的线条、图案、颜色等印刷符号出现选择性注意和理解错误。②对传播内容的归因判断错误，如仅凭对传播者第一印象好坏、熟悉与否、知名度如何等来判断内容是否真实可信，从而选择对信息的重视态度及接受行为。

（二）群体传播

群体是指由共同的利益、观念、目标等因素相互联结，存在着相互影响作用关系的人的集合体。群体的本质特征为：①目标取向具有共同性；②具有以"我们"意识为代表的主体共同性。群体传播（group communication）是指人们在"群体"范围内进行的信息交流活动，也是介于人际传播与组织传播之间的一种信息传播类型。群体传播过程有助于形成群体意识和群体结构，而这种意识和结构一旦形成，又反过来对群体成员的态度和行为产生制约，以保证群体的共同性。群体传播可以作为一种促进个体和群体成员态度、行为改变的工具。

1. 群体传播的特点

(1) 双向性的直接传播，交流充分，反馈及时。

(2) 成员间具有一定的身体距离，形成实际或虚拟空间。

(3) 群体交流发生在一个可控的时间过程。

(4) 群体人数以5~7人为宜，应不少于3人，不超过13人。

此外，群体还具有以下特点：①相互依存；②遵从群体规范；③交谈方式多样化；④交流以目标为导向；⑤具有认同感。

2. 群体传播具有的社会功能

(1) 群体传播在群体意识的形成中起重要作用。群体意识越强，越有利于群体目标的实现。

(2) 在群体交流中形成的一致性意见会产生一种群体倾向，这种群体倾向能够改变群体中个别人的不同意见，使其产生从众行为。

(3) 群体中的"舆论领袖"对人们的认知和行为改变具有引导作用，往往是开展健康传播的切入点。

3. 群体传播在健康教育中的应用 利用群体形式，如家庭、生产班组、居民小组传播健康信息，是实现社会动员的一种常用途径。群体可以是社会生活中自然存在的，如家庭、居民小组、学生班集体；也可以是为了某一特定目标把人们组织起来的一个活动群体，如冠心病门诊患者学习小组。

群体传播可适用于不同目的的健康教育活动：①收集信息，如在进行社区健康需求评估和健康传播材料制作阶段，通过组织目标人群中的代表，召集专题小组讨论，深入收集所需的信息；②传递健康信息，如以小组形式开展健康教育活动，传播卫生保健知识和技能；③促进态度和行为改变，如在家人、同伴和朋友的帮助、督促和支持下戒烟，就较容易实现。利用群体的力量来帮助人们改变健康相关行为，是行为干预的一种有效策略。

(三) 组织传播

组织是指在一定的组织目标下建立起来的结构严密、管理严格的社会结合体，如政党、军队、机构、社团。组织传播是有组织、有领导进行的有一定规模的信息传播活动。组织传播（organization communication）是组织生存和发展必不可少的保障，包括组织内传播和组织外传播两个方面。组织传播的功能主要包括内外协调、指挥管理、决策应变和形成合力。

1. 组织传播的特点

(1) 组织传播是沿着组织的结构而进行的：包括下行传播，如下发红头文件；上行传播，如工作汇报；横向传播，如开展公关活动。

(2) 具有明确的目的性：其内容都是与组织有关的。

(3) 组织传播的反馈是强制性的：组织传播行为具有明确的目的，要求必须产生效果，因而受传者必须对传播者做出反应。

2. 组织传播在健康教育中的应用 广义上，健康教育组织机构的任何与外部有关的活动及其结果都带有信息输出的性质。狭义上，组织外传播是指组织的公关活动。"公关"是公共关系的简称，是社会组织与周围环境中其他组织、机构、团体和公众的关系与联系。公关活动在健康教育与健康促进中的应用范围包括：①日常公关活动，如通过举行形式多样的大型义诊和咨询等公共活动进行公关宣传。通过公益广告宣传健康理念，唤起公众意识，倡导健康行为。使用统一的象征符号系统来塑造、保持或更新组织形象，进行健康教育标识系统宣传。②处理和化解危机事件。在应对突发公共卫生事件中，组织传播具有非常重要的作用和优势。

(肖 倩)

第三节 健康传播常用的教学方法

> **案例 3-3**
>
> 内分泌科护士小张发现病区内有 7 名糖尿病患者具有 10 年以上的病史，血糖波动明显，且不注意控制饮食。她想针对合理饮食控制这个主题为这些患者开展健康教育活动。
> 请回答：
> 1. 她应该选择什么样的教学方法？
> 2. 她应该在哪些方面进行准备？

一、讲座

讲座（lecture）是传播者根据教育对象的某种需求，针对某一专题有组织、有准备地面对目标人群进行的健康教育活动。这种活动形式直接面对目标人群，可以使比较多的目标人群同时接受信息。如果讲座者具有较好的知识基础，又有较好的演讲技巧，则可给教育对象比较强的感染力，取得比较好的传播效果。

（一）讲座前的准备

1. 根据目标人群的需求选择合适的讲座主题　讲座前，应分析目标人群的特点与健康需求，选择有针对性和实用性的讲座主题，同时主题应简洁、醒目，有吸引力。

2. 讲座内容科学、丰富，有实用性　对讲座内容应严格把关，力求做到知识丰富、可靠，观点正确、有根据，数据准确，前后连贯，选词用字精确，语言合乎逻辑，保证科学、准确，并具有实用性和指导性。

3. 准备好讲座的开头和结尾　开头应开门见山，以生动、准确、通俗的语言引出主题，使讲座具有吸引力，既可使学员能够清楚地了解讲座的主要内容是什么，又可使学员怀着浓厚的兴趣听下去。同时，还要正确、具体、形象地传授自我保健技能，纠正不健康的生活方式和行为，增加指导性和实用性。

4. 应选择恰当的表达方式　可借助生动的实例、恰当的比喻、通俗易懂的语言等技巧，把复杂的信息内容简单化，把深奥的医学科学知识通俗化，把微观的医学原理和概念形象化，使学员能够增长知识，加深理解。

5. 运用幽默风趣、富有逻辑性的语言　语言运用恰当与否直接影响着讲座的效果。一场成功的讲座，不但要求讲座者具有丰富的医学专业的理论知识，还要求其具有丰富多彩的语言词汇，能够准确、生动、规范、明确地把深奥的科学道理讲清楚。这就要求健康教育工作者能够充分运用语言技巧，语言表达得体，富有逻辑性，朴素自然、精练生动。在讲座中，可适当使用比喻、夸张、拟人、排比等修辞方式，以及谚语、俏皮话等。

（二）讲座的注意事项

1. 准备好讲座材料，并于讲座前发放　授课专家应提前熟悉学员特点，根据学员的年龄、生活地区、文化背景、收入、工作岗位、教育程度等情况，制作合适的讲座材料，并于讲座前发给学员，做到人手一份。

2. 综合利用多种形象化材料，增加讲座效果　配合讲座所需要的一些形象化材料，如统计表格、照片、标本、实物模型、录像、录音、幻灯等，应准备完善。这些形象化材料能够加强宣传效果，强化主题，加深记忆。讲座中要使用的幻灯机、投影仪、录音文件、录像文件、图片、扩音设备等材料和器材要事先安装好、准备好，以保证正常运行。

3．保持良好的个人形象　授课专家应举止大方得体，着装整洁恰当，讲座中应注意神情自然，保持良好的个人形象。

4．内容熟练，讲座生动形象　授课专家在讲座前要熟记讲座内容，能够脱稿、生动自如地讲出来，并且字音准确、清楚，声音洪亮、自然，语调清晰、明快，富有感情，掌握好抑扬顿挫，表达出情感的变化和语言节奏的快慢，以提高讲座的感染力。不要照稿朗读，不要语气平淡、语音不清或语速过快，以免给学员以僵化死板的感觉。

5．根据学员反应及时调整讲座策略　在讲座中，授课专家要密切观察学员的表情和反应，以便根据反馈信息对所讲内容进行相应的调整；随时注意将自己的思想感情表露在语言、手势、动作、眼神里，能够和学员进行情感交流，产生共鸣，获得良好的健康教育效果。

6．合理安排讲座时间，给予答疑和小结　在讲座时间的分配上，应预留出答疑和小结的时间。鼓励学员提问，以便了解学员对讲座的反应，为没听懂或有疑问的学员进行答疑。最后，授课专家还应对讲座内容做一个小结，以强化重点，加深学员记忆。

二、小组讨论

运用群体传播原理，以活动小组的形式，开展群体传播活动，是一种行之有效的健康教育工作方法。小组讨论是指在一位主持人的引导下，一组人围绕某个专题进行交谈和讨论。选择适合的主持人，做好必要的准备工作，掌握必要的小组讨论技巧是组织小组讨论的关键。

（一）小组讨论的准备

1．明确讨论主题，拟定讨论提纲　讨论提纲包括讨论的目的、准备讨论的一系列问题、预期达到的目标。讨论提纲有助于主持人熟悉讨论内容，并在讨论中起到备忘录的作用，使讨论不脱离既定的目标和内容。

2．组成小组，人数恰当　讨论小组应根据讨论的主题选择一些有相似背景和共同需求与兴趣的人，参加小组讨论的人数一般以 6～8 人为宜。

3．合理选择时间和地点　要尽量安排在所有参与者均认为较合适的时间，讨论时间的长短要根据讨论内容和参与者的情况而定，一般掌握在 90 min 左右。地点应选择比较舒适、方便、不受外界干扰的房间，安置易于移动的桌椅，可以于讲座前播放一些轻松舒缓的音乐，以引起参与者的兴趣，调动其积极性。

4．事先进行座位布置　座位的布置形式是保证小组讨论成功的一个要素。座位应围成圆形或马蹄形（图 3-6），以利于参与者面对面交谈。

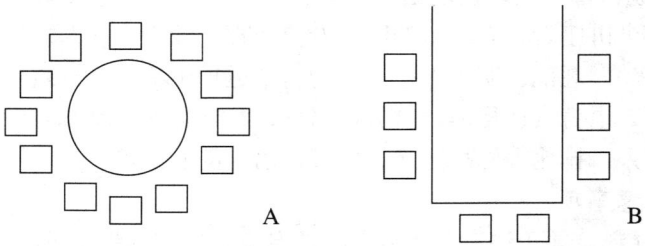

图 3-6　圆形及马蹄形座位布置排列
A．圆形座位；B．马蹄形座位

（二）主持小组讨论的技巧

1．热情接待 主持人应提前到达会场，对每一个来参加小组讨论者表示欢迎。在小组讨论正式开始前，可以拉家常或谈一些轻松的话题，使人们放松，尽快地熟悉起来。

2．说好"开场白" 通过开场白，向人们说明讨论的目的和主题，并做好自我介绍。开场白应通俗易懂、简单明了、有幽默感，并表明每一个与会者对于讨论都是十分重要的，使他们感到自己的作用和参加讨论的意义。

3．建立关系 开场白之后，请小组每个成员作自我介绍，使人们相互初步了解，建立起和谐的关系。

4．鼓励发言 根据讨论提纲，依次提出一些开放式问题，鼓励大家积极发言。对发言踊跃者，给予适当的肯定性反馈，可用个别提问、点名法来征求发言不积极者的意见。

5．打破僵局 小组讨论开始时，常会出现与会者沉默不语的困境。预先设计一些组织讨论方法可有效地打破这一局面。例如，使用宣传画或播放一段短小的录像片作为引发材料，然后提出一个可以引起争论的开放式问题，可以为人们提供生动形象的讨论情景和主题。也可使用轮流发言法，给每个人均等的发言机会。也可使用分散议论法，先化整为零，组成 2～4 人的小组，分头议论，再集合起来向大组汇报。

6．控制局面 当大家情绪高涨，讨论热烈时，难免出现偏离主题的现象。主持人要及时提醒与会者。对于与会者之间的争论，不要急于制止，待每个人的见解都已表达时，对有争议的问题做出小结，转向其他问题。

7．小结与致谢 讨论结束时，主持人应对讨论的问题做出小结，并对大家的参与表示感谢。

三、角色扮演

角色扮演式健康教育法是根据教学内容，通过设计与现实生活中相类似的场景、人物、事件，让患者进入情景，扮演其中的各种角色，进行模拟演练，以便更好地理解和掌握所学知识和技能的一种健康教育方法。角色扮演法能够使患者主动积极地参与学习活动的每一环节，是一种变被动为主动的全新健康教育模式，可充分调动患者学习知识的积极性和自觉性。

（一）角色扮演的实施方法

1．剧本准备 剧本力求内容充实、观点新颖、重点突出、通俗易懂、操作性强，语言诙谐、幽默，动作生动、形象，能给患者留下深刻印象，便于掌握。由护士提前基于健康教育目标和内容进行健康教育资料的收集和剧本的编写，并与编写团队讨论、修改完善。

2．人员准备 根据剧情需要选择表达能力较强，有一定表演能力的护士、医生、患者组成表演小组，并请"演员"根据分配的角色进行准备。

3．场地准备 因地制宜，选择适合角色扮演的场地，并进行适当的道具布置和座位摆放，如桌、椅、报纸、茶杯、听诊器、血压计、食物模型，突出生活气息，使患者产生身临其境感，提高学习兴趣。

4．表演安排 表演形式可为小品、舞台剧、音乐剧等，将疾病预防知识、疾病的自救自护知识、用药知识、健康管理方法等系统地融入表演中。如针对冠心病心绞痛发作诱因的健康教育，可以编排健康教育小品，将吸烟、饮酒、暴饮暴食、寒冷刺激、情绪激动等引起冠心病心绞痛发作的不良生活因素编在剧情中表现出来，在此基础上，护士针对其不良生活习惯进行健康教育。表演要情节形象生动、贴近生活，语言诙谐幽默，能够调动患者学习的积极性，达到良好的教育效果。

（二）角色扮演式健康教育的效果

1．体现"以人为本"的原则 调动患者的参与动力，了解患者的感觉和愿望，是开展行之有效的健康教育工作的重要保证。角色扮演式健康教育避免了被动、枯燥的教育方式带给患者的厌学情绪，护患之间可最直接、具体地接受和反馈信息，护士可通过快乐学习的氛围掌握患者对健康教育的动态反应，及时采取相应的健康指导。

2．保证健康教育效果 角色扮演式健康教育由教育者与被教育者共同参与，结合传统与现代健康教育模式的优点，能增加健康教育的趣味性，激发患者的学习热情，因此能提高教育效果。针对一个专病进行角色扮演式健康教育，以其形象生动的情节，引人深思、诙谐幽默的语言表达，寓教于乐，唤起患者参与健康教育的兴趣，从中系统地获得所需要的知识，进而能够主动配合治疗，提高治疗效果。

3．提高护士的业务素质 护士要阅读大量的相关书籍、资料来组织健康教育内容，准备和组织角色扮演。这一过程促使护士对相关知识进行重新的认识和整合。在角色扮演过程中，护士的语言、动作表达能力、沟通和交流能力也能得到锻炼。

4．融洽护患关系 角色扮演式健康教育能在轻松愉悦的情境中增进患者对护士的了解、尊重、信任，提高患者和家属的满意度，融合护患关系。

四、同伴教育

同伴是指年龄相仿、兴趣相近，或具有相同背景、共同经验、相似生活状况，或具有同样生理、行为特征的人。同伴教育（peer education）是以同伴关系为基础开展的信息交流与分享。该方法已经成为健康教育领域内广泛采用的方法之一。同伴教育通常采用小组讨论、游戏、角色扮演等参与性和互动性较强的形式进行，其实质上是一种特殊的合作学习方式。

（一）同伴教育的特点

1．同质性 教育者和被教育者之间是同伴、朋友，有共同的背景，有更多的共同语言，人际障碍少，容易平等交流。其中的一部分人已掌握了一定的知识和技能，再由他们将这些知识和技能传播给自己的同伴，在比较短的时间内实现信息的分享和互助。

2．示范性 同伴之间的信息共享和行为示范，更容易形成对问题的共识，从而使同伴相信彼此的观点、态度，并模仿同伴的行为。

3．形式多样性 同伴教育的形式多种多样，根据年龄和背景不同，可以选择不同的方式，使教育对象在轻松、有趣的氛围中掌握卫生保健知识和技能。

4．经济实用性 同伴已成为开展健康教育与健康促进干预的特殊资源，为目标人群提供同伴教育服务，可以弥补健康教育与健康促进项目中卫生专业技术人员有限的不足，节省资源。

（二）同伴教育的组织实施

1．征募同伴教育者 征募合格的同伴教育者，是开展同伴教育的关键之一。同伴教育者最基本的角色是被教育者的"同伴"，要求具有与被教育者相似的语言、近似的生活环境、相似的价值观，同时应能作为被教育者的健康行为表率。此外，同伴教育者还应思路清晰、善于表达、充满自信、具有感召力，有一定的时间和精力投入健康教育工作。

2．培训同伴教育者 通过培训，应使同伴教育者了解本次健康教育活动的目标、干预策略与活动、同伴教育在其中的作用以及如何与其他干预活动进行配合；掌握与教育内容有关的卫生保健知识和技能；掌握人际交流基本技巧和同伴教育中组织游戏、辩论、电脑使用、幻灯放映等有关的技巧。此外，优秀的同伴教育者还应知道更多的信息获取渠道，如相关知识网站、可学习的相关书籍、可参观的健康教育基地。

3．实施同伴教育 同伴教育者应根据培训计划，事先做好准备，按照预设的时间和主题，以一定的组织方式在所选的健康教育场所内开展同伴教育。在活动开始前，应注意场地、桌椅、仪器及设备等的准备和调试，保证同伴教育活动质量。在活动中，应注意营造一个积极、平等、开放的活动氛围，以利于分享和交流信息。

4. 评价同伴教育 可采用研究者评价、同伴教育对象评价、同伴教育者自我评价等形式，评价内容侧重于同伴教育的实施过程质量、同伴教育者的工作能力、同伴教育的效果。

（三）同伴教育的适用范围

同伴教育比较适合于敏感话题的健康教育，如获得性免疫缺陷综合征健康教育、生殖健康教育、青春期健康教育、成瘾性行为的健康教育，以及吸烟、慢性病等的健康教育，也可用于性别平等、妇女能力建设、反对家庭暴力的社会问题的健康教育。

五、游戏式健康教育

游戏是一种具有吸引力且广受欢迎的健康教育方法，能够激发患者的学习动力和学习兴趣，提高患者的参与度。健康教育游戏是健康教育与游戏的结合，促使患者提高学习兴趣和学习效率而营造的有效的学习环境的产品。它以游戏的趣味性来吸引患者沉浸到游戏的世界中，并且在玩游戏的过程中自然而然地进行学习，提高患者对教学过程的参与程度，从而达到更好的健康教育效果。

健康教育游戏包含三大主要特征：①具有奖励、激励或目标机制；②具有互动性或竞争性；③有娱乐目的。目前游戏已被运用于营养、运动以及哮喘、糖尿病、脑卒中、癌症等患者的健康教育中。

（一）健康教育游戏的理论基础

健康教育游戏融合了教育性和娱乐性，其设计和开发遵循学习理论和游戏动机理论，即建构主义学习理论和沉浸理论，集教育性、娱乐性、科学性、启发性、竞争性和挑战性为一体。

1. 建构主义学习理论 该理论强调以学生为中心，认为学生是认知的主体，是知识意义的主动建构者。健康教育越来越注重以患者为中心，强调患者的主观能动性，以此来激发他们的自我效能，提高他们的自我管理能力。健康教育游戏同样强调患者是主体，患者在游戏中完成知识建构。

2. 沉浸理论 沉浸的特征是最大限度地专注、参与，直至完成。当"挑战"和"技能"平衡时，游戏者才能进入并维持沉浸状态。因此，健康教育游戏在设计时要考虑目标人群的特征，针对不同年龄阶段的人群，匹配相应层级的"挑战"难度。也可在游戏中设立"关卡"，难度层层递进，只有完成了目前阶段的任务或目标后，才能进入下一阶段。健康教育游戏就是使患者产生沉浸感，以此提高健康教育的效果。

（二）健康教育游戏的局限性和应用前景

绝大多数健康教育游戏的目标受众为青少年和中年人，而老年人很少，这可能与青少年和中年人更偏爱游戏有关。健康教育游戏具有积分排行榜、邀请朋友完成任务、分享成就等功能。而老年患者因为对一些电子产品不熟悉，或者电脑使用技能不熟练，影响了其对健康教育游戏的使用。除了用户受限的问题，健康教育游戏也面临技术水平相对有限、临床疗效和教育效果尚待进一步研究确认和潜在的游戏成瘾等问题。

健康教育游戏因年龄层而异的特征，提示护士在健康教育游戏设计时首先要确定好受众人群，根据不同年龄层级喜爱的游戏类型，并结合临床实际情况，针对不同疾病、教育对象，研发个性化游戏，使得健康教育游戏更"接地气"。同时也要准确评估干预对象对电子设备等游戏媒介的使用能力，确保健康教育游戏的顺利完成。此外，健康教育游戏正与互联网技术紧密融合，使得医务人员能够不受时间和空间的限制，高效完成健康教育工作。《"健康中国2030"规划纲要》提出要大力推动健康科技创新，医务人员应该成为创新的主力军。护士是健康教育游戏研发团队中重要的一员，也可以成为健康教育游戏的设计者、开发者和实施者，推动健康教育游戏在医疗健康领域中的发展和应用。

六、动漫式健康教育

动漫作为一种重要的视觉文化形式，凭借其自身的生动性、形象性，跨越了语言文字的障碍，可纯粹通过视觉来体验事件、思想，且动漫形象具有生动逼真、语言幽默、画面精美等优点，已日渐成为一种超越文化、民族、年龄等差异的通用语言。动漫式健康教育是一种新型的健康教育方式，可将疾病相关治疗和护理知识以形象生动的形式展示，更利于患者理解、记忆和应用，有效激发患者的学习兴趣，以提高患者对疾病知识的知晓度，积极缓解其焦虑、抑郁的负性情绪，帮助患者更好地掌握知识和技能。

动漫式健康教育的实施步骤如下。

1．成立动漫制作小组　小组成员由护士、医生、技术人员组成，分别进行内容选择、文字资料整理、视频及音频录制、内容专业性审核，进行文字、视频及音频等剪辑、编排和整合并制作成3D动漫视频。所有小组成员应具备良好的沟通、协调及表达能力，并要求其掌握动漫的各项操作功能。

2．动漫视频内容的整理和制作　结合健康教育目标和重点内容，将健康教育知识融入漫画中，利用3D MAX软件（Autodesk）或其他软件制作成动漫式健康教育视频并集中将其放于电脑、平板电脑（Pad）或手机中运行。

3．动漫式健康教育的实施　在合适的时机开展动漫式健康教育。如住院患者，可以使用Pad对患者及其家属进行健康教育。动漫视频播放完毕后，患者和家属可针对观看视频中存在的疑问、困惑向护士咨询，由护士将视频切至所需章节，并对其进行详细讲解直到患者理解。也可由患者自主选择播放、观看视频，直至无疑问为止。

七、自我导向学习

自我导向学习（self-directed learning）由成人学习研究专家艾伦·塔夫（Allen Tough）于1966年首次提出，后被广泛应用。自我导向学习是指个体在他人或没有他人的帮助下，均能以个人责任为出发点，诊断健康需求，形成学习目标，寻找学习资源，选择、安排、执行恰当的学习计划，评估学习成果，以达到自我实现健康目标的学习方式（图3-7）。

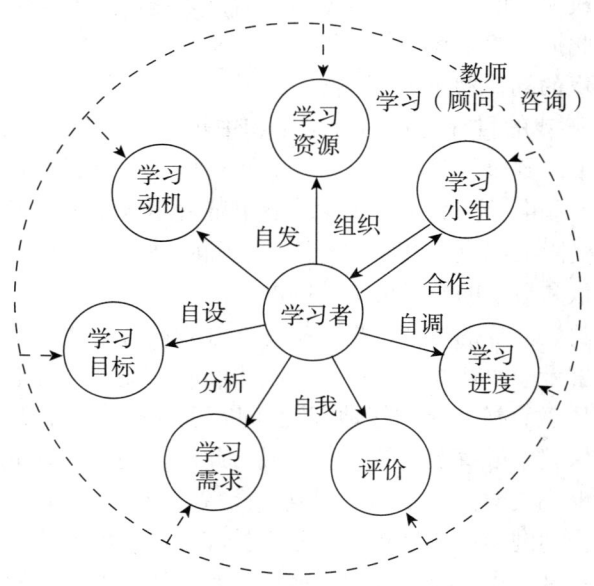

图3-7　自我导向学习模式

（一）自我导向学习的特点

1．强调自主性 自我导向学习是学习者在自学实践中不断发挥主观能动性进行独立探索、自我学习、追求健康的过程。它以学习者为中心，教师只是促进者，它要求学习者自己选定学习目标，制订学习计划，自我支配和控制学习行动，调节学习进度，自我评价学习效果。

2．具有灵活性和普遍性 自我导向学习不受时空限制，学习内容广泛、丰富，学习场所灵活多样，兼顾学习者的个体差异，满足学习者的不同需要，适合成人学习健康知识和技能。

（二）自我导向学习的类型

依据学习内容的弹性和学习者之间的互动性，可以将自我导向学习分为4种类型。

1．独立式学习 是指学习者自己独立进行学习，在学习内容的选择上有很大的自主性，如查找资料、请教他人。

2．个人式学习 同样是自学，但学习内容弹性较小，如跟着广播、电视中的电化教育一起学习。

3．集体式学习 指与他人一起学习，课程内容是既定的，如参加培训班。

4．小团体式学习 指自愿参加学习组织，大家共同学习，资源共享，互通有无，学习内容弹性很大，学习效果最好。因此，下面以该类型为例，介绍自我导向学习的实施步骤。

（三）小团体式自我导向学习的步骤

1．建立开放、和谐、温馨的团体气氛 小团体式自我导向学习注重学习者之间的互动，在学习活动之初，需要在老师或个别成员的帮助和引导下，相互介绍，彼此认识，在轻松、愉快、和谐的气氛中初步建立良好的关系，消除生疏感。在此基础上开展学习活动。

2．诊断学习需求，设立学习目标 在老师的引导下，每个成员根据老师提供的学习需求表格或清单，诊断自己的学习需求，拟定一段时期内的学习目标，从习惯于传统的教师导向的学习方式转变到适应小团体式的参与式学习。

3．成立学习小组，拟定学习方法并收集资料 根据学习需求和学习目标，自愿结成若干学习小组，一般以6～8人一组为宜，小组成员共同形成学习契约，以督促小组成员按照计划进行学习，各自寻找资源，收集资料，共同分享，组内学习。

4．组织小团体学习活动，学习成果展示 通过一段时间的学习，各小组间将学习成果进行集中展示，组间相互交流、互通有无，可以采用角色扮演、示范操作、做游戏、编歌谣和口诀等轻松活泼又实用的形式展示学习成果。

5．学习成果评估并计划未来 在小团体式自我导向学习结束之前，要进行成果评估，目的在于帮助学习者确认自己的学习收获和成果，为进一步学习树立信心和提供参考。

（肖　倩）

第四节　健康传播的效果及其影响因素

案例 3-4

一位老年冠心病患者，在门诊候诊时，从门诊的健康资料取阅架上拿到了一本关于冠心病治疗与护理的知识手册。他发现手册里以文字居多，且字体偏小，他看不清楚。

请回答：

1．该门诊健康传播的效果受到了什么因素的影响？

2．为加强门诊健康传播的效果，应采取哪些措施？

一、健康传播的效果

健康传播的效果是指受传者接受健康信息后,在知识、情感、态度、行为等方面发生的反应和变化,通常意味着传播活动在多大程度上实现了传播者的意图和目的。按可达到的难度层次,健康传播的效果由低向高依次分为4个层次。

(一)知晓健康信息

这是传播效果中的最低层次,主要取决于信息传播的强度、对比度、重复率、新鲜度、定位点和创意性等信息的结构性因素。健康知识的掌握和理解是建立积极、正确的信念与态度,改变不良健康行为的基础。

(二)健康信念认同

受传者接受所传播的信息,并对信息中倡导的健康信念理解,一致认同。只有以受传者自我为中心所形成的价值观念才能真正地影响其态度和行为。

(三)态度向有利于健康转变

受传者的态度是其行为的先导,只有建立起积极、正确的健康观念和态度,才有可能主动形成有益于健康的行为。健康的态度一旦形成,即具有固定性,形成一种心理定势,一般不会轻易改变。

(四)采取健康的行为和生活方式

这是健康传播效果的最高层次。受传者接受健康信息后,在知识增加、健康信念认同、态度转变的基础上,改变其原有的不利于健康的行为和生活方式,采取有利于健康的行为和生活方式,并提高生命质量,这是健康传播的最终目的。

二、影响健康传播效果的因素与对策

健康信息的传播是一个十分复杂的过程,从产生认知到信念和态度的变化,再到行为改变的过程,是一个效果积累、深化和扩大的过程。在其每个环节上,均有许多因素能直接或间接地影响传播效果。

(一)健康传播者方面

信息传播者是健康传播过程的主体,具有收集、制作与传递健康信息,处理反馈信息,评价传播效果等多种职责,因此,健康传播者的能力和素质直接影响传播的效果。针对此方面,提高健康传播效果的对策如下。

1. 做好健康信息的把关人 把关人是指在信息传递路径上决定信息导向和内容的人。负责健康教育的护士是最直接的健康传播的把关人,应对信息内容起到"把关"和"过滤"作用,这就要求健康教育人员做到:①了解医学发展前沿,不断更新知识,学习新理论和新方法,提高自身的业务水平,避免传递错误信息,误导受众。②加强培训和业务指导,提高开展健康传播的能力和技巧。③制作和使用内容科学、通俗易懂、符合受众需要的传播材料。

2. 选择合适的传播者,注重树立良好的自身形象、威信 传播者的信誉和威望越高,传播效果越好。传播者的自身文化素质和修养、对医学了解的深度与广度、对健康话题的理解与沟通交流技巧等均可影响传播的效果。

3. 提高业务素质,增加与受传者及媒体的共同经验范围 传播双方的共同经验范围越大,传播效果越好。传播者应努力寻找与受传者之间更多的共同语言(相近知识层)。对传播者而言,传播的关键在于能确认并开发这些共同经验,并以此作为传播健康信息的切入点。从认知角度,应注意受传者的价值观、知识结构、文化程度和接受能力。在语言、文字等传播符号的使用上,要注意准确、通用,能够被受传者理解。

（二）健康信息方面

健康传播就是用健康信息的刺激，来激发受传者的某些健康需求，提醒受传者应该采取何种行动来恢复或保持健康。针对此方面，提高健康传播效果的对策如下。

1．加强信息内容的针对性、科学性和指导性　健康传播活动传播的是有关"人的健康"的知识、技术、观念和行为模式的健康信息。一个完整的健康信息应能有效地指导人们的卫生行为。因此，信息内容不仅要包括"是什么""为什么"，还要说明如何做。健康传播的信息，内容要有针对性，行动目标要明确，实现既定目标的方法要具体、简便、易行。

2．信息应适合目标人群的知识结构和理解能力　信息表达形式多种多样，应根据传播目的和受众需求而设计，并选择准确、通用、适合受传者理解与媒介便于采用的符号，要适合目标人群的知识结构和理解能力，应注意适合文化程度比较低的人群。在设计健康信息时，应注意以下几个原则：科学、正确、易懂、实用、简明、中肯、符合文化特点和社会习俗、以正面教育为主。

3．同一信息，反复强化，注重反馈　为保持健康传播的效果，应以不同的方式反复强化同一信息，简短、反复出现的信息可使受传者加强记忆。同时，应建立健全反馈机制，不断了解受传者的反应，分析传播现状，找出存在的问题，不断提高传播效果。

（三）媒介渠道方面

在选择媒介时，应尽可能保证效果，具有针对性、快速性、可及性和经济性。同时，应调动人体五官对外界信息的接收能力，充分利用视觉、听觉，综合选择多种媒介，扩大信息的有效到达率和暴露频率，以实现优势互补、减少投入、增加效益。在健康教育工作实践中，主要采用大众传播方式进行卫生保健知识的普及教育；采用人际传播方法和技巧进行劝服和行为干预；采用大众传播与人际传播相结合的方式，开展综合性、全方位的健康教育和健康促进活动。

（四）受传者（受众）方面

健康传播的受传者常具有不同的健康信息需求，同时具有个体差异和不同的健康观。传播内容要符合受传者的年龄、生理与心理特点，根据受传者特点制订传播策略。为实现良好的传播效果，应从关注受传者的特点入手。

1．受传者的心理因素　受传者每天均接受不同的信息刺激，同时也对接受的信息进行选择，其选择性心理主要表现为选择性接触、选择性注意、选择性理解和选择性记忆，倾向于接触、注意、理解、记忆和自己的观念、经验、个性、需求等因素相一致的信息。在接受一种新信息或采纳一种新行为时，一般要经历知晓、劝服、采纳、加强4个心理发展阶段。这对健康教育者准确地制订传播策略具有指导意义。

2．受传者在接受信息传播过程中的共同心理特征　受传者对新信息除了表现为选择性注意、选择性理解和选择性记忆三种信息选择性的心理因素外，还有"五求"心理，即求真（真实可信）、求新（新鲜、新奇、吸引人）、求短（短小精悍，简单明了）、求近（与受传者在知识、生活经验、环境、空间及需求欲望接近）、求情厌教（喜欢富有人情味的、动之以情的信息，而厌恶过多的、居高临下的说教）。

3．受传者的社会经济文化特征　如民族、年龄、性别、职业、文化水平、宗教信仰、经济状况等背景，与受传者的生活方式、卫生习惯、卫生知识需求和对新信息的敏感性密切相关。

4．受传者的健康状况　受传者的健康状况会直接影响其对健康信息的需求、选择和追切的程度。受传者在患病阶段有强烈的健康信息需求，是进行健康传播的最佳时机。

（五）环境方面

除了上述传播过程的四要素外，还有一个重要方面不可忽视，即传播活动赖以发生的自然环境和社会环境。①自然环境：如传播活动的地点、场所、距离、环境布置。②社会环境：如社会经济状况、文化习俗、社会规范、政府及社区的政策法规，以及受传者生活圈子内的人们对其态度和行为的影响等。

（肖　倩）

小　结

　　传播的本质是信息的交流与分享，具备传播者、信息、媒介、受传者、效果、反馈等基本要素。良好的传播关系必须依靠共同经验域、契约关系和反馈这三个基本传通条件。健康传播是运用各种传播媒介、渠道和方法，为维护和促进人类健康而获取、制作、传递、交流、分享健康信息的过程。健康传播中最常用的传播手段为人际传播、新媒体传播、大众传播、群体传播和组织传播等。在开展健康教育的过程中，可选择讲座、小组讨论、角色扮演、同伴教育、游戏式健康教育、动漫式健康教育、自我导向学习等方法。健康传播的效果体现在4个层次：知晓健康信息、健康信念认同、态度向有利于健康转变、采取健康的行为和生活方式。传播效果可受传播者、健康信息、媒介渠道、受传者、环境等方面的影响。

思考题

　　1．针对高校学生开展获得性免疫缺陷综合征防治健康传播活动，此传播活动的基本要素包括哪些？

　　2．通过查阅文献，分析传播学理论在护理领域中有哪些应用。

　　3．请结合实例，分析人际传播与大众传播有哪些不同点。

　　4．张大爷从年轻时就喜欢吸烟，基本上每天要吸一包。他的情况引起了社区护士小李的重视，小李计划给张大爷讲解戒烟有关的知识，使张大爷能够形成吸烟有害健康的观念，产生戒烟的动力，愿意戒烟。请思考：

　　（1）小李应该采取哪种健康传播形式？

　　（2）采取哪些具体方法可达到良好的健康传播效果？

第四章　健康传播材料的制作、使用与评价

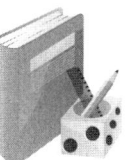

导学目标

通过本章内容的学习，学生应能够：

◆ **基本目标**
1．列举健康传播材料的分类。
2．复述健康传播材料制作的基本步骤。
3．说出目标受众分析与需求调查的内容。
4．描述健康传播材料制作计划的制订。
5．比较不同健康传播材料的使用方法。

◆ **发展目标**
1．根据健康传播的需要，设计和制作出合适的健康传播材料。
2．采用恰当的评价指标和标准，对健康传播材料进行评价。

◆ **思政目标**
深入了解《国家积极应对人口老龄化中长期发展规划》的内容，立足国情，能够开发适合老年人群的新媒体健康传播材料。

第一节　概　述

健康传播材料（health communication material）是健康传播活动中不可缺少的部分，健康传播是否能够达到预期目的，健康传播材料具有举足轻重的作用。科学和适宜的健康传播材料有助于健康传播目的的实现。本节主要介绍健康传播材料的概念、分类及特点。

一、健康传播材料的概念

健康传播材料是健康传播活动中为了一定的健康传播目的，针对目标受众而设计、制作、承载和传递特定健康信息的载体，是开展健康教育活动的常用工具。健康传播材料也被称为健康教育材料或健康教育媒体材料。

任何传播的过程都需要将传播的内容或信息赋予一定的形式，形成传播材料。在健康传播活动中，健康传播材料主要承载的信息是健康知识、健康观念、健康政策等。健康传播材料可多次使用，具有一定的传播形式，但不同于传播形式，后者是指传播者进行传播活动时所采用的作用于受众的具体方式，比如采用健康大讲堂进行信息传播就是传播形式，在这种传播形式

中可以使用小册子、传单、音像视听材料等健康传播材料。

二、健康传播材料的分类

健康传播材料种类繁多，目前常按照表现形式和使用对象进行分类。

（一）按照表现形式分类

1. 平面材料 又称为印刷材料，指用纸质媒介作为健康传播载体的一类传播材料。常用的有海报、折页、小册子、墙报、板报、画册、书籍、期刊、健康标语（口号）、路牌等。其承载的信息较为详细，具有可选性、可留存或传阅、制作简单、成本低廉等优点，但是印刷材料容易受损、丢失，且要求受众具有一定的文字阅读能力等。

2. 音像视听材料 常用的有幻灯片、录音及录像带、电影片、影碟、动画等。具体还可以分为3种类型。①视觉材料：如幻灯片、投影片；②音频材料：又称为录音资料，包括唱片、录音带等；③音像资料：包括电影片、电视片等。音像视听材料比较直观、具有一定的感染力和冲击力，借助现代信息技术可迅速传播，而且传播范围较广泛，适合于各种文化层次的目标受众，但其制作费用相对较高，需要一定的设备、技术支持和渠道等。

3. 实物材料 健康传播材料可以被制作成不同实物类型，如控盐勺、人体模型、健康食品模型、印有健康传播信息的扑克牌、扇子、台历、水杯、杯垫、钥匙扣等。实物材料着重传递单纯的信息，具有易于阅读和理解、实用性强、容易引起关注、便于留存等优点，但其承载的信息量有限。

4. 新媒体材料 主要包括以微博、微信、手机App等新媒体为载体进行传播的健康传播材料。根据表现形式不同，又可分为文字材料、图片材料、视频材料和音频材料等。新媒体健康传播材料方便受众通过手机、电脑等接收和查看，有利于人们充分利用碎片化的时间，具有呈现形式多样化、呈现信息海量化、传播的内容及时化等特点。

（二）按照使用对象分类

1. 面向个体的健康传播材料 通常发给个人或家庭使用，如健康教育处方折页、小册子，以及各种实物健康传播材料。面向个体的健康传播材料具有双向互动好、反馈及时、针对性强、角色认同感强、劝服性强、传播深度大、便于进行即时效果评价等优点，但其具有传播速度慢、覆盖面小等缺点。

2. 面向群体的健康传播材料 在组织培训、专题讲座或小组讨论时被经常使用，如讲座PPT、影视片、挂图、模型。还有新媒体平台上微博、微信、朋友圈、公众号等呈现的各种健康传播材料。面向群体的健康传播材料具有设计精心、目的明确、效率较高等优点，但其具有针对性不足等缺点。

3. 面向大众的健康传播材料 如户外的宣传栏、海报、公益广告、卫生健康标语、大众媒体及新媒体上呈现的各类健康传播材料等。面向大众的健康传播材料具有传播速度快、覆盖面广、大众倡导性强等优点，但其具有缺少互动和反馈、传播深度小、效果不易评价等缺点。

三、健康传播材料的特点

健康传播材料是为促进公众健康而制作和使用的具有宣传、教育作用的材料，服务于健康传播，具有以下特点。

1. 内容丰富 健康传播材料内容不仅涵盖医疗卫生领域，与健康有关的各个行业所制作和使用的与人群健康保障有关的宣传资料，也属于健康传播材料的范畴，具有内容丰富的特点。

2. 形式多样 健康传播材料种类繁多，表现形式多种多样。一方面，传统的健康传播材料仍在广泛使用；另一方面，随着新媒体的发展，其突破了传统媒体的局限，通过运用先进的传播技术,将文字、图片、视频、音频材料等有效地结合起来,全方位、全景式地展示信息,呈现形式更加丰富多样。

3. 目的性强 无论哪种形式的健康传播材料,其制作与使用都是为了传播健康信息,如某种传染病的防治知识、倡导健康生活方式等,具有传播目的性强的特点。

4. 针对性强 在健康传播过程中,健康传播者会根据受众的特点、传播时间、地点与内容的不同,合理地选择不同形式的传播材料。不同的健康传播材料为不同的目标受众服务,因此它们的内容通常具有很强的针对性。

5. 独立与依附双重性 健康传播材料既能够以不同的传播形式独立发挥传播健康信息的作用,如标语、街头电视屏幕滚动播出的健康知识画面,也可以作为辅助材料配合专门的健康传播活动使用,比如大型的健康咨询活动。

> **知识链接**
>
> **优秀健康传播材料的特征**
>
> 美国疾病预防控制中心总结了优秀健康传播材料的特征。
>
> 1. 准确性 内容准确,没有事实、翻译或判断错误,应该经过医学专家的审核。
> 2. 可及性 材料不论是分发还是放置,都应该在受众方便获取的地方。
> 3. 平衡性 材料呈现的内容或观点既要考虑人们采取行动后产生的益处,又要考虑可能存在的风险,在两者之间取得平衡。
> 4. 一致性 希望内容是经典的,即使随着时间推移以及科学技术或认识的发展,其内容也能够与其他来源的信息保持一致。
> 5. 文化竞争力 设计、实施和评估过程要考虑特定人群的特殊问题(例如民族、种族、语言),以及低教育水平和失能人群,使其对特定人群具有较好的亲和力。
> 6. 注重证据 材料应该经过科学证据证明,如指南、证据措施。
> 7. 获取性 让尽可能多的目标人群获取信息。
> 8. 可靠性 内容来源是可信的,并保持内容是最新的。
> 9. 重复性 随着时间的推移,对内容的发送或访问能够持续进行或可重复,以强化对受众的影响并能够传递给新的受众。
> 10. 及时性 能够及时向受众提供最容易接受或最想要的具体信息。
> 11. 可理解性 阅读水平和形式(包括多媒体)要适合特定的受众。
> 来源:李长宁. 健康传播材料制作与评价 [M]. 北京:人民卫生出版社,2018.

(孙 柳)

第二节 常见健康传播材料的制作

在设计健康传播项目时,首先应考虑在现有的传播材料中寻找可利用的、适合该传播项目需要的材料,以便节约时间和资源。当现有的信息或材料不充足时,需要制作新的健康传播材料。健康传播材料的制作是健康教育和健康促进工作中的一项重要内容,在制作新的健康传播材料时,既要考虑传播的效果,又要考虑经济性和可行性。作为健康教育者,需要学习和掌握健康传播材料制作的知识和技能。本节主要介绍健康传播材料的制作原则、制作流程以及常见的健康传播材料的制作要点。

> **案例 4-1A**
>
> 　　随着我国老龄化进程的加快，社区老年人口比例增高。某社区老年糖尿病患者较多，社区护士计划开展"家庭一体化"的健康教育活动，对老年糖尿病患者及其家属进行疾病知识普及。为了提高健康教育效果，拟设计并制作针对老年人的糖尿病健康传播材料。
> 　　请回答：护士应如何进行该健康传播材料的制作？

一、健康传播材料制作原则

除遵循健康教育基本原则外，制作健康传播材料还应遵循以下原则。

1. 科学性原则　健康传播材料在制作时需要遵循一整套科学、完整的制作程序。这个程序在材料制作和实际运用过程中周而复始，促进材料不断发展和完善。此外，所传递的健康信息应该是科学的、完整的，符合循证原则。缺乏科学性的健康信息有可能误导受众，甚至造成相反的结果。在符合现代医学进展与共识的基础上，应尽量引用政府、权威的卫生机构或专业机构发布的行业标准、指南和报告等。个人观点或新信息应有同行专家或机构的评议意见，或向公众说明是专家个人观点或新发现。

2. 适宜性原则　由于健康传播针对广大公众，其文化水平、生活习惯与经历、健康意识、知识与行为水准等诸多方面有明显的差异。因此，在健康传播材料的制作上要细分受众，有针对性，不能采取"一刀切"的方式。

3. 实用性原则　健康传播材料应该符合不同受众的实际需求。在内容的选择上与受众的生活和健康密切相关，比如，糖尿病患者如何在饮食中控制热量摄入。在形式的设计上，应该符合受众的实际需求，方便获取和阅读。比如，针对老年人可能更适合电视等传统媒体开发健康传播材料，年轻人可能更适合以新媒体为载体的健康传播材料。

4. 经济性原则　制作传播材料必然存在经费问题，在选择传播材料之初便要考虑可支配经费情况。如可支配经费较少，可以选择墙报、折页、健康简报等形式；如经费充足，可以考虑开发新媒体材料等，在实际工作中，这一原则最具决定性。

二、健康传播材料制作流程

健康传播材料的质量直接影响信息传播的效果，在制作健康传播材料的过程中，应充分分析目标受众的特点和需求，围绕健康教育目标，进行合理的设计与制作。制作过程应遵循如下 6 个程序（图 4-1）。

（一）目标受众分析与需求调查

目标受众是指健康传播活动中的受众者，也称目标人群。健康传播材料为目标人群而制作，也被目标人群所使用。因此，健康传播材料的制作应从了解目标人群的特点与需求开始，具体列于表 4-1。

第四章 健康传播材料的制作、使用与评价

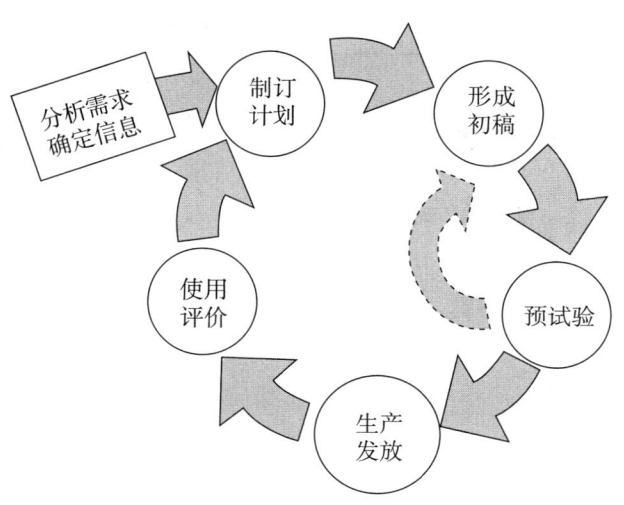

图 4-1 健康传播材料制作程序模式图

表 4-1 目标受众分析与需求调查的内容

主要方面	具体内容
目标人群的特点	包括性别、年龄、婚姻状况、家庭、民族、信仰、语言、文化程度、健康信念、价值观、社会地位、经济状况、风俗习惯及生活社区等情况 重点关注目标人群的信息接受能力、信息接受习惯与喜好
目标人群的信息基础与需求	包括目标人群已经了解哪些与项目目标相关的健康信息，缺乏哪些相关健康信息，存在哪些认知误区，希望了解哪些信息等情况 在此基础上，确定本次健康传播材料需要考虑和选择的信息内容，以满足目标受众的需要
媒介在目标人群中的覆盖情况	包括某些常用媒介在目标人群中的拥有或覆盖情况，以确定本次健康传播材料的载体

（二）制订计划

在了解目标人群的特点和对信息的实际需求的基础上，制订健康传播材料的制作计划。计划应包括制作材料的种类、数量、使用范围、发放渠道、使用方法及经费预算等内容。

计划的制订应由健康教育专业人员、特定专业领域的专家与材料制作人员一起研究确定信息的表现形式和内容；根据信息的表现形式、需求情况和经费情况确定材料的种类和数量；根据传播活动开展的时间确定材料的产出时间；根据具体情况拟订发放的办法和使用方法、评价方法等。为了保证工作有条不紊地进行，明确执行人员的任务，合理使用经费，应制订工作时间表和经费预算表。

下面以老年糖尿病健康传播材料为例，制订工作时间表及经费预算表，分别列于表 4-2 和表 4-3 中。

表 4-2 老年糖尿病健康传播材料制作计划工作时间表

材料制作工作内容	责任人	制作工作时间（第×周）：共2个月							
		1	2	3	4	5	6	7	8
第一次专家讨论会： 确定核心信息、文字内容及表现形式等	×××	*							

续表

材料制作工作内容	责任人	制作工作时间（第×周）：共2个月							
		1	2	3	4	5	6	7	8
执行人员制作脚本	×××	*							
第二次专家讨论会：讨论脚本，提出修改意见	×××		*						
执行人员完善脚本	×××			*					
进行预试验	×××			*					
讨论并修改，形成最终版	×××				*				
制作生产	×××					*			
培训使用人员	×××						*		
发放材料	×××						*		
目标人群使用	×××							*	*
评价	×××								*

表4-3 老年糖尿病健康传播材料制作经费预算表

预计支出项目	金额（元）	预算经费
图书资料费用	200	查阅权威图书资料，获取准确信息
目标人群情况与需求调查、访谈等费用	500	调查目标人群、访谈老年人及家属 小礼品10份，50元/份
脚本设计及专家咨询费用	1500	初稿设计及修改
预试验费用	600	小礼品10份，30元/份，2次预试验
小型会议费用	200	培训使用人员，含会议材料的印刷费、饮用水
材料评价费用	500	调查目标人群，访谈老年人及家属 小礼品10份，50元/份
印刷费用	700	100份，7元/份
总计	4200	

科研小提示

我国已经进入以老龄化和信息化为特征的时代，2021年中国互联网络信息中心（CNNIC）第47次《中国互联网络发展状况统计报告》显示，我国网民规模达9.87亿，50岁以上群体已达到26.3%。请思考：如何结合老年人网络健康信息查询和使用行为，制作适合老年人的新媒体健康传播材料。

（三）选择和确定信息，形成初稿

传播活动的核心是信息，传播材料的设计制作应根据目标人群的接受能力、喜好习惯，确定信息的内容、复杂程度、信息量的大小以及语言的表达形式。初稿的形成是一个关键步骤，只有在初稿具有良好基础的前提下，才能经过预试验和修改，设计出好的健康传播材料。在选择信息、制作初稿时，应遵循科学性、实用性、时效性、可读性和趣味性原则。

（四）预试验、修改和定稿

健康传播材料预试验是指在材料最终定稿和投入生产之前，包括健康教育专业人员在内的健康传播材料的设计人员将材料初稿在一定数量的目标人群中进行预试验，从而了解目标人群是否理解材料所传播的信息，是否喜欢内容的表达方式和表现形式，有什么评论意见和修改意见等，并根据反馈意见对材料进行综合分析，提炼出具有代表性和建设性的意见，对材料进行修改和完善。预试验的次数需根据初稿的质量、预试验对象的意见、修改稿的质量等情况来确定，一般需要2~3次预试验。

（五）生产与发放

在材料定稿后，应按照计划确定生产数量、生产单位，尽快安排生产。如果制作的材料数量不多，可根据以往的经验找两至三家比较好的厂家进行询价，然后选定价格合适又比较可靠的一家安排生产。如果是比较大型的健康教育项目，制作的材料数量比较多，根据经费使用要求，也可经招标的方式选择能够保证质量而价格优惠的企业进行生产。然后确定和落实材料的发放渠道，以保证有足够的传播材料发放到目标人群，同时对传播材料的发放人员（社区志愿者、专职和兼职健康教育人员）进行必要的培训，使他们懂得如何有效地使用这些材料。

（六）使用和评价

在健康传播材料使用过程中，监测材料的发放和使用情况。在实际条件下对健康传播材料的制作质量，发放、使用情况，传播效果做出评价，以便总结经验、发现不足，以指导新的传播材料制作计划。如此循环往复，形成健康传播材料制作的不断循环发展的过程。

三、常见健康传播材料制作要点

（一）平面材料的制作要点

平面材料是应用时间最久的一种健康传播材料，也是很多健康传播材料制作的基础。掌握好平面材料的制作方法，是一名健康传播者的基本技能。常见平面材料包括宣传单、折页、小册子、海报、墙报、展板等，各类材料特点不同，制作的总体流程符合健康传播材料制作的基本流程，不同类型平面材料的特点列于表4-4。

表4-4 不同类型平面材料的特点

类型	适用人群	使用场所	制作方法及要点
宣传单	具有文字阅读能力的受众	①适合时间紧、任务急、大批量发放时 ②适合放置于候诊区、咨询台，供患者及有需求者自行选取	一般由标题、正文和联系信息三部分构成，还可加入插画等 ①标题：宜采用较大号字体，安排在最醒目的位置，文字内容具有吸引力 ②正文：主题明确，叙述事实，文字言简意赅，受众易接受 ③插画：具有吸引力和渲染力，彩色版鲜艳绚丽，黑白版层次丰富 ④版面设计：具有视觉冲击力，令人印象深刻，一般可采用16开或32开的单页，单面印刷，以文字为主，方便发放、携带和保留 ⑤联系方式：包括派发单位的名称、地址和电话，可放于标题下面或文末
海报	全人群	适合放置于室内、室外能够吸引公众关注的所有场所	总体要求使人一目了然 ①以图画为主，文字为辅 ②图画：通过图像和色彩增加视觉冲击力，同时考虑视觉舒适度 ③文字：内容简单明了，表达精练，不可过多 ④主题字体醒目 ⑤重要内容放置于整个海报的2/3高度处，容易引发受众关注

续表

类型	适用人群	使用场所	制作方法及要点
折页	具有一定阅读能力的受众	①适合健康传播活动现场发放 ②适合放置于候诊区、咨询台，供患者及有需求者自行选取	①可折叠和展开，折页不宜设计得过多，常见一折到六折等，可采用对折、风琴折、关门折、滚折、青蛙折、口袋书等折法 ②图文并茂，图文比例相对平衡，图画设计精美 ③内容相对精练 ④易于携带和反复阅读
小册子	具有较强文字阅读能力的受众	①适合健康传播活动现场发放 ②适合放置于候诊区、咨询台，供患者及有需求者自行选取	①以文字为主 ②信息量全面、丰富 ③方便发放、携带和保留 ④一般尺寸为32开或更小

制作平面材料的注意事项：

1．信息要简单明确，信息量不宜过多 不建议使用过多的文字，应使受众在短时间内就能接收到核心信息。在设计时，尽量把复杂的信息进行分解，制作成简单、明确、通俗易懂的信息，方便目标人群更好地理解和接受。每个版块传播的核心信息以 3～5 条为宜，信息阅读与理解的难易程度应与初中毕业水平相适应。

2．有明确的行为建议 健康教育的最终目的是改变人们危害健康的行为，行为建议要具体、实用、可行，明确告诉目标人群应该做什么及怎么做。

3．文字字号不宜过小 注意文字在图上或者文字与底色的反差不能过小，以免文字不明显，不建议使用一些不易辨认的变形字、拼音字母等。

4．插图应具有关联性和自明性 平面材料中配有的插图应能够帮助人们更好地理解和记忆信息。关联性是指插图所表现的内容、信息等必须与文字内容相关，是为了更好地说明或展现文字内容，而不是可有可无或仅起美化修饰作用。自明性是指插图可不依赖于正文而存在，能够独立传递或表现特定的内容、信息等。

5．严禁宣传歧视 对社会弱势群体、患有某些疾病者（如获得性免疫缺陷综合征患者、乙型病毒性肝炎患者）、有生理缺陷者（聋、哑、肢体残疾、智力低下者等），不可以使用歧视性语言或有歧视态度。

6．适宜目标人群的社会文化 尊重不同地区、不同民族的文化差异和风俗习惯，吸收当地群众喜闻乐见的文化元素，用目标人群熟悉的语言进行表达。

（二）音像视听材料的制作要点

音像视听材料制作主要涉及视觉材料、音频材料和视频材料的制作。制作流程总体上遵循健康传播材料制作流程。不同类型的音像视听材料制作要点如下。

1．视觉材料 最常见的是幻灯片。一份完整的幻灯片应包括标题、副标题、导航页、过渡页、内容、总结、感谢语，其中核心设计主要包括清晰的导航页和过渡页，导航页的设计原则为简明扼要。一般制作要点包括：①整体设计风格统一，画面美观大方。②主题明确，逻辑清晰，层次分明，内容具体；设计一个精妙的主标题，既可高度概括健康传播的内容，又可引起受众的兴趣，起到画龙点睛的作用。③页面的排版主次分明，体现整洁、清晰、和谐、有趣等特点；同一个页面尽量避免大量的文字性描述，应遵循控制字数、大小有度的原则。④适当添加一些动画和插图，选用的图片最好和健康传播的内容有关联。选择的图片应风格统一，切忌多、乱、杂，注意图片质量和美观度，文字、图表的出现方式可适当选用动画，但不可过多。⑤一份幻灯片的字体最好不超过3种，适合电脑展示的字体是微软雅黑、黑体、魏体等。标题文字可选用36～44号字体，段落文字可选24～32号字体，行距以1.25～1.5倍为宜，线条不小于2.25磅。不宜选用12号及以下的字体。⑥整个幻灯片的配色方式需一致，文字与背景应形成鲜明对比，避免使用黑色、大面积红色、橘黄色等刺眼颜色做底版。整个幻灯片使用的颜色不宜超过3种，且应避免文字使用刺眼的红色、蓝色等明亮色；图片颜色不能过于接近底色，要有一定的对比度等。

2．音频材料 可以通过广播、网络新媒体等大众媒介和特定传播技术手段，向范围广泛、为数众多的社会人群传递信息。特别是在多媒体、自媒体飞速发展的今天，音频材料常以音频健康公益广告、音频健康科普短片、音频健康科普栏目、健康公益广播剧等节目形式呈现。音频材料的设计主要包括内容设计和音响设计两部分。内容设计就是对音频材料的传播内容进行设计。在内容策划方面，包含语言文字内容、表达、音乐音响的选取等，在语言表达上要简短、准确、精练，表达内容要准确、科学，同时还需要根据播放终端、播放时间以及地点的需求对同一主题设计长短不同、针对性不同的内容。音响设计要将语言、音乐和音响三要素合理安排和剪接，呈现给受众有足够吸引力、科学性和感染力的内容。

3．视频材料 是以图画和声音为一体的，通过电视、网络等途径进行传播的健康传播材料，包括涉及健康内容的电视公益广告、科普短片和宣传片等。视频材料常用的拍摄设备有单反相机、数字摄像机、智能手机等，根据画面清晰程度分为标清、高清、超清等，目前市面常见的拍摄设备都能达到高清拍摄水准。视频材料的后期制作流程主要包括视频编辑、素材处理、特效处理、字幕处理、音频处理、包装处理和成品输出等内容，是在拍摄完成后，利用实际拍摄所得的素材，通过动画、合成等手段制作特技镜头，然后把镜头剪辑到一起，并为视频制作声音，形成完整的视频资料。很多情况下，视频材料可以根据健康传播项目的需要和经费预算，选择专业公司来制作，主要是因为其制作是一个多专业合作的过程，拍摄需要专业的团队，拍摄使用的设备、场地、人员调度等都有具体的要求，需要庞大的工作量。但健康教育机构和人员在整个制作过程中仍然发挥重要作用，应该在充分尊重艺术创作规律的基础上，积极参与制作生产全过程，特别是前期的策划和后期的投放，都需要深度参与。

（三）新媒体材料的制作要点

随着现代计算机技术、网络技术和通信技术的发展，网络和手机已经成为新一代的传播媒介。新媒体是利用数字和现代通信技术，使信息传播突破时间和空间的限制，同时使信息发布者、传播者、受众不再被严格区分的信息传播模式。以新媒体打造的传播平台主要包括各大综合性门户网站的健康频道和社交网络或自媒体平台。新媒体健康传播材料是以微博、微信、手机App、社交网站、新闻网站、抖音、快手等自媒体为载体进行传播的健康传播材料，它兼具新媒体传播和健康传播的特点。根据表现形式的不同，可以将新媒体健康传播材料分为文字材料、图片材料、音频材料和视频材料等。各种新媒体健康传播材料制作的侧重点也有所不同。

1．文字材料 在传统媒体和新媒体中均有使用。在新媒体时代，碎片化成为传播的关键词，这对文字材料提出了更高的要求，要短小、准确、精悍、有说服力。

2．图片材料 新媒体时代，图片材料不仅包含传统的摄影图片资料，还包括新出现的资料，如信息图、漫画。信息图（infographics）是指数据、信息、知识的可视化表现形式，它综合运用了文字数据、图表、图形等元素，能够将一些复杂的信息准确地解释或表达出来。漫画也是在新媒体时代应用较为广泛的一种传播材料，它是将简短的文字与卡通图画相结合，以讲故事的形式向受众传播信息。

整合小提示

新媒体在健康传播中的地位日益重要,借助微信等新媒体平台,趣味科普形象设计和制作受到了很多人的喜爱。它通常采用一个拟人化的虚拟形象,作为某一篇科普文章或一个科普系列的讲述者或亲历者,通过语言表达、图片,用通俗、生动的方式传播科普知识。在日常工作中,可以尝试制作新媒体趣味科普形象来进行健康传播。

3. 音频材料 在新媒体传播中,音频多是作为一种元素出现在其他类型的传播材料中。比如在微信公众平台上,通过简短的语音向订阅用户发送信息。近年来,大量的音频平台和移动电台应运而生,其打破传统的广播模式,让用户从单方向被动接收内容,到主动选择收听喜欢的节目,从而形成持续、黏性收听,新媒体音频平台的受众也日益增多。随着自媒体时代的到来,被专业化的大众传播广播电台所垄断的音频平台,已经被众多自媒体音频平台所分享,利用自媒体音频平台传播健康科普知识越来越受到广大受众的喜爱。

知识链接

自媒体

自媒体是指普通大众通过网络等途径向外发布其自身的事实和新闻的传播方式。自媒体英文为"we media",是普通大众经由数字科技与全球知识体系相连之后,一种提供与分享其自身的事实和新闻的途径,是私人化、平民化、普泛化、自主化的传播者,以现代化、电子化的手段,向不特定的大多数或者特定的单个人传递规范性及非规范性信息的新媒体总称。目前,媒体的发展已经经历了从传统媒体 1.0(old media)— 新媒体 2.0(new media)— 自媒体 3.0(we media)的历程,自媒体是新媒体发展的新阶段,自媒体内容的主要表现形式有文字、图片、音频、视频等,这使得自媒体内容的呈现形式丰富多样。如何更好地利用自媒体进行健康传播是需要探索的课题。

4. 视频材料 在新媒体传播中,视频材料常以视频传播平台为载体,通过互联网,借助浏览器、客户端播放软件等工具,以在线观看视频节目等形式呈现。使用视频材料传播信息,要充分考虑到播放平台的特性和受众的接受习惯,对播放的时长进行严格把握。目前,可以选择的视频平台包括综合类视频网站、门户视频网站、媒介组织视频网站、短视频平台和网络直播平台等,这些都是开放平台,机构或个人可以注册账号、上传视频、回复留言,并与平台方对接,加大推广力度。这种方式所需要的人员、设备成本及运营难度相对较低。视频平台拥有大量用户,在此基础上增设健康类视频账号,可以丰富平台内容,迅速获得广泛的用户。在服务对象面较广、人力和经费充足的情况下,也可以开发健康短视频平台。近年来,随着抖音、快手等短视频应用的迅速发展,短视频亦成为新媒体传播的一种重要形式。

新媒体健康材料制作注意事项:

(1)选题合适:视频表达应尽量通俗易懂,将传播健康知识有效地融入受众的日常生活中。对于疾病的科普,也尽量选择覆盖人群比较广的疾病。文字内容应简短、准确、精练,文字表达可考虑使用流行的语言或网络流行语。

(2)设计合理:视频要短、标题要吸引受众,重视分享、评论和点赞,视频推广要根据平台特点、受众需求、不同推广阶段的特点展开。

(孙 柳)

第三节　健康传播材料的使用与评价

在进行健康教育和健康促进活动中，使用好健康传播材料是获取好的传播效果的必要手段和方法。如何选择和使用合适的健康传播材料是健康教育活动中的一项关键性工作。同时为了提高健康传播材料的传播效果，正确评价这些材料及其使用效果也是一个重要的环节。本节将介绍健康传播材料的使用与评价的方法和技巧。

一、健康传播材料的使用

（一）健康传播材料的使用要求

不同传播渠道和不同类型的健康传播材料有不同的使用要求。但总体来讲，都遵循以下基本的使用要求。

1．根据不同的受众，选择不同的健康传播材料　不同受众人群的文化背景、生活环境及社会条件各有不同，对健康传播材料的需要也各异。在使用健康传播材料时，应充分考虑不同受众的特点，有针对性地选择和使用材料。

2．健康传播材料使用要正确、规范　无论是文字类材料，还是图片、音像类材料，要规范操作、正确使用，否则将直接影响传播效果。

3．健康传播材料使用要科学、合理　健康传播材料多种多样，在进行健康传播活动时，要注意科学选择，合理使用，避免内容及形式相似的材料过度重复使用。同样的内容，不同的展现形式，在某种程度上可以强化传播效果，但要控制好度，以免造成资源浪费。

4．注重对健康传播材料使用效果的评价　任何一种健康传播材料在使用后，都应该进行及时的效果评价。评价不仅可以了解材料的使用效果，还可以发现存在的问题与不足，为以后此类材料的合理使用提供经验借鉴。

> **知识链接**
>
> **健康传播材料的使用与满足理论**
>
> "使用与满足理论（uses and gratifications theory）"的产生是传播研究史上的一个重要转折点。之前传播研究大多站在传播者的角度，就传播者如何影响受众进行研究，而这一理论站在受众的立场上，把研究焦点转移到了受众身上，把受众看作是有着特定"需求"的个人，他们的媒介接触活动是有特定需求和动机并得到"满足"的过程。其实质是一种受众行为理论，强调受众的需求及能动性，突出受众的地位。
>
> 在信息化时代，人们的健康观念开始转变，主动地借助新媒体平台，获取网络健康信息，使用与满足理论为探讨网络健康信息主动接触行为提供了很好的视角。因此，对健康传播材料的制作和使用，要利用使用与满足理论，从受众的角度分析材料的使用是否可以满足受众对健康知识、观念、行动的需求。
>
> 来源：聂静虹. 健康传播学 [M]. 广州：中山大学出版社，2019.

（二）健康传播材料的使用技巧

并不是简单地把健康传播材料发放下去就必然会取得良好的传播效果。如果不能很好地使用健康传播材料，不仅不能发挥其应有的作用，反而会造成大量的浪费。为了取得好的传播效果，在材料生产完成以后，应及时培训发放人员。可通过会议的形式，召集发放人员进行培训，把材料的传播目标、传播受众、分发方式等要求介绍清楚，同时还应对材料的评价标准以及将采用的评价方法等内容进行介绍，有些材料可以配发使用指南。比如，宣传画应该贴在何处；发放工作是否需要登记等。当因某些原因无法进行集中培训时，可以采用发放材料和使用说明的办法，以书面形式告知使用人员如何使用这些材料，或者说明使用注意事项。针对不同的目标人群，健康传播材料的使用技巧也有所差别，具体列于表 4-5。

表 4-5 健康传播材料的种类及使用技巧

健康传播材料的种类	具体使用技巧
面向个体的材料 如健康手册、折页	以健康手册为例： ①向使用者强调使用该材料与健康的重要关系，引起对方重视 ②帮助使用者理解材料的内容，提示材料的重点内容，使使用者加深印象 ③帮助使用者掌握材料中的某些方法和技能，使使用者能够遵照相关步骤自行操作 ④在患者复诊或进行家访时，了解材料的保管和使用情况，必要时再次给予指导
面向群体的材料 如展板、挂图、模型、讲座PPT，新媒体平台微博、微信、朋友圈、公众号等	以讲座 PPT 为例： ①教育对象应有相同的背景和相似的信息需求 ②选择的时间最好是大部分参与者能够接受的时间 ③选择的地点和场所要考虑到教育对象较易到达，又比较安静、不受干扰 ④距离适中，向教育对象展示的画面、文字要力求让他们看得见、看得清 ⑤以经过准备的、较精彩的讲话做开场白，使教育对象了解组织此次活动的意义，引发他们的兴趣和重视 ⑥讲解者应用教育对象熟悉的语言讲解，吐字应清晰 ⑦每次教育活动时间不宜过长，一般以不超过 40 min 为宜，最后要有提问和答疑环节，如果没有人提问题，讲解者可以主动向大家提问，激发大家讨论 ⑧要有总结，强调关键点和重点，以加深印象
面向大众的材料 如公共场所张贴的宣传画、墙报，大众媒体及新媒体上呈现的各类健康传播材料等	以宣传画为例： ①地点便利：选择人们经常通过而又易于驻足的地方 ②位置适宜：挂贴的高度应以成人阅读时不必过于仰头为宜 ③光线明亮：应挂贴在光线明亮的地方 ④定期更换：应该根据宣传重点和季节变化等因素更换适宜的健康传播材料，及时更新 ⑤注意维护和保管：如发现有损坏，应及时修补和更换

二、健康传播材料的评价

> **案例 4-1B**
>
> 针对案例 4-1A，社区护士在使用老年糖尿病健康传播材料一段时间后，应采用哪些指标对该材料进行评价？

对健康传播材料的评价包括形成性评价、过程性评价和效果评价。通过评价，一方面，有助于了解材料的制作、分发与使用情况；另一方面，有助于了解受众对材料的接受情况和信息传播的效果等。此外，还有利于总结经验，发现不足，从而能够指导其他材料的制作，提高材料设计、制作的质量。

（一）健康传播材料形成性评价

预试验是健康传播材料形成性评价中最重要的内容。材料设计人员一定要在一定数量的目标受众中进行试验性使用，了解受众是否理解材料传播的信息内容，是否喜欢材料的表现形式，视觉舒适度，信息的易读性、适用性、可接受性、趣味性等，以便为修订、完善和确定健康传播材料提供反馈意见，从而保证材料制作的质量和传播效果。不同的健康传播材料性质不同，可以采用不同的预试验方法，常用的方法包括专题小组讨论、个人访谈、中心场所拦截式调查、函调法、同行专家咨询及电教资料观摩等。

（二）健康传播材料过程性评价

过程性评价就是对健康传播材料制作的各个程序和步骤进行监督，贯穿健康传播材料的生产、分发、推广的全过程。过程性评价一般包括材料的制作进度和数量、分发渠道等是否按照传播计划实施，传播的实际过程是否符合原定的时间表，信息是否被合理地、切实地、有效地传播，材料是否分发给正确的人，分发的数量是否准确等。

（三）健康传播材料效果评价

效果评价是评价材料在传播健康信息方面的效果，主要包括信息传播效果评价和材料效果评价。

1. 信息传播效果评价 是指受众从健康传播材料中获得的信息情况，包括接受、理解、记忆的信息情况，信息对改变态度和行为的作用和影响等。可以采用以下指标进行评价。

（1）核心信息总知晓率：是反映调查对象对核心信息整体掌握情况的唯一敏感指标。

$$核心信息总知晓率 = \frac{全部有效问卷中回答正确的核心信息总数}{每份问卷中核心信息条目数 \times 有效问卷总数} \times 100\%$$

（2）单条核心信息知晓率：反映调查对象对单条核心信息的掌握情况。

$$单条核心信息知晓率 = \frac{全部有效问卷中回答正确的某一条核心信息总数}{有效问卷总数} \times 100\%$$

（3）核心信息知晓合格率：根据人为设定的合格标准，如知晓多少条核心信息为合格，达到此标准的合格问卷数占有效问卷总数的百分比。

$$核心信息知晓合格率 = \frac{达到合格标准的有效问卷数}{有效问卷总数} \times 100\%$$

（4）信息针对/实用率：反映能针对目标人群解决实际问题的信息占全部信息的百分比。

$$信息针对/实用率 = \frac{有效问卷中"有针对性/实用"的信息总数}{每份问卷中核心信息条目数 \times 有效问卷总数} \times 100\%$$

（5）态度改变率：反映传播材料的信息对目标受众的态度影响。

$$态度改变率 = \frac{目标受众中在材料的影响下发生态度积极转变的人数}{材料暴露的总人数} \times 100\%$$

（6）行为意向或行为改变率：反映传播材料的信息对目标受众的行为意向乃至行为改变的影响。

$$行为意向或行为改变率 = \frac{目标受众中在材料的影响下发生行为意向或行为改变的人数}{材料暴露的总人数} \times 100\%$$

2．材料效果评价　是评价健康传播材料本身在种类选择、表现形式、感染力等方面被目标人群认可的程度。可以采用的指标如下。

（1）材料适宜率：有效问卷中认为材料类型与形式适合自己或所在地使用的调查对象数占有效调查问卷总数的百分比。

（2）材料满意率：有效问卷中对材料本身（包括质地、质量、色彩等）表示满意的调查对象数占有效调查对象总数的百分比。

（孙　柳）

小　结

健康传播材料是在健康传播活动中健康信息的载体。常用的健康传播材料按照表现形式分为平面材料、音像视听材料和新媒体材料。作为开展健康教育活动的常用工具，其质量直接影响信息传播的效果。在健康传播材料制作过程中，应充分分析目标受众的特点和需求，制订合理的工作计划，根据目标人群的接受能力、喜好习惯等，对信息内容、复杂程度、信息量大小以及语言表达形式进行设计，对已形成的材料初稿进行预试验和修改完善，再进行统一的生产与发放，并且需及时培训使用人员，交代使用方法与注意事项，确保使用效果。此外，对健康传播材料进行恰当、及时的评价，以了解材料的制作、分发与使用情况，了解受众对材料的接受情况和信息传播的效果。

思考题

1．简述健康传播材料的制作程序。
2．简述目标受众分析与需求调查的内容。
3．为了评价健康传播材料的效果，常采用个人访谈的方法，征求使用者的意见，请设计一个访谈提纲。

第五章 健康教育需求评估

导学目标

通过本章内容的学习,学生应能够:

◆ **基本目标**
1. 识记健康教育需求评估的概念和意义。
2. 叙述格林模式的主要思路和基本步骤。
3. 复述健康教育需求评估资料收集方法。
4. 列举健康教育需求评估5个阶段的基本要点。

◆ **发展目标**
1. 举例说明行为诊断和教育诊断的基本任务。
2. 运用案例进行行为诊断和教育诊断,确定目标行为及影响因素。

◆ **思政目标**
深入了解《"健康中国2030"规划纲要》的指导原则,立足国情,将促进健康的理念融入生活的全过程,支持并认同党和政府以人为本,为人民服务的决心。

案例 5-1

某高校护生在设计一项针对某市2型糖尿病高危人群的健康教育项目,该项目采用格林模式理论框架为指导,旨在调查该市2型糖尿病高危人群的生活现状,分析2型糖尿病高危人群现存的主要健康问题及其影响因素,制订并实施格林模式指导下的健康教育计划,评价干预效果,以纠正2型糖尿病患者预防误区,提高知信行水平,改善患者的生命质量。

请回答:
1. 格林模式的主要步骤有哪些?
2. 在评估目标人群的健康教育需求时,该护生应做哪些方面的诊断?

第一节 概 述

一、健康教育需求评估的概念和意义

（一）健康教育需求评估的概念

健康教育需求评估也称为健康教育诊断，是一个为科学制订健康教育计划提供依据的过程，目的是了解社区的特点，确定社区人群的生命质量、主要健康问题，社区内组织机构、政策、资源现状等。目前的健康教育需求评估多以格林模式为指导，运用社会学和流行病学的研究方法，收集特定人群的健康问题及其影响因素，以及与这些问题有关的政策、组织机构和可利用资源等资料，从而找到健康问题并分析其影响因素，确定需优先解决的健康问题和目标行为，为制订健康教育干预策略提供依据。健康教育需求评估是健康教育实践的第一步，也是健康教育计划、实施和评价的基础。

（二）健康教育需求评估的意义

1．为制订健康教育计划提供依据 通过健康教育需求评估，明确目标人群的主要健康问题、行为生活方式及影响因素，明确可利用的健康教育资源，为制订科学合理和有针对性的健康教育计划提供依据。

2．为评价健康教育效果提供基本资料 将健康教育需求评估结果与健康教育干预的实际效果进行比较，可有效地评价健康教育工作的实际成效及健康教育目标的实现程度。

3．利用健康教育需求评估开展社会动员 利用人们参与健康教育需求评估的调查或访谈的时机，使其了解健康教育项目，动员人们参加健康教育实践活动。在此过程中，既要注重调动个体的积极性，又要加强个体和群体的协调，形成社会实践的合力，有效地推动健康教育工作，吸引更多的人参与到健康教育实践中，实现健康教育目标。

> **知识链接**
>
> **"健康中国2030"战略主题（节选）**
>
> 全民健康是建设健康中国的根本目的。立足全人群和全生命周期两个着力点，提供公平可及、系统连续的健康服务，实现更高水平的全民健康。要惠及全人群，不断完善制度、扩展服务、提高质量，使全体人民享有所需要的、有质量的、可负担的预防、治疗、康复、健康促进等健康服务，突出解决好妇女儿童、老年人、残疾人、低收入人群等重点人群的健康问题。要覆盖全生命周期，针对生命不同阶段的主要健康问题及主要影响因素，确定若干优先领域，强化干预，实现从胎儿到生命终点的全程健康服务和健康保障，全面维护人民健康。
>
> ——中共中央 国务院印发《"健康中国2030"规划纲要》

二、健康教育需求评估的基本模式

由美国著名健康教育学家劳伦斯·格林（Lawrence W. Green）提出的格林模式，是目前健康教育领域最有代表性、应用最为广泛的基本模式，也是社区健康教育、健康促进和公共卫生干预的有效模式之一。

格林模式也被称为 PRECEDE-PROCEED 模式，第一部分 PRECEDE（predisposing, reinforcing, and enabling constructs in educational/environmental diagnosis and evaluation）是指在教育和环境的诊断和评价中应用倾向因素、强化因素和促成因素；第二部分 PROCEED（policy, regulatory, and organizational constructs in educational and environmental development）是指在执行教育和环境干预中使用政策、法规和组织等手段。

格林模式指导下的健康教育是一个连续的、系统的过程（图 5-1），包含诊断、实施、评价等 9 个阶段。其中上半部分为 5 个诊断阶段，下半部分为 1 个执行阶段和 3 个评价阶段，在健康教育需求评估中普遍采用框架中的前 5 个阶段，评价（后 3 个阶段）不仅是指对实施情况和干预结果的总评价，也包括对进入下一循环框架前的系统评估。格林模式的 9 个阶段形成了一个连续循环的过程。

随堂测 5-1

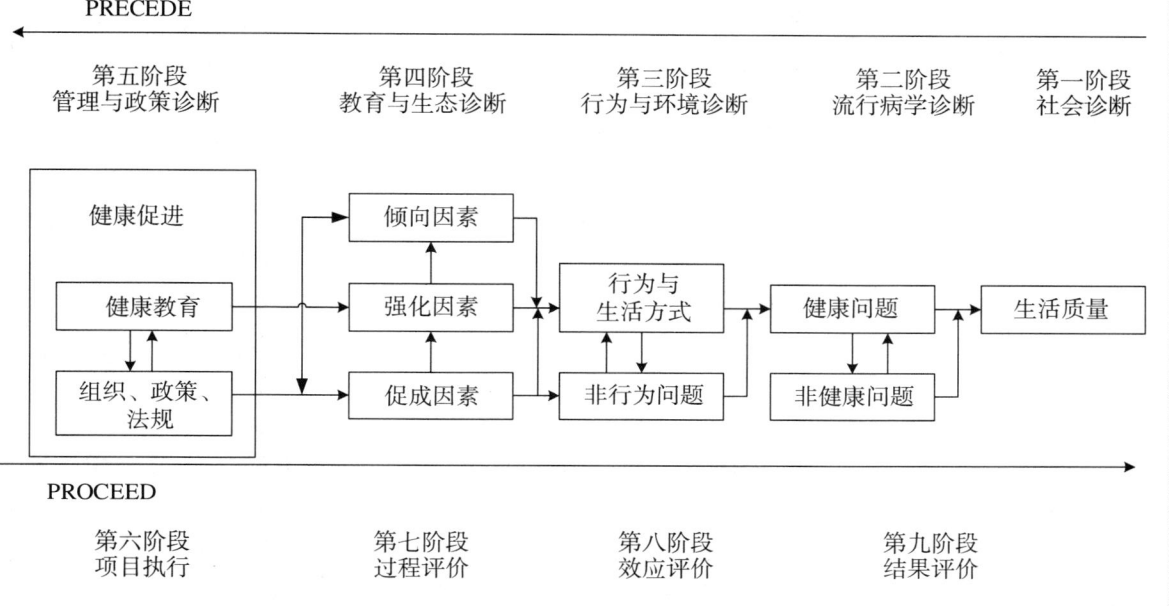

图 5-1　PRECEDE-PROCEED 模式

（朱文娟）

第二节　健康教育需求评估内容

健康教育需求评估根据格林模式的 5 个阶段，即社会诊断、流行病学诊断、行为与环境诊断、教育与生态诊断、管理与政策诊断逐步进行资料的收集与分析，从而确定影响人群健康的问题及多重影响因素。

一、社会诊断

社会诊断（social diagnosis）主要是了解社会背景中影响健康的因素以及对生命质量进行评估。对人们健康状况和行为的理解有赖于他们所处的生活与工作的社会环境。在试图改变社区环境、人们的行为以及生活方式之前，了解其社会背景无疑是十分必要的。

从社会学视角发现问题，社会诊断的视野要比一般的调查性研究扩大一些，着重了解项目社区中政治、法律、经济、劳动、生活、文化、教育、卫生等多方面的情况，因为它们或多或少地与健康问题相联系。要了解政府与居民在做什么，需要什么，生命质量如何，他们对健康问题的认识程度，怎样才能使政府与居民同卫生工作者一道，齐心协力搞好这个卫生项目。根据项目的性质，社会诊断可适当地选择以下提纲中的有关内容。

社会诊断的内容主要有3项：①评估目标人群或目标对象人群的生命质量和明确影响其生命质量的健康问题；②了解目标社区或目标对象人群的社会环境；③动员社区或目标对象人群参与健康教育项目。

（一）社会环境

社会环境评估包括经济指标、卫生指标、文化医疗服务、社会政策和社区资源等多方面。

1．经济指标　是主要反映经济增长的指标，可用其分析经济因素对健康的影响。主要包括国内生产总值（gross domestic product，GDP）或国民生产总值（gross national product，GNP），人均GDP或人均GNP；人均住房面积、人均绿化面积；就业、教育、交通状况等。

2．文化指标　主要包括文化程度、入学率、文盲率、风俗习惯、宗教信仰、大众传播媒介的种类以及覆盖率和利用率等。

3．医疗卫生服务　主要包括医疗卫生服务机构的分布、人员构成、服务内容、服务质量以及目标人群利用卫生服务的情况等。

4．社会政策　主要包括卫生法规、政策和制度的建立、执行情况，社区卫生制度的建立和实施情况，领导承诺、组织和管理网络建设情况及各部门间的协作情况等。

5．社区资源　主要包括社区政策资源、社区人力资源、社区经济资源、社区机构资源等健康教育和健康促进可利用的资源，如健康教育投入情况，健康教育机构的专业人员组成、设备条件，居民参与情况，现有的传播渠道以及志愿者队伍等。

（二）生命质量

生命质量（quality of life，QOL）又称生活质量、生存质量。WHO将生命质量定义为不同文化和价值体系中的个体对与他们的生活目标、期望、标准，以及所关心事情有关的生活状态的体验。生命质量是一个多维的概念，在社会学领域，主要用社会和环境的客观条件指标来评价，如收入与消费水平、受教育程度、就业率；在医学研究领域，主要探索疾病、治疗及康复等对生命质量的影响，进而形成了健康相关生命质量（health related quality of life，HRQOL），可全面评价疾病及其治疗对患者造成的生理、心理和社会生活等方面的影响。生命质量和健康问题相互影响（图5-2）。

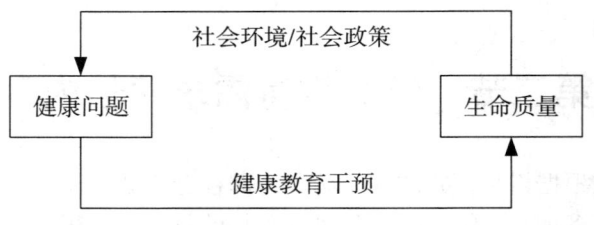

图5-2　健康问题与生命质量相互影响

界定和测量生命质量的指标包括主观指标和客观指标两个方面。主观指标包括目标人群对生活满意程度的主观感受，可通过调查、访谈等形式获取；客观指标即社会学指标，内容涵盖从地理环境到社会政策和社会服务，如疾病状况、失业率、缺勤率、交通、教育、政策法规、卫生服务、居住密度及空气质量等物理环境。

案例 5-2A

在案例 5-1 中，如果想了解影响 2 型糖尿病的社会因素以及对 2 型糖尿病高危人群的生命质量进行评估。依据格林模式，请回答以下问题：

1. 需要做哪种类型的诊断？
2. 结合案例内容，分析诊断内容及结果。

二、流行病学诊断

流行病学是研究特定人群中疾病与健康状况的分布及其影响因素，并研究防治疾病及促进健康的策略和措施的科学。流行病学诊断（epidemiological diagnosis）的主要任务是客观地确定目标人群的主要健康问题以及引起健康问题的行为因素和环境因素，与社会学诊断有互补性。流行病学诊断要描述人群的躯体健康问题、心理健康问题、社会健康问题以及相对应的各种危险因素的发生率、强度等，以确定健康问题的相对重要性，并揭示健康问题随年龄、性别、种族、生活方式、住房条件和其他环境因素变化而变化的规律，通过对健康相关行为危险因素的发生、分布、强度、频率等信息进行分析，提出健康教育和健康促进项目的干预重点，有利于将有限的资源应用于解决对人群生命质量有重要作用的健康问题。

流行病学诊断主要收集资料的内容包括：①项目地区存在的主要疾病或健康问题是什么，其流行病学的分布特点（如人群分布、地区分布和时间分布）如何；②影响主要疾病或健康问题的因素有哪些，其中哪些影响因素是可以改变的；③受累人群应了解哪些信息、掌握哪些技能才可以实现健康行为；④实现新的健康行为除信息和技能之外，还需要哪些资源（如人、财、物、健康服务等资源）；是否能够获得所需资源；⑤健康教育在控制主要疾病或健康问题、改变其影响因素中能发挥哪些作用。

案例 5-2B

在案例 5-1 中，该护士需要调查 2 型糖尿病高危人群的疾病与健康状况的分布及其影响因素，并研究防治疾病及促进健康的策略和措施。

依据格林模式，请回答以下问题：

1. 需要做哪种类型的诊断？
2. 结合案例内容，分析诊断内容及结果。

三、行为与环境诊断

行为与环境诊断（behavioral and environmental diagnosis）是指在流行病学诊断基础上，从行为与环境的角度出发，找出最可能影响疾病或健康问题又相对容易改变的行为因素，并为制订健康教育计划提供依据。行为和环境诊断有助于将有限的项目资源投入到改变最重要、最可改变的行为上，有助于确保项目的效能和效果。

（一）行为诊断

行为诊断的任务主要是区分引起健康问题的行为与非行为因素、重要行为与不重要行为、高可变性行为与低可变性行为。

1. 区分引起健康问题的行为与非行为因素 引起健康问题的因素包括生物学因素、行为

随堂测 5-2

因素、环境因素和卫生服务因素等，健康教育的核心目的是改变危害人们健康的行为和生活方式。因此，行为因素是健康教育干预要选择的目标行为。

行为诊断的首要任务是从众多的现存和潜在的影响因素中找出引起疾病或健康问题的行为因素有哪些。如引起心脑血管疾病的危险因素包括吸烟、过量饮酒、缺乏运动、高盐饮食、性别、年龄、家族史、高血压、肥胖等。在这些因素中，行为因素是吸烟、过量饮酒、缺乏运动和高盐饮食等，非行为因素是性别、年龄和家庭史等。需要注意的是，在这些因素中，高血压和肥胖不是行为因素，但它们本身却与行为（如高盐饮食、缺乏运动以及吸烟）密切相关。因此，一般也会将其纳入行为因素。

2. 区分重要行为与不重要行为　在明确健康问题的行为因素后，还需根据所收集的资料进一步区分该行为的重要性。行为诊断中的重要性主要是指与健康问题的密切程度及该行为发生的频率。判断行为是否重要主要依据行为与健康联系的密切程度、是否有明确的因果关系、行为的发生频率等。

判断重要行为的标准有：①该行为与健康问题直接相关或密切相关；②该行为经常发生。

判断不重要行为的标准有：①该行为与健康问题的联系不是很密切或仅间接地与健康问题有关；②该行为很少发生。例如多项研究证实吸烟与肺癌密切相关，假设一个人每天吸烟，则他的吸烟行为就是重要行为；如果一个人仅是偶尔吸烟，尽管吸烟和肺癌密切相关，但他的吸烟行为也不是重要行为。

3. 区分高可变性行为和低可变性行为　行为的可变性，即行为干预效果评估。高、低可变性是指通过健康教育干预，某行为发生定向改变的难易程度。

判断行为高可变性的标准有：①该行为正处在发展时期或刚刚形成，如中学生吸烟属于尝试阶段，正处于发展时期，行为可变性较高（表5-1）；②该行为与当地文化传统或习俗关系不大；③社会环境不赞成或社会不认可的行为，如公众场所吸烟的行为即属于社会环境不赞成的行为；④该行为在其他健康教育项目中已有成功改变的实证。

判断低可变性行为的标准有：①行为形成已久；②该行为深深植根于文化传统或生活方式中，如中国人传统的"坐月子"；③既往尝试但未得到成功改变的行为。

4. 选择干预的目标行为　理想的目标行为应是具有高可变性且重要的行为。在选择目标行为时，要综合考虑健康教育项目目的、行为的重要性和可变性高低来进行判断。为了便于选择，可采用四格表法（详见第六章第二节），通常优先选择重要且高可变性的行为；其次选择重要但低可变性的行为；除非出于国家或地方健康规划的需要，才会选择不重要但高可变性的行为；不重要且低可变性行为不予考虑。

表5-1　预防青少年心血管疾病干预的目标行为分级

	重要	不重要
可变	吸烟	治疗相关行为
不可变	高脂饮食、暴食、缺少锻炼	精神紧张

在确定了目标行为后，应对其进行明确和具体的限定：目标人群——希望行为改变的对象；目标行为——希望改变的行为；程度——希望行为改变到何种程度；何时——开始干预的时间及预期所需的时间。当然，还需注意目标行为是否具有可使用的资源。

（二）环境诊断

环境诊断可按物质环境与社会环境两大类进行诊断。在影响健康问题的环境因素中，有些是个人能力所不能解决的因素，但如果去除或改善这些影响健康的环境因素，则可有效地支持行为的改变或影响健康的结局。环境诊断的任务与行为诊断的方法学类似。其任务包括：

1. 列出引起健康问题的环境因素　区分可改变和不可改变的环境因素。

2. 判断环境因素的重要性　根据环境因素与健康问题的联系强度（如是否造成高发病率、高患病率、高死亡率、高伤残率等）、影响范围和累及人数，判断环境因素的重要性。

3. 判断环境因素的可变性　可通过政策和法规、社会组织、社区基层和群众的意见等，判断各环境因素的可变性。如上述条件不能改变或改变效果甚微的环境因素，则不能列入。

4. 结合重要性与可变性，确定环境干预目标　具体分析方法与行为诊断中确定目标行为类似。

> **案例 5-2C**
>
> 在案例 5-1 中，在前期流行病学诊断基础上，需要从行为与环境的角度出发，找出最可能影响 2 型糖尿病高危人群又相对容易改变的行为因素，并为制订健康教育计划提供依据。
>
> 依据格林模式，请回答以下问题：
> 1. 需要做哪种类型的诊断？
> 2. 结合案例内容，分析诊断内容及结果。

四、教育与生态诊断

教育与生态诊断（educational and ecological diagnosis）是在明确了影响健康问题的目标行为基础上，进一步对引起该行为或行为群发生及发展的因素和新行为得以持续的因素进行调查和分析，从而为制订健康教育干预策略提供基本依据。影响行为发生及发展的因素复杂多样，涉及的因素可分为倾向因素（predisposing factors）、促成因素（enabling factors）和强化因素（reinforcing factors）三类。

1. 倾向因素（predisposing factor）　是目标行为发生及发展的主要内在基础，是指个人在建立目标行为之前已经存在的影响因素或前置因素，即行为改变的理由或动机。倾向因素既包括个人的知识、信念、态度、价值观、自我效能等，也包括行为动机和意向等，如高血压预防知识、对戒烟的态度、家庭测量血压、糖尿病自我管理效能等。倾向因素可能是趋向有利健康的行为或是不利于健康的行为。如个人认同吸烟是肺癌的重要危险因素，则其可能就会倾向于采取戒烟的行为；反之，个人认为吸烟是社会交往的一种方式，则其可能就会继续吸烟。

2. 促成因素（enabling factor）　是指使行为动机和意向得以实现的因素，即实现或形成某种行为所必需的技能、资源和社会条件。促成因素包括实现目标行为改变或建立新行为的技能、医疗卫生服务、健康信息、医务人员、医疗费用、交通运输、相应的政策法规等实现行为改变的相关资源。如家庭自测血压的技能、社区卫生服务、公共场所戒烟的规定。

3. 强化因素（reinforcing factor）　是在行为发生之后提供持续的回报或为行为长期维持提供的激励。强化因素既包括家人、朋友及医务人员的赞扬、鼓励、支持等，也包括自己对行为后果的感受，如运动后身体的舒适、减肥成功后感受到的自身愉悦。

为选择适当的干预策略，教育与生态诊断过程中需要融合不同的行为理论作为指导。通常个体层面的理论适合于分析倾向因素；人际层面的理论适合于分析强化因素；人群和社区层面的理论适合于分析促成因素（表 5-2）。

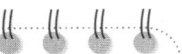

健康教育

表 5-2 PRECEDE-PROCEED 模式作为应用行为理论的框架

不同水平的行为理论和原则	PRECEDE-PROCEED 模式的不同阶段				
	第一阶段 社会诊断	第二阶段 流行病学诊断	第三阶段 行为与环境诊断	第四阶段 教育与生态诊断	第五阶段 管理与政策诊断
社会层面					
参与及适宜性	✓	✓	✓	✓	✓
社区组织	✓		✓		
组织改变				✓	✓
创新扩散				✓	✓
人际层面					
社会认知理论			✓	✓	
成人学习				✓	
人际交流				✓	
个体层面					
健康信念模式				✓	
阶段变化理论			✓	✓	
理性行为理论				✓	
计划性行为理论			✓	✓	
信息处理				✓	

案例 5-2D

案例 5-1 中，在明确了影响 2 型糖尿病的目标行为基础上，尝试调查和分析进一步引起该行为或行为群发生及发展的因素和新行为得以持续的因素，为制订健康教育计划提供更可靠的依据。

根据格林模式，请回答以下问题：
1. 需要做哪种类型的诊断？
2. 结合案例内容，分析诊断内容及结果。

五、管理与政策诊断

管理与政策诊断（administrative and policy diagnosis）是分析组织机构内可能促进或干扰健康促进项目的政策、资源和设备。

（一）管理诊断

管理诊断的核心内容是组织评估和资源评估。

1. 组织评估 包括以下内容。①组织内分析：如有无健康教育机构，该机构是否为专业机构，有无项目实践经验和组织能力等；②组织间分析：包括健康教育项目与本地区卫生规划的关系、政府卫生行政部门对健康教育的重视程度和资源投入状况，本地区其他组织机构参与健康教育项目的意愿和现状、社区群众接受和参与健康教育或健康促进的意愿和现状、社区是否有志愿者队伍等。

2. 资源评估 是对实施健康教育与健康促进的资源（如人力资源、物力资源、财力资源）进行分析。例如，人力资源包括开展健康教育活动所需的卫生技术人员、教师、行政人员、自愿参与活动的积极分子、对目标人群有一定影响力的人等，主要分析他们是否具备基本的实施计划的能力，能否正确领会计划内容及操作要求，是否有能力对计划进行管理、监测、评价等。

（二）政策诊断

政策诊断主要是审视健康教育项目地区现有政策情况。如有哪些国家规划或地区现行政策与项目的干预方案有关联，有无与项目计划目标相一致的支持性政策，该政策是否完善等。

> **案例 5-2E**
>
> 在案例 5-1 中，该护士经过前期各项诊断后，接下来需要分析组织机构内可能促进或干扰健康促进项目的政策、资源和设备。
> 根据格林模式，请回答以下问题：
> 1. 需要做哪种类型的诊断？
> 2. 结合案例内容，分析诊断内容及结果。

（彭思敬）

第三节　健康教育需求评估资料收集与分析

健康教育项目涉及目标人群健康需求评估、社区诊断、效果评价等，这些都需要通过科学合理的方法，更加准确、系统地收集和分析健康诊断资料，从而得出更加真实、可靠的结果，为健康教育的计划和实施提供科学的依据，以有效地进行目标人群的健康教育诊断，保证健康教育项目整体顺利进行。

一、资料收集

在健康教育项目需求评估中，经常运用社会学、流行病学、心理学的各种资料收集方法。资料收集一般采用定量调查和定性调查研究方法相结合的方式。

（一）定量调查

定量调查（quantitative research）是进行健康相关研究和社会学研究最常用的一类研究方法，主要解决"是什么"的问题。研究者通过定量调查研究方法可以对研究特定人群的健康相关问题，如健康相关行为、生活满意度、发病与患病情况等进行量化测量，从而对该类人群的主要健康问题、健康相关行为及影响因素在人群中的分布情况进行评价，为制订切实有效的健康教育与健康促进策略和干预目标提供依据。定量调查常用的资料收集方法有问卷调查法。

问卷调查法是在对人群健康的知、信、行和卫生服务需求与利用的调查和研究过程中，使用自编问卷或成型量表进行资料收集。问卷或量表能对众多调查对象进行标准化的调查，以确保资料分析的效率和质量。

调查问卷也称调查表，是进行健康教育现场调查的一种基本手段，是常见的资料收集方法，一般分为访谈问卷法、自填问卷法或统计表法。

1. 访谈问卷法 访谈问卷的使用者是调查员，由调查员根据问卷内的条目对调查对象提问，再由调查员根据调查对象的回答填写问卷。访谈问卷分为结构式和半结构式。为获取访谈问卷所需要的资料，调查员与调查对象直接对话，可以面对面访谈，也可以电话访谈。

2. 自填问卷法 是由调查对象自己完成问卷填写的资料收集方式，这种方式在健康教育现场调查中最为常用。需要调查对象在规定时间内完成问卷并交回，根据调查问卷的内容和调查目的，问卷可当时回收，也可在计划时间内回收。随着科技的进步，信函邮寄、电子邮箱、网络以及其他新媒体技术越来越广泛地被应用到问卷调查中。

3. 统计表法 统计表是由调查员对收集的资料进行整理时所使用的表格。

知识链接

某市城镇居民健康管理需求情况调查（部分）

女士/先生：

您好，本问卷由×××医院联合×××社区卫生服务中心共同制作，旨在更深入地了解您对健康管理的认知和需求情况，使社区卫生服务中心能更好地保障您的健康。问卷采取匿名的形式，保障您的个人隐私，敬请您认真、仔细、如实、全面地填写问卷，在符合您情况的选项前的□里打"√"。

1. 请您评估一下自己的健康状况
   □非常好 □好 □一般 □差 □很差
2. 您每隔多长时间进行一次全身体检
   □3年以上 □1~2年 □半年 □从未体检
3. 您是否参加过社区举办的健康教育活动
   □是 □否
4. 您在日常生活中会从哪些方面维护您的健康（多选）
   □饮食 □运动 □购买健康保险 □就医 □从不注意 □其他
5. 您是否进行自我健康管理
   □是 □否

自我健康管理：在生活中能够对自身的健康状况以及影响健康的因素进行分析和评估，能够主动寻求健康咨询和指导，采取就医治疗、改变不良生活方式、适量运动或合理营养等方法进行自我健康维护。

6. 您认为健康投资是否重要（包括健康保险、健康教育、运动、保健、养生等消费）
   □非常重要 □重要 □不重要 □不知道
7. 您每个月愿意花____元在健康投资上
8. 您是否愿意购买健康保险
   □是 □否

（二）定性调查

定性调查（qualitative research）是与定量调查相对应的研究方法，主要解决"为什么"的问题，侧重于探究运用定量调查研究不容易了解的问题，或不需要获得确切数据的问题。定性调查常用的资料收集方法包括观察法、访谈法、参与式快速评估、专题小组讨论和选题小组工作法。

1. 观察法（observation method） 指研究者根据一定的研究目的、研究提纲和（或）观察表，用自己的感官和（或）辅助工具（如摄像机），直接观察被研究对象，从而获得调查资料的方法。一般需要研究者深入研究对象的生活环境，观察其生活环境、行为因素。

2. 访谈法（interview method） 也称访问法或谈话法，是指通过研究者与研究对象的直接对话收集事实材料的一种调查方法。

（1）根据不同的标准分类

1）根据研究者对访谈结构的控制程度分为结构式访谈、开放式访谈和半结构式访谈。

2）根据访谈规模分为个别访谈和团体访谈。

3）根据正式程度分为正规访谈和非正规访谈。

4）根据研究者与研究对象接触方式分为直接访谈和间接访谈。

5）根据访谈的次数分为一次性访谈和多次访谈。

研究者根据研究目的选择不同的访谈方式进行资料收集，可以是不同分类方式的组合。

（2）访谈资料收集步骤

1）制订访谈提纲和问题：研究者在访谈前，根据研究目的和理论假设，准备详细的访谈提纲，并将其具体化为一个个简明、清晰、能够被研究对象正确理解的访谈问题，访谈问题以开放式问题为主。

2）取得访谈对象的基本信息和获得支持：访谈前，尽可能收集有关访谈对象的基本资料，了解其经历、性格、地位、职业、专长、兴趣等。与访谈对象联系，取得访谈对象的信任和合作。

3）计划访谈的方式和进度：充分沟通，事先安排访谈行程，合理安排访谈者、访谈对象、访谈日期及时间，充分尊重和考虑访谈对象的利益，以获得较好的访谈效果。

4）准备访谈工具：访谈前充分了解访谈内容所涉及领域的相关知识，准备相关材料，如访谈记录表（访谈记录本）、相关证明材料、证件、录音机、录音笔及摄像机等。

5）实施访谈：按照计划进行访谈并做好访谈记录。

6）访谈资料的分析：根据研究目的翔实地分析访谈记录，注意访谈记录的保密，保护访谈对象的隐私。访谈资料仅用于研究目的。

3. 参与式快速评估（participatory rapid assessment） 是一种社会学定性研究方法，其核心思想是直接接触目标人群。在利用小组讨论、个别访谈、观察等方法对目标人群深入了解和理解后，得出有关目标人群认知、情感及其相关问题的描述性资料。此方法比较灵活、省时，其基本步骤如图5-3所示。

参与式快速评估在健康诊断中的主要应用范围有：①了解目标人群健康相关问题的现状及其背景；②了解目标人群对卫生服务的主观愿望，对已有卫生项目的意见与建议，以帮助确定优先项目领域和改善现有健康促进项目；③健康传播材料预试验、问卷预调查等；④补充和深入了解定量研究结果。

4. 专题小组讨论（focus group discussion） 又称为专题小组访谈、焦点团体讨论和典型

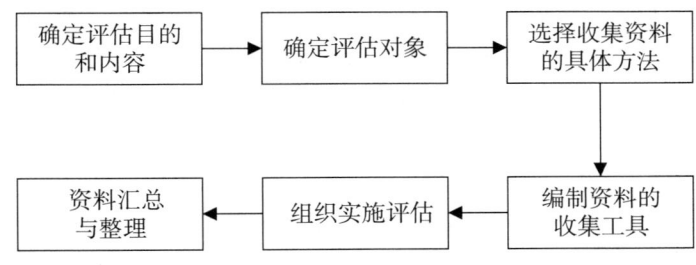

图 5-3 参与式快速评估的基本步骤

组专题讨论等,也是一种较为常用的定性研究方法。专题小组讨论是指从某一特定目标人群中选择6~12名具有类似背景和经验的人组成一个小组或讨论组,在主持人的引导下,就与某一研究议题有关的话题进行深入、自由、自愿的讨论,能够在相对较短的时间内直接听取目标人群的意见和反馈。在健康教育诊断中专题小组讨论主要用于健康教育需求评估、健康教育与健康促进干预方法的选择、健康传播材料预试验、健康教育和健康促进项目过程性评价和效果评价等。

专题小组讨论收集资料的步骤如下。

(1) 拟订讨论提纲:研究者根据研究目标制订讨论提纲,并将提纲编成一系列自然、简明、单一的开放性问题,按敏感性从弱到强,逻辑上由浅入深的顺序排列。

(2) 选择小组成员:根据信息收集的要求和人员的可及性,采用同源抽样和标准抽样的方法选择小组成员。同源抽样是指抽取目标人群中具有相同特征的人员。标准抽样是指抽取的对象满足研究人员所指定的标准。

(3) 选举主持人:主持人应具备良好的人格特征,善于观察和倾听,严守中立,具备获取专题小组讨论真实可靠信息的技巧等。

(4) 整理与分析资料:逐字逐句转抄专题小组讨论的录音资料和现场观察记录,找出小组成员主要观点和态度,对相同问题归类并做出频数分布图表。

优点与不足:专题小组讨论的主要优点是在较少样本量和花费的情况下,可以获得丰富而深入的资料,同时主持人还能科普某方面的健康知识。主要不足为小组成员不是概率样本,资料收集比较繁琐,且带有明显的主观性。

5. 选题小组工作法(nominal group process) 是一种确定优先项目,或者选择优先干预活动的方法。

(1) 明确选题:明确调研目的,并选出一个人担任小组主持人。主持人要求有良好的沟通和组织能力,观点中立。

(2) 选择小组成员:选择对调研目的相关问题较为了解的8~10人作为小组成员。

(3) 罗列健康问题:每一位成员根据自己的判断罗列5~10个(数目可以自行确定)主要健康问题。

(4) 循环报告:按小组成员每人一次报告一个问题的原则进行问题的循环报告,主持人公开记录,对重复问题进行标记。

(5) 澄清罗列问题:主持人带领小组成员对每一个问题进行澄清,使每一位小组成员都能准确地理解所罗列的每一个问题的含义。

(6) 问题选择、赋分:每一位小组成员根据自己的判断,从所罗列的问题中选择出自己认为应该优先解决的5~10个问题(数目一般与最初罗列的问题数目一致),并按优先顺序从7到1赋分。

(7) 综合统计:将每一位小组成员对各个问题的赋分标在问题之后,并求和,得到每个健康问题的优先程度得分,再依据得分高低排序,最终确定优先问题。

健康教育项目需求评估的调查中需注意伦理道德问题,应按照《赫尔辛基宣言》中规定的要求,通过知情同意,告知调查对象调查的目的和内容,征得调查对象同意,并在知情同意书上签字,对调查对象的个人隐私和提供的相关信息加以保密,保护调查对象的利益。

二、资料分析

收集的资料必须经过科学的分析,才能得出正确的结论。资料分析是通过收集的资料对研究对象的属性进行考察,以把握事物的本质特征、功能和规律性,并对研究对象做出正确的解释和结论。根据资料性质的不同,资料分析方法可以分为定量资料分析和定性资料分析两类。

（一）定量资料分析与表达

1. 资料整理 将数据资料通过专业数据整理和统计软件，如 Epidata、Excel、SPSS，进行编码、录入、归类，便于后续统计分析。

2. 资料分析 定量资料是指以数据形式表现的资料，采用定量分析（一般指统计分析）的手段进行信息分析，按性质可分为描述性和推论性统计分析；按变量多少可分为单变量、双变量和多变量统计分析。

（1）描述性统计分析：是对调查总体所有变量的有关数据做统计性描述，主要包括频数分析、数据的集中趋势分析、数据离散程度分析、数据分布分析以及一些基本的统计图形。健康教育诊断中用于分析目标人群的指标主要包括卫生知识知晓率、卫生知识得分分布、患病率、健康行为发生率及健康结局发生率等。

（2）单变量分析：用于揭示某一变量与另一变量间的关系，例如文化程度与健康生活方式之间的关系、不同性别饮酒情况的差别等。

（3）多变量分析：当某变量受多种因素影响且各因素之间也互相影响时，单变量分析无法控制影响因素之间的关系，通常采用多变量线性回归、Logistics 回归等方法，在控制影响因素后，分析影响研究变量的因素。例如是否吸烟、是否发病、是否发生再次入院、是不是用药依从性的影响因素和高血压发生的危险因素等。

3. 资料表达 定量资料分析结果一般按照一定的逻辑关系通过语言描述、统计表、统计图等形式表达。

（二）定性资料分析与表达

定性资料整理主要是对访谈和观察的内容进行文字还原，再通过归纳、模式、理论、概念、不断比较等方法对访谈和观察的内容进行描述，对笔记资料进行主题提炼的过程。

1. 定性资料分析步骤

（1）初步分析：①阅读原始资料；②寻找"本土概念"；③编码和归档。

（2）归类和深入分析：①类属分析是在资料中寻找反复出现的现象以及用于解释它们的概念、术语的过程，包括类属要素、要素之间的关系和结构等；②情境分析是将资料置于研究现象所处的自然情境中，按照事件发生的时间顺序对有关事件和人物进行描述性分析。

（3）分析资料的方法：质性研究资料分析可以通过画图、列表、反思笔记，运用直觉和想象、比喻、类推、阐释循环等方法，进行描述、解释或归纳。

2. 定性资料表达 通过小组讨论、访谈、观察等方法获取的质性资料可以通过以下方式表达。

（1）描绘地图：绘制地区地图，清晰确认诊所、水源、疫源地等与人群健康密切相关的事物的地理位置和分布，帮助确定各种资源的覆盖半径和问题影响范围。

（2）日常活动及时间：以时间表的形式描述目标人群基本的日常活动，从中发现潜在的健康危险因素，确定健康教育干预时间等。

（3）社会大事记：与参与者共同回顾一段时间以来社区发生的重大事件，尤其是与健康相关的事件及这些事件对目标人群健康的影响，帮助理解目标人群健康状况及健康相关行为的形成、发展、变化的历史背景。

（4）问题排序：对目标人群存在的健康问题、健康教育需求进行排序，确定优先项目。

（5）描述性结论：独立或与定量研究结果相结合，深入了解目标人群健康相关行为发生、发展、改变的影响因素等，得出描述性结论或归纳出相应的概念和理论。

总之，定性评估方法侧重于对目标人群健康相关行为的发生、发展、改变的影响因素进行深入探究，为选择适宜的干预方法提供指导。定性与定量研究方法都具有各自的优势与不足，所以在实际健康需求评估工作中要结合使用，以取长补短，才能全面而深入地了解目标人群的健康特征。

（彭思敬）

小结

健康教育需求评估是通过系统的调查分析，发现某地区、某人群健康教育需求，确定可以利用的健康教育资源，为制订健康教育目标、策略提供依据的过程。健康教育需求评估是一个收集资料，对资料进行分析，进而为制订健康教育计划提供依据的过程。在需求评估中，收集资料可以采用的方法包括查阅现有的文献资料，如疾病与健康的统计上报资料、门诊服务统计、以往的调研资料与数据等；定量、定性调查方法，调查某地区、人群的相关资料，如通过问卷调查了解目标人群的特点、对健康问题的认知、行为现状等；小组讨论、个别访谈等方式，定性了解目标人群的社会文化特征、当地环境条件等。健康教育需求评估可为后续健康教育项目的设计奠定基础。

思考题

1. 健康教育诊断PRECEDE-PROCEED模式的基本步骤是什么？
2. 健康教育诊断常用的收集资料的方法有哪些？
3. 简述专题小组讨论的基本步骤。
4. 简述选题小组工作法的基本步骤。
5. 案例分析：某社区在准备"高血压高危人群健康教育干预项目"，你作为项目组成员，主要负责教育和组织评估。请思考：你应该如何全面地评估该社区的情况以满足项目需求评估？

第六章 健康教育项目设计

导学目标

通过本章内容的学习，学生应能够：
◆ **基本目标**
1. 说出健康教育项目设计的意义、原则和步骤。
2. 复述确定优先项目的原则。
3. 解释确定优先健康问题的主要方法。
4. 解释健康干预策略的主要内容。

◆ **发展目标**
在教师的指导下，了解某社区健康教育需求，并制订一份针对某特定人群的健康教育计划书，如有条件，在社区具体实施并评价项目。

◆ **思政目标**
关注健康教育学科发展中的重要卫生事件，理解健康教育在生命科学中的地位及作用，建立科学价值观，更好地认识以人为本的学科本质。

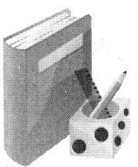

案例 6-1

某区常住人口总数约为254万，2019—2021年60岁及以上老年人体检数据显示高血压患病率为64.58%，且呈现逐年上升趋势。近年来，慢性心血管疾病的发病率和致死率不断上升，其中71%的脑卒中和54%的心肌梗死患者死亡是由高血压造成的，高血压是导致心血管疾病发生的首要杀手。显然高血压已成为该区老年人的多发疾病，预防和控制老年人高血压已成为该区慢性病管理的重要任务。该区疾病预防控制中心拟联合当地多家社区卫生服务中心、中心医院及人民医院等机构，针对老年人高血压开展健康教育干预活动（本章简称"高血压健康教育干预"）。

请回答：
1. 该区在进行高血压健康教育干预项目设计时应遵循什么原则？
2. 该健康教育干预项目设计的基本步骤有哪些？

第一节 概　述

健康教育项目是一项复杂的系统工程，涉及目标人群的生命准备、生命保护和晚年生命质量的各个阶段，内容涵盖促进健康、预防疾病、控制影响健康的各种危险因素，以及政策和组织机构等众多领域。因此，每项健康教育与健康促进活动无论周期长短，都必须有科学的、周密的项目设计。

健康教育项目设计（health education program planning）是在需求评估的基础上进行具体项目内容设计并制作计划书的过程。这一过程需要结合健康教育需求评估阶段对社区、人群的健康教育需求和开展健康教育的资源有充分了解的基础上，科学确定健康教育项目的目标、内容、干预策略及实施中可能涉及的具体环节。

一、健康教育项目设计的意义

一项完整的健康教育项目包括设计、实施与评价三个有机组成部分，且三者之间是相互制约、密不可分的整体，从而保证对某一目标人群的行为干预有针对性和有效性。项目设计是指个人或组织机构根据实际情况，通过科学的预测和决策，提出在未来一定时期内所要达到的目标及实现这一目标的方法、途径等所有活动的过程。健康教育项目设计是整套健康教育项目的纲要，它基于研究目标人群有关健康问题及其特征形成该问题的理论假设、提出解决该问题的目标和为实现这些目标所采取的一系列具体方法、步骤和策略。

健康教育项目有多种类型和不同内容，从资金、实施范围、涉及人群数量来看，规模有大有小，既可以是全国性项目，也可以是针对某地区、某一人群的小型项目。健康教育项目设计的意义主要体现在：

（1）项目设计是科学管理的体现，有利于根据社会需要和主观及客观条件选择优先项目，并从一系列可行的策略和措施中做出最优选择，把有限的资源用于解决主要问题。

（2）项目设计能明确目标和工作方向，指导和协调各有关部门和人员共同行动。

（3）项目设计是实现目标的行动指南，是协调纲领，也是评价效果的标尺。

二、健康教育项目设计的原则

项目设计有利于选择优先项目，明确目标和工作方向，指导和协调各有关部门和人员共同行动，提高资源的利用效率，既是科学管理的体现，又是实施的基础，同时又为科学的评价提供量化指标。健康教育项目设计应当遵循以下原则。

1．目标原则　健康教育项目设计必须坚持以正确且明确的目标为导向，包括明确的总体目标（或远期目标）和可行的具体目标（或近期目标）。总体目标是指宏观的、计划理想的最终结果。如"一项青少年控烟项目"，其总体目标可以设定为"造就不吸烟的下一代"；具体目标则是切实可行的、量化的、可测量的指标，如提高青少年对烟草危害健康知识的知晓率，降低青少年吸烟率。

2．整体性原则　健康教育与健康促进是整个卫生事业发展系统中的一个子系统或一个专项，在设计健康教育项目时，首先要和整个卫生事业发展规划协调一致，围绕卫生保健工作总目标展开，以健康为中心，明确公众健康发展的需求，解决居民健康问题。健康教育项目设计要体现出整体性和全局性，目标要体现社会长远发展对健康的需求，同时全面理解和考虑健康教育项目本身。如"人人享有卫生保健"就是卫生保健的宏伟目标，健康教育项目设计必须服务于此目标，考虑整体性的观念。

3. 前瞻性原则 项目设计应当是面向未来的,计划的制订和执行都应考虑长远的发展和需求。健康教育项目设计要体现一定的先进性,要预测未来和把握未来。同时,项目设计要考虑人群需求、社会资源、环境条件的长远变化。如果项目设计的目标要求过低,将失去计划的激励功能。

4. 灵活性原则 项目设计要留有余地,应能包容实施过程中可能发生的变化,并制订基于过程性评价和反馈问题的应对策略、计划修订指征,根据实际情况进行适当的计划修订,以保证计划的顺利实施。

5. 可行性原则 健康教育项目设计要从实际出发,根据当地的实际情况,因地制宜进行。在项目设计中,要借鉴历史和其他项目的经验与教训,做细致周密的调查研究,尽可能地预见到实施计划过程中可能发生的情况,并结合目标人群的健康问题、知识水平、经济状况、风俗习惯、宗教信仰等制订计划,确保健康教育与健康促进计划符合对目标人群的需求。

6. 参与性原则 健康教育活动需要广泛动员相关组织和目标人群积极参与,如项目涉及的社区干部、群众,社区群众要在项目设计早期(即健康教育需求评估阶段)参与项目设计过程,使目标和计划的制订更加有的放矢,符合目标人群的特点和需求,以得到目标人群的支持,扩大宣传,使健康教育工作顺利开展,达到预期效果。

三、健康教育项目设计的步骤

健康教育项目设计前需要做大量的调查研究,分析相关需求信息,找到需要优先解决的问题,并针对这些问题找寻其相关因素,然后制订出相应的实施、干预计划。健康教育项目内容、目标等虽然各不相同,但健康教育项目设计的方法和步骤大致是相同的,可遵循图 6-1 所示的 7 个步骤。

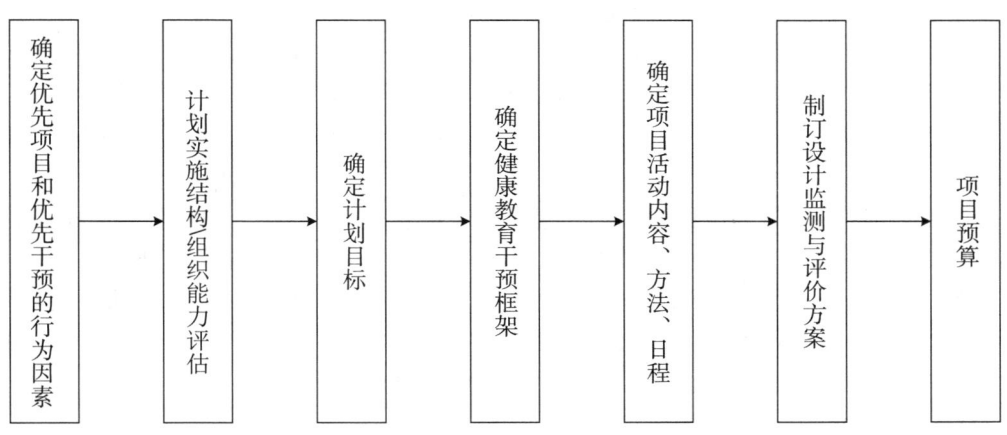

图 6-1 健康教育项目设计的步骤

在健康教育实践中,人们逐渐形成了有关健康教育项目设计的思维逻辑和系统工作模式。目前国内外应用最广、最具权威性的是由美国著名学者劳伦斯·格林(Lawrence W. Green)提出的 PRECEDE-PROCEED 模式(图 5-1)。该模式既是一个应用广泛、发展成熟的规划制订模式,又是一个能综合应用各种行为改变理论来取得最大干预效果的组织框架。PRECEDE-PROCEED 模式有两个特点:一是从"结果入手"的程序,用演绎的方法进行推理思考,即从最终的结果追溯最初的起因。也就是说,在项目设计之前先问"为什么"要制订该计划,然后再问"如何去进行"该计划,避免以主观猜测去代替一系列的需求评估;二是考虑了影响健康的多重因素,即影响行为与环境的社会因素。

另外,健康社区 2000 模式(health community 2000 model)也是用于健康教育与健康促进项目设计的理论模式（图6-2），可简明地反映开展社区健康教育与健康促进工作的基本程序与步骤，供研究者和实践者参考。

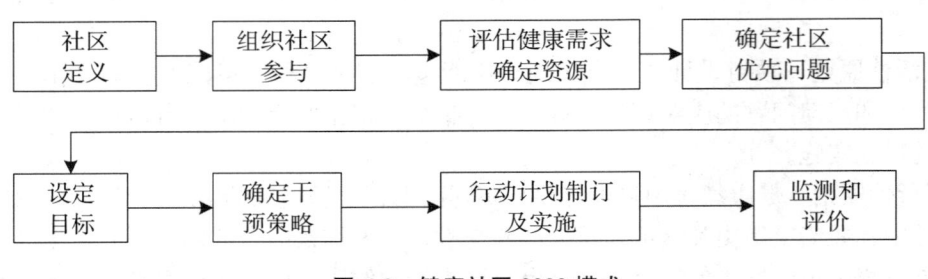

图 6-2 健康社区 2000 模式

（王克芳）

第二节 健康教育项目设计的要素

一、确定优先项目

根据需求评估情况，开展需求分析，并依据对人群健康威胁的严重程度排序，确定优先解决的健康问题。受某疾病或健康问题影响最大、最严重，处在健康危险状态的群体，就是健康教育优先干预的目标人群。选择重要且可变性大的行为作为干预行为。明确优先项目的核心是群众最关心、最迫切、干预最有效、成本效益最好的问题。具体来讲，需要考虑以下问题：①要解决哪些健康问题；②主要针对谁（目标人群）开展干预；③目标人群有哪些特点（年龄、文化程度、经济条件、健康状况等）；④目标人群需要哪些有针对性的知识和行为建议；⑤目标人群是否接受推荐的行为；⑥哪些因素会阻碍目标人群采纳健康行为；⑦哪些措施可以促进目标人群发生态度和行为的转变。确定优先项目主要包括以下两个方面。

1. 确定健康问题 从分析目标人群的健康状况和生命质量入手，明确该人群面临的问题，并找出该人群当前需要优先解决的健康问题，为健康教育项目的设计提供依据。

2. 确定优先干预行为 明确优先干预的健康问题后，就应该确定与该健康问题密切相关的、可干预的优先目标行为。对与该健康问题密切相关的行为问题进行分析，从众多的相关行为中选择具有特异性、预期可改变的关键行为作为干预的目标行为。

（一）确定优先项目的原则

对目标人群存在的健康问题做出全面了解，是选择优先解决健康问题的必备条件。众多的社会需求往往互相关联，一项优先的需求满足后往往可以解决多个问题。确定优先项目一般遵循以下4项基本原则。

1. 重要性原则 是指选择涉及面广、受累人群比例大、发生频率高、对目标人群健康威胁严重，对社会经济发展、社会稳定影响较大，发病率或致残、致死率高，后果严重且居民关心的健康问题。一般而言，对人群有重要影响的疾病或健康问题最值得关注，对疾病或健康问题贡献大、可变性高的行为对于改善疾病或健康状况最有意义。

2. 有效性原则 是指选择通过健康教育干预，能有效地促使其发生可预期的改变，即选择干预措施简便，具有可行性、易为目标人群接受、有明确的客观评价指标的健康问题。从项目资源、政策、环境条件、项目时间等方面分析优先项目和优先行为进行干预的有效性。如项目便于执行，现有的资源、环境、政策能够支持干预活动的实施，其成本效益就好。

第六章 健康教育项目设计

3. 可变性原则 指该行为是疾病或健康问题的主要原因，又具有较大的可变性；该疾病或健康问题的危险因素存在有效的干预方法，通过健康教育干预，能有效地促使其发生预期改变的疾病或健康问题或行为问题。

4. 可行性原则 指易于接受、便于执行、客观可评、长期随访。具体指项目易为目标人群所接受，便于执行，有客观的评价指标或定量测定效果的方法，能够系统、长期地随访观察。可以通过分析社会以及政策对干预的支持力和有利条件，包括领导的支持，社会相关部门的配合，人力、物力、技术资源的条件，特别是经济资源的可利用情况，来评判其可行性。

（二）确定优先项目的方法

确定优先项目的目的在于真实地反映社区存在的个体最关心的健康问题，以及各类特殊人群存在的特殊健康问题，决定最重要、最有效、所用人力和资金最少而能达到最好成本效益的项目。在众多的健康需求中，确立优先项目要综合考虑重要性、可变性、可行性、有效性，此外还包括社区效益，如增加收益或节省开支；对个体未来健康和社会整体人群健康素质的潜在效益；公共关系的潜在效益，如提高精神文明和改善社区环境面貌；激发个体自觉参与的积极性等。优选四格表是确定优先项目的常用工具，将待选问题按照重要性和可变性填入四格表，处于第一格的为最优选择项目，如图6-3所示。

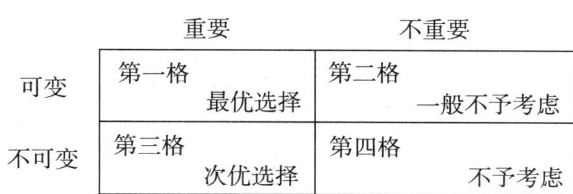

图6-3 项目优选四格表

案例 6-2A

在案例6-1中，请结合所学知识，试分析该区高血压健康教育干预项目中可能的健康问题及影响因素。

知识链接

开发中医药特色治疗，深化中医文化内涵

由于中医药在改善临床症状的同时具有控制血压的作用，许多高血压患者愿意寻求中医药治疗。然而，目前中医药治疗高血压尚缺乏高质量临床证据，尚未得到国内外同行广泛认可。针对上述研究难题，中国中药协会药物临床评价研究专业委员会组建中医理论-心脑中西医临床-方法学多学科研究团队，从2012年开始立项进行顶层设计与方案研究，2015年由17家全国中西医临床研究机构共同参与，北京某药物临床研究评价中心负责实施，启动了"松龄血脉康胶囊与氯沙坦钾片对照治疗原发性高血压（1级）随机、双盲双模拟、多中心临床研究"。

2022年2月，美国心脏协会（AHA）官方期刊 *Circulation* 子刊（*Circulation：Cardiovascular Quality and Outcomes*）在线刊载了题为"Efficacy and Safety of Chinese Herbal Medicine Compared with Losartan for Mild Essential Hypertension：A Randomized, Multicenter, Double-Blind, Noninferiority Trial"的临床研究论文，为中医药治疗原发性高血压增添了高质量临床证据。研究成果获国际权威期刊认可。

二、制订计划目标

当优先项目确定后，就需要确定该项目的目的和目标。目的和目标是制订计划与效果评价的依据。目的（goal）是指在执行某项计划后预期达到的最终结果，是宏观性、远期性的，一般用文字概括表述，是一个总体的努力方向。目标（objective）是目的的具体体现，用具体指标描述，目标要求具有可测量性。

（一）总体目标

总体目标指执行某项健康教育项目预期应达到的理想的影响力和效果，通常指的是远期的、较为笼统的和不需要量化的效果。

（二）具体目标及其分类

1. 具体目标　项目的具体目标是为实现总体目标而设计的具体的、量化的指标，即为了实现总体目标而需要取得的各阶段、各方面、各层次的结果。具体目标一般按照"4W2H"要求进行设计（表6-1）。也有学者提出具体目标设计的SMART原则，SMART由下列5个英文单词的首字母所组成：special（具体的）、measurable（可测量的）、achievable（可完成的）、reliable（可信的）、time bound（有时间性）。SMART原则从另一个层面明确了健康教育项目的目标应有具体的、可测量的、可完成的、可信的以及有时间性等要求。

表 6-1　具体目标设计的要求及其含义

设计要求		含义
4W	Who	目标人群是谁
	What	实现什么样的变化
	When	计划在多长时间内实现这种变化
	Where	计划在什么范围内实现这个计划
2H	How much	变化程度有多大
	How to measure it	如何测量这种变化

案例 6-2B

根据案例6-1中的高血压健康教育干预项目设计背景，请结合具体目标设计的要求，试设计高血压健康教育干预项目的具体目标。

随堂测 6-2

2. 具体目标分类　健康教育的具体目标一般分为教育目标、行为目标和健康目标三类。

（1）教育目标：改变内容为影响健康相关行为的因素，如卫生保健知识、信念、态度、价值观、行为技能等方面的改变目标。

例如执行该计划1年后，某项目学校达到的教育目标：

1）知识方面：80%以上的青少年能说出3项以上吸烟对健康的危害。

2）态度方面：75%以上的青少年更喜欢与不吸烟的人交朋友。

3）技能方面：60%以上的青少年学会如何拒绝第一支烟的技巧。

（2）行为目标：健康教育与健康促进计划预期改变的内容为健康相关行为，通常用某行为的发生率、改变率表示。

例如执行该计划1年后，某项目学校达到的行为目标：60%的青少年吸烟者成功戒烟；

70%的青少年能劝阻家人不吸烟。

（3）健康目标：一般指人群健康状况的改变目标，如疾病有效控制率、目标发病率和死亡率。从执行健康教育与健康促进计划到目标人群健康状况的变化，往往会是一个长期的过程。因此，健康目标的选择取决于该计划的性质、持续时间和可能在执行期间产生的健康效应。

例如，一个社区慢性病健康促进项目的中、长期目标（5年、10年）采用高血压患病率、糖尿病发病率等指标是适宜的。对于一个短期计划来说，并非必须制订健康目标，且短期的健康目标的变化不一定能全部归因于健康促进项目的实施。

案例 6-2C

根据案例6-1中的高血压健康教育干预项目设计背景，请结合具体目标的分类，确定高血压健康教育干预项目的目标。

三、确定干预策略与措施

健康教育干预策略的确定是整个干预过程的灵魂，合理、可行的策略设计能从根本上保障预期结果的实现。干预策略的制订是在社区评估、确定优先项目以及制订计划目标基础上的关键步骤。

（一）确定目标人群

目标人群（population of interest）指的是为了实现总体目标特别需要关注的人群，或健康教育项目干预的对象或特定群体。那些受疾病和健康问题影响最大、最严重的群体，一般就是健康教育干预的特定目标人群。根据目标人群与行为的关系，健康教育的目标人群通常可以分为以下3类。

1．一级目标人群 指项目的直接受益者，具体指预期接受健康教育后将直接采纳健康行为的人群。项目目标将最终通过该类人群的行动来实现。

2．二级目标人群 指对一级目标人群有直接影响的人群，或能激发和加强一级目标人群行为和信念的人群，往往与一级目标人群关系密切，如卫生保健人员、有关行政领导、朋友。

3．三级目标人群 指对项目的实施和目标的达成有重要影响作用的人群，如决策者、经济资助者和权威人士。

案例 6-2D

根据案例6-1中的高血压健康教育干预项目设计背景，请结合目标人群的分类，确定高血压健康教育干预项目的干预人群。

（二）确定干预策略

确定干预策略（intervention strategy）的目的是根据项目目的（目标）、目标人群特征、环境条件和资源情况等，选择最佳的干预途径、方法、时间及空间和人群组合。策略一般分为教育策略、社会策略、环境策略及资源策略。具体实施往往需要综合运用各项干预策略方能达到目标。

1．教育策略 以增加目标人群卫生保健知识和技能为主要目的，通过健康传播、健康技能培训、行为干预等方法，促进目标人群的行为改变。由于健康教育内容广泛、场所各异，目标人群又有不同的社会特征、心理特点、健康状况以及行为阶段，因此需要采用多种教育策略。通常教育策略可分为以下几类。①信息交流类：人际传播的授课、讨论和咨询；大众传播的报纸、电视、广播、影音以及网络类；个性化传播的小折纸、墙纸、标语、视频光盘等。②技能培训类：技能培训讲座、观摩、示范等。③组织方法类：社区活动、义诊、义务大讲堂等。④新科技类：在线平台直播、人工智能机器人宣讲、大数据可视化分析展览、5G云平台交互等。

2．社会策略 通过社会倡导，让全社会都来关注特定健康问题，营造良好的社会舆论氛围，引导公众的健康理念和行为。发展和运用政策、法律、规章制度，激励目标人群形成并巩固促进健康行为，规范和约束危害健康的行为。例如：①向有关部门提交健康教育报告或做专题汇报；②与当地媒体合作，形成舆论关注；③请领导参加健康教育会议、活动、现场考察等。

3．环境策略 改善目标人群的生活环境、学习环境和工作环境，为目标人群的意识、态度和行为的改变提供支持性环境，包括社会环境和物质环境，促进有益于健康行为的形成和巩固。例如：①对已有健康服务、设施进行完善和改造；②增加服务内容、新建健康服务设施。

4．资源策略 通过动员、筹集、分配、利用社区中有形和无形的资源，立足实际，最大限度地利用已有的资源。

案例 6-2E

根据案例 6-1 中的高血压健康教育干预项目设计背景，请结合健康教育干预策略的分类，分析高血压健康教育干预项目的干预策略。

（三）确定干预场所

健康教育干预场所（intervention setting）是指针对项目目标人群开展健康教育干预活动的主要场所，也是将健康教育干预策略付诸实施的有效途径。健康教育项目的干预活动是否能够得到有效实施，在一定程度上取决于场所是否适宜。常见的健康教育干预场所如下。

1．教育机构 包括幼儿园、中小学学校、高等院校等各级各类从事教育活动的场所。由于儿童、青少年可塑性强，具有同质性且便于组织教育，因此教育机构可以组织系统而正规的健康教育，并且可在其行为形成阶段进行干预。学校是开展健康教育和健康促进的理想场所。

2．卫生机构 包括社区医疗卫生保健机构、医院、诊所、康复机构等，是开展健康教育的重要场所。因为来访者大部分具有较迫切的不同健康需求，因此在卫生机构内实施的健康教育效果往往较佳。

3．工作场所 包括企事业单位、工矿企业等。工作人员面临的工作环境和人际环境一致，又是有组织的人群、有共同的工作目标。在工作场所进行健康教育、行为干预或环境改变具有有利的组织条件。

4．公共场所 包括街道、商场、公园、车站、机场等，具有社会性、公益性和服务性。公共场所人群流动性大、密度高、背景复杂，适合开展对各类人群都具有普遍意义的项目。

5．居民家庭 家庭是组成社会的基本元素，家庭内部成员之间具有特殊的关系，便于相互沟通信息，易于相互影响。

案例 6-2F

根据案例 6-1 中的高血压健康教育干预项目设计背景，请结合常见的健康教育干预场所，试确定高血压健康教育干预项目的干预场所。

四、制订实施与评价方案

（一）确定干预框架

根据前述确定的优先项目、目标人群、项目目标、干预策略和场所，建立项目的干预框架。

（二）确定干预内容

具体的干预内容应依据目标而定，任何一项行为的改变都要先有知识、态度、信念和价值观的转变。因此知识、态度、信念和价值观的教育即为各类健康教育计划内容的共同点。

（三）确定干预方法

根据健康教育计划的目标人群和项目目标，依据健康教育计划实施场所特点，确定目标人群健康教育干预的综合方法。

（四）确定干预日程

日程与项目的技术路线一致，科学的时间进度表有利于项目实施过程的把控以及按时完成各阶段的实施工作。各项活动的时间表可以制成甘特图（表 6-2）。

表 6-2　甘特图（示例）

任务	2021 年 1 月				2021 年 2 月				2021 年 3 月				2021 年 4 月			
	第一周	第二周	第三周	第四周	第一周	第二周	第三周	第四周	第一周	第二周	第三周	第四周	第一周	第二周	第三周	第四周
任务 1		社会动员（文字、语言、图片）														
任务 2			人员培训及发放宣传资料													
任务 3									专题讲座							

（五）确定教育组织网络与工作人员队伍

教育组织网络与工作人员队伍是项目成功与否的关键，必须根据工作需要形成多层次的、有多部门参与的组织网络，参与人员应以专业人员为主体，吸收组织网络中其他部门人员。网络中应包括政府部门、大众传播部门、教育部门、社区基层单位、医疗卫生部门等。参与执行计划的人员应明确职责和权利，并根据工作需要接受培训。

（六）确定经费来源和经费预算

预算是干预经费资源的分配使用方案，预算制订应认真细致、科学合理、节俭并留有余地。明确项目是否已经有相应的经费安排。一般项目的经费来源主要包括财政拨款、科研经费、合作经费等。根据项目计划和相关经费使用规定，分别测算出每项活动经费的开支，通过汇总，列出整个项目的经费预算。主要支出包括工作人员劳务支出、消耗品支出、设备支出、会议培训支出、宣传推广活动支出等（表 6-3）。

表 6-3　项目物资准备及经费预算表

物资准备	经费预算（万元）
健康教育材料设计制作	4.0
人员培训	1.0
电台、报纸宣传	2.0
邀请专家进行讲座、义诊活动	3.0
购置健康教育设备	1.0
体育类、知识类竞赛活动	2.0
合计	13.0

（七）制订评价方案

确定监测与评价计划以及对项目计划的评价是健康教育计划制订的重要和必需的内容。监测与评价始终贯穿项目的各个阶段，目的是控制项目进展状态，保证实现项目目标。

健康教育项目的评价一般要考虑以下几点。

1．科学性　项目计划的目的明确；目标合理；目标和指标体系一致；实施方案和干预框架明确；监督、考核措施及其实施方案明确。

2．针对性　目标人群分类合理；目标体系和目标人群特点一致。

3．可及性　干预方式与方法的目标人群可获得程度与可接受程度。

4．效率性　花费的时间、资金和资源可带来预期效益。

5．公平性　需求和供给达到均衡。

评价意味着在给定情况下，在详细的评估标准基础上进行判断。这种判断应当得出一个合理的结论，并为将来的行动提供有益的建议。健康教育与健康促进实践的发展依赖于评价。评估活动有助于为将来制订计划做出提示，有助于总结健康促进的经验，避免重蹈覆辙。通过评价，能够告知使用其他不同方法和策略的健康促进工作者不同阶段实践的有效性。健康教育有其自身的受众和渠道。只有通过开展针对不同策略和方法的评价，健康教育工作者才能对何时使用何种方法做出更明智的选择。评价中对实践的反思是非常必要的。

由于健康教育评价与项目本身的密切相关性，因此在评价设计中，必须重点把握以下几点内容：①项目所关注的问题及评价的目标，目标确定了健康教育评估开展的范围；②项目评价的标准，标准是用于评价执行的尺度；③资料收集的方法，只有明确了资料收集的范围和方法，才能形成规范、有实践意义的评价；④评价结果的利用者及其期望。

（八）撰写健康教育项目计划书

健康教育项目设计要以计划书的形式呈现出来，这样便于执行团队和目标人群了解该项目，知晓项目目标、任务以及时间进度等。

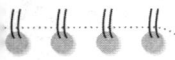

截至 2020 年，我国慢性病确诊患者已超过 3 亿人，慢性病死亡占居民总死亡构成超过 80%。国内外实践证明，社区卫生服务机构在提供安全、有效、快捷、优质、价廉、连续、综合的卫生服务方面具有不可取代的地位。但是传统的健康教育项目设计仍以社区宣传或家访为主，在这种背景下，如何充分利用互联网平台，人工智能、大数据、5G 等技术，有效地融合社区资源，发挥健康教育、健康管理在社区卫生服务中的作用，以降低慢性病患病率，提高人们的健康水平？

小 结

　　健康教育项目设计是在需求评估的基础上进行健康教育项目设计并制作计划书的过程。健康教育项目设计具有双重含义：一是制订健康教育计划，是一个动态的过程；二是撰写健康教育计划书，是制订健康教育计划的产出。

　　要使制订的健康教育项目设计具备科学性、可行性，需要对社区、人群的健康教育需求和开展健康教育的资源有充分的了解和掌握，即需要进行健康教育需求评估，或者开展健康教育诊断，这一过程又称为计划前研究。通过需求评估（或健康教育诊断），可以获得翔实的信息，帮助确定健康教育项目的目标、内容和干预策略。通过健康教育项目设计，可以完善对健康教育需求的评估，为后续健康教育项目的实施提供科学、精准、周全的计划。

思考题

1. 在健康教育项目设计阶段，如何设定总体目标和具体目标？

2. 确定目标人群是健康教育项目设计阶段制订干预策略的重要环节，根据目标与行为的关系，健康教育的目标人群通常可以分为几类？

3. 案例分析：现有一项小组任务"降低农村孕妇死亡率的健康教育项目"，作为成员，你需要对该项目设计中的教育目标、行为目标、相关政策和健康目标提出你的观点，请分别列出对应的目标。

（彭思敬）

健康教育项目的实施与评价

第七章

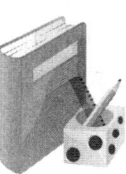 **导学目标**

通过本章内容的学习，学生应能够：

◆ **基本目标**

1．复述 SCOPE 模式的 5 个环节。
2．解释 SCOPE 模式各个环节的主要内容。
3．复述健康教育评价的种类及其定义。
4．解释健康教育评价的指标及其含义。
5．分析影响评价结果的因素。

◆ **发展目标**

综合运用健康教育项目设计、实施和评价知识，以小组为单位完成一次健康教育实践活动，包括项目设计、实施和评价。

◆ **思政目标**

培养人文关怀精神；树立为人民服务的责任感与担当意识，增强护理专业认同感；践行科学追求与创新精神。

案例 7-1

某社区是位于某市某区某街道的一个老旧居民生活区，政府为了提高居民的生命质量，进行了社区环境改造。社区居民 9400 余人，60 岁以上老年人占 34.2%，以小学文化程度为主，居民人均年收入 1.5 万～2.8 万元。社区有 1 个社区卫生服务站，以白天门诊服务为主，无夜间就医条件，且以医疗服务为主；社区每年为居民进行 1 次健康体检；2018 年的一项调查显示，该社区老年人处于衰弱状态的约占 28.5%。针对调查结果，社区公共卫生人员计划开展社区衰弱及衰弱前期老年人的干预活动。

请回答：
1．作为一名社区公共卫生人员，如何实施项目干预活动？
2．请制作一份项目实施进度表。

第一节 健康教育项目的实施

健康教育项目的实施是实现健康教育目标的途径,是按照健康教育项目所规定的方法和步骤组织的具体活动。在完成一项健康教育计划项目之后,应有效地实施健康教育活动,使项目的目标得以实现,以获得预期的效果。健康教育项目的实施是健康教育的主体工作,也是健康教育工作的重点和关键。

一、概述

健康教育项目的实施过程涉及很多方面,需要理论的指导才能避免盲目性,保证实施工作各个步骤的科学性。

(一)健康教育项目实施的 SCOPE 模式

SCOPE 模式是实施工作的有效理论指导,将实施工作归纳和总结为以下 5 个主要环节:制作实施的时间表(schedule)、实施活动的质量控制(control of quality)、建立实施的组织机构(organization)、组织和培训实施的工作人员(personnel)、配备和购置所需的设备和材料(equipment and material)。该模式是对复杂的健康教育项目实施活动的概括,也向健康教育工作者提示了做好健康教育项目实施工作的关键和要点。该模式如图 7-1 所示。

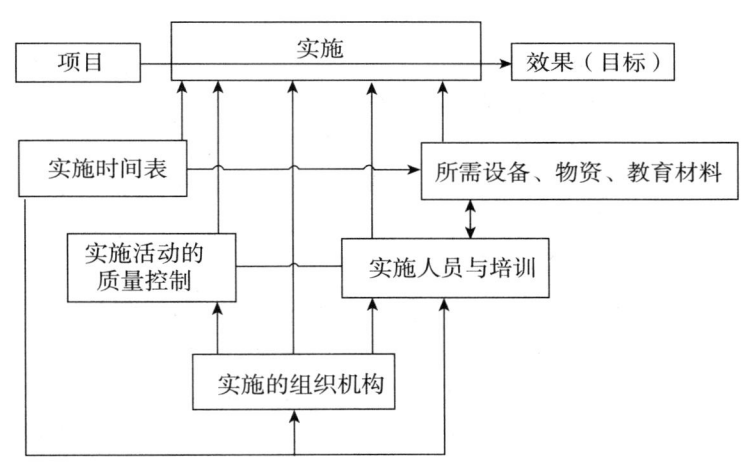

图 7-1 健康教育项目实施的 SCOPE 模式

(二)健康教育项目实施的基本步骤

任何一项健康教育项目都应该以调查研究为基础。通过调查研究,可以明确与健康教育项目相关联的健康行为和影响健康行为发生、发展的因素,明确目标人群的特点和目标地区的社会环境和可利用的资源等。健康教育项目实施的主要步骤包括:

(1)制作项目实施进度表。
(2)开展社会动员和建立项目组织管理机构。
(3)培训项目实施人员。
(4)实施项目干预活动。
(5)开展项目质量控制。

二、制作项目实施进度表

健康教育干预活动的实施是按照计划要求开展各项干预活动,以有序和有效的工作去实现目标、获得效果的过程。实施进度表是根据健康教育项目的计划进度,对各项具体工作的时间、地点、内容、负责人及其他事项做出具体安排。实施进度表是各项健康教育活动和措施在时间和空间上的整合,各项干预活动的实施应以进度表为指引,逐步实现阶段目标和总体目标。如果项目计划时间较短,如半年或1年,可将实施工作编制在一个进度表内;如果项目计划时间较长,如2年、3年或更长时间,可按年度或半年度编制整个项目计划的实施进度表。

健康教育项目实施进度表是以时间为引线,整合排列出各项干预活动的内容、工作日数量、工作目标与监测指标、工作地点、经费预算、项目负责人、设备材料等内容的一个综合的计划执行表,表7-1为项目实施进度表的样式。

三、开展社会动员和建立项目组织管理机构

健康教育项目实施的首要任务是建立项目组织管理机构和开展广泛的社会动员。通过社会动员,可提高目标人群参与社区健康教育工作的积极性;建立健康教育项目的领导机构、执行机构和协调机构,扩大现有执行机构的功能,协调各机构的关系,形成统一的、强有力的健康教育促进体系,对项目取得长期良好效果非常重要。

(一)开展社会动员

1. 社会动员的概念　社会动员贯穿于社区健康教育活动的全过程,充分的社会动员是实现社区居民积极参与的前提。

社会动员(social mobilization)是通过采取一系列综合的、高效的策略和方法,动员社会各阶层广泛参与,把健康教育目标转化成满足广大社区居民健康需求的社会目标,并转变为社区成员广泛参与的社会行动,进而实现这一社会健康目标的过程。

联合国儿童基金会(UNICEF)将"社会动员"定义为:社会动员是公众广泛参与,依靠自己的力量为实现特定的社会发展目标的大规模的、持久的群众性运动。这一定义强调了社会动员需要人人参与、自力更生和持续性的本质特征。

2. 社会动员的作用　社会动员是健康教育活动的重要策略。通过社会动员,可提高目标人群参与社区健康教育工作的积极性,把健康教育的观念融入社区实际工作中,影响整个社区的行为,从而动员社区资源、强化政策的支持、规划社区健康教育行动、改变社会和环境危险因素、改善社区居民的行为和生活方式,依靠社区自己的力量去实现社区健康目标。社区动员需要做好以下几个方面的工作。

(1)使健康教育项目内容、目标能真实地反映广大社区群众的健康需求。

(2)激发决策者和领导层支持健康促进计划的意愿,并促成相应的政策、法规的制定。

(3)促成社会相关行业、部门为一个共同目标而有效合作,使社区政府部门、非政府部门(非政府组织)和各界群众都能积极主动地参与健康教育活动过程,包括社区健康需求评估、健康教育活动计划、实施与评价。

(4)激发公众的健康需求,调动其参与的意愿和积极性,促使个体获得更多的自我保健信息和技能,并担负起更多的促进健康的责任。

(5)争取人力、物力、财力等社区资源的投入,合理分配,协调利用。

(6)建立强有力的健康教育执行与技术管理体系,获得必要的社会资源,形成有效的健康教育组织机构和工作程序。

(7)建立多学科间的广泛联系,搞好跨部门合作,与相关组织机构形成密切的合作伙伴关系。

第七章 健康教育项目的实施与评价

表7-1 项目实施进度表

实施时间（2021.3—2022.2）	工作内容	负责人员	监测指标	经费预算	设备材料	备注
3月	成立领导小组，工作小组	×××	文件	××	投影仪、电脑	会议地点：某社区卫生服务中心
4月	宣传材料制作	×××	印刷材料	××	电脑	宣传手册
5月	社区志愿者培训	×××	通知、名单	××	教材、教师、教室	培训志愿者200名
6月	社区卫生服务人员培训	×××	通知、名单	××	教材、教师、教室	项目实施社区卫生服务人员
7月—10月	干预活动	×××	活动记录	××	教室、宣传展板、健康教育材料等	多媒体教室
7月—10月	过程性评价	×××	监测报告	××	访谈提纲、调查问卷	访谈、问卷调查
11月	近期、中期效果评价	×××	评价报告	××	调查问卷	问卷调查
12月—1月	远期效果评价	×××	评价报告	××	调查问卷	问卷调查
2月	总结报告	×××	总结报告	××	投影仪、电脑	会议室

3. 社会动员的对象　健康教育项目的实施既要争取各级政府领导的重视和专业人员的支持，又要动员社会各部门和社区居民参与。

（1）社区领导层：领导层具有政治影响力，对大众传播媒介、有限的社会资源等具有优先配置权。政府的承诺、政策配置、媒介支持是实现健康教育目标的重要保证。争取社区各级政府领导对健康教育的重视和支持，是健康教育顺利开展和可持续发展的重要条件，也是健康教育工作成功的关键。各级领导应把发展社区健康教育、改善人民健康和生命质量作为各级政府的职责，从政策上支持社区健康教育活动，将健康教育目标作为当地政治经济发展的一部分，使居民健康与社会经济同步发展。

（2）社会力量：健康问题涉及社会生活的各个方面，单靠卫生部门不可能解决与健康有关的各种问题。健康教育干预计划的实施是一项社会工程，需要多个部门的合作。

社区有关组织、机构、团体是否被动员并参与到项目实施中来，是否和计划执行部门协调行动并提供支持，是关系到计划能否顺利实施、能否获得预期效果的另一个关键。社区基层组织、非政府组织、工商、教育、传媒等部门应在政府协调和项目执行机构的统筹安排下，进行各部门间的协调，明确共同目标和各自的责任。有关团体和个人在合作的基础上，充分发挥各自的优势，创造良好的社区健康教育干预的内、外环境，保证健康教育项目目标的实现。

（3）相关专业人员：专业人员是卫生服务的提供者，而基层卫生工作者是社区健康服务的直接提供者，也是许多健康教育项目工作的具体执行者，其工作态度和行为直接影响居民的保健意识和健康行为。在健康教育工作中，动员广大基层卫生专业人员自觉参与健康教育项目至关重要。例如，社区医务人员负责居民健康的全面维护，与居民建立良好的人际关系，可利用各种机会，以各种形式对服务对象随时进行深入细致的健康教育，促进社区居民健康生活方式的养成。

（4）其他相关人员：如国家机关工作人员、事业单位工作人员、学校教师。他们的积极参与对保证健康教育项目的顺利实施具有重要意义。应根据需要，对参与健康教育工作的各类人员进行多种形式和途径的动员、培训，使其明确健康教育的意义和自己在项目中的职责，更新健康观念，提高健康知识和有关技能水平，以保证健康教育项目目标的实现。

（5）社区居民：健康教育可促进社区居民共同采取健康行为，保证社区居民的群体健康水平处于良好状态。社区在改善居民健康的干预活动过程中，要使社区居民意识到自身的健康责任，认识到人人有权享受基本卫生保健，有义务积极参与社区的健康教育活动，改变不良的健康相关行为和生活方式，提高自我保健能力；提供各种机会使社区居民能够经常参与健康教育活动，在参与中学习、掌握能影响环境和行为改变的健康知识和技能，把健康教育目标和居民参与的力量紧密地结合起来，促进健康教育活动的深入开展，保证社会群体处于良好的健康状态。

4. 社会动员的手段　充分的社会动员需要有效的技术和手段支持。

（1）利用社会营销的原理和技术：社会营销是运用市场营销的基本原理和技术，根据群众需要，设计社会发展项目，通过恰当的传播途径，实现既定的社会发展目标。首先需要将目标人群进行分类、分组，找出同质人群，即有共同价值观、共同兴趣、对信息有相同反应的人群。进一步分析不同目标人群的需求、心理特点、偏爱途径和激发行为改变的可能因素。涉及的基本技术包括：①受众分析，即分析某一部分具有共同特征人群的需要和需求特点；②检验，即检查和验证信息的效度；③激励机制，包括如何调动工作人员的积极性和如何激发消费者的需求。

（2）应用传播理论和技术：传播是人们通过符号进行各种信息交流，以共享知识、观念、消息或行为。把项目问题、干预方法、行动计划安排、进展等告知群众，需要运用传播学原理与技术。不同的项目阶段需要设计不同的传播信息和选择适宜的媒介。面对不同的参与者，传播发挥不同的作用。对领导决策层,传播的作用在于创造一个认识和支持项目相关决策的环境,引导资源分配向项目倾斜;对基层工作者,传播具有承上启下,沟通政府与现场的作用;对接收者,传播可以促使他们以多种方式自觉参与。

（3）应用人员培训方法：人员培训主要是强化各类专业人员对健康教育项目中的有关知识和技能的掌握和应用,确保项目顺利进行。人员培训本身也具有社会动员的作用,可以提高项目参与人员的自豪感和激励他们的奉献精神,使他们明确自身在健康教育工作中的重要性,以及对目标人群健康相关行为和生活方式的影响,激励参与者努力工作。

（4）应用健康教育项目管理技术：健康教育项目管理技术包括健康教育项目的计划、实施和评价。完善的计划是实现项目目标、成功地进行社会动员的保障；有效的实施是按照计划去实现目标、获得效果的过程,也是体现计划根本思想的具体活动和行动；严密的评价是全面监测、控制、保证计划方案设计先进与实施成功,并取得应有效果的关键性措施,贯穿整个计划实施的始终。计划、实施和评价是相互制约、密不可分的统一整体。

（二）建立项目组织管理机构

健康教育项目的组织管理机构应能充分发挥健康教育项目的组织、动员及管理作用,并能满足健康教育现场动员的组织管理工作需要,适用于社区干预项目内容,促进项目组成员相互信任,加强工作人员的相互了解,从而保证健康教育项目的顺利开展。建立强有力的领导机构和高效率的执行机构对健康教育项目的顺利实施非常重要。

1．领导机构　一个办事效率高,具有影响力和决策能力的领导机构是健康教育项目实施的基础,领导机构的建立过程也是开发与动员领导的过程。领导机构应包括与项目实施直接相关部门的领导和主持实施工作的业务负责人,社区政府分管领导、社区卫生服务中心领导、社区重点企事业单位分管领导、社区重点人群代表也可以根据项目的需要纳入领导机构中来。领导机构要为健康教育项目提供政策支持、部门协调,研究并解决健康教育项目中的困难和问题,督导项目的实施进展和实施质量控制。

2．执行机构　执行机构的职责是具体负责落实和执行健康教育计划,分解项目计划中的每一项活动,开展干预活动。执行机构一般设置在某一相关业务部门内,与项目负责人所在单位机构相一致,如健康教育所、疾病预防控制中心、妇幼保健所等疾病预防控制部门,其成员大多以一个部门为主体,吸收相关部门的专业人员参加。执行机构人员的数量和专业结构,应根据项目内容确定,应与设计方案保持一致。原则上既要满足需要,又要避免过于庞杂。

3．协调机构　健康教育项目的实施是一项社会工程,需要社会多个部门的协调与合作。建立社会多部门联合的组织网络是健康教育项目实施的基础,通过协作单位组织网络建设,可以把社会有关组织、机构、团体联合起来,参与到健康教育项目计划中,协调行动并提供支持。协调社会有关部门的关系,并建立多部门联合的组织网络是健康教育项目实施成功的保证和重要标志。

四、培训项目实施人员

在项目正式实施之前,应开展对项目实施人员的技术培训,使参与人员明确项目的目的、意义、内容、方法及要求等,统一认识、统一技术、统一步调。通过培训,建立一支能胜任本项目实施任务的专业技术队伍。

（一）制订培训计划

开展培训应有充分的准备,包括确定培训内容与方法、预订培训场所、编印培训资料、落实培训师资、编制培训课表、安排后勤服务等。

（二）培训内容

项目培训既要对项目管理人员进行管理能力培训,又要对项目技术人员进行健康教育专业知识和技能培训。

1．健康教育项目管理人员的培训内容　一般应包括：①项目计划，包括如何开展健康需求评估，并能根据评估结果、资源情况和项目要求，制订健康教育项目计划、实施方案等；②质量控制，包括质量控制的目的、内容和方法，以及项目目标和各项干预活动的技术指标，开展项目监测与质量控制；③人员管理，使学员在项目管理中合理分配人力资源，并能运用领导艺术与激励机制鼓励项目参与者积极参与；④财务与设备管理，使学员了解基本的财务管理和设备管理知识和方法，包括经费的预算和审计、项目可用资源的合理分配等；⑤项目评价与总结，包括项目评价指标与评价方法，使学员能组织、实施项目评价，资料汇总，完成项目的阶段性报告和总结报告。

2．健康教育项目技术人员的培训内容　包括以下内容：①专业知识：应根据干预项目的目标和干预内容，确定专业知识的培训内容；②评估与传播材料制作：包括健康信息需求评估方法，传播材料设计、制作流程和预试验等；③人际交流技术：包括倾听、表达、提问、反馈等技巧；④人员培训方法：包括培训班组织、基本教学技巧、参与式培训方法等；⑤健康干预方法：包括健康教育干预活动可用到的各类干预方法和应用技巧。

（三）组织培训

培训时间不宜过长，可根据项目实施的技术难度确定，一般培训1～2次或3～6学时。培训方法应灵活多样，一般以讲授为主，咨询答疑及小组讨论为辅；还可根据需要通过技术观摩、操作或演练等开展培训。培训结束时，应对培训效果进行评价，包括教师授课质量、学员出勤情况、学员考试成绩等。开展培训评价，能督促教师认真备课与授课，还可促使学员认真学习，增强培训效果。

（四）培训方法

健康教育项目的培训是为了完成特定任务、针对有工作经验的成人进行的教学工作。因此采用的培训方法与通常的学校教育有明显不同，以参与式（participant）教学方法为主。参与式教学法是一种合作式或协作式的教学法，这种方法以学习者为中心，充分利用灵活多样、直观形象的教学手段鼓励学习者积极参与教学过程，成为其中的积极成分，加强教学者与学习者之间以及学习者与学习者之间的信息交流和反馈，使学习者能深刻地领会和掌握所学知识，并能将这种知识运用到实践中去。参与式教学方法要求教师能调动学员的积极性，鼓励学员积极参与，大家分享经验，使学习的过程不枯燥，便于理解和记忆，往往能达到较好的培训效果。常用的参与式教学方法包括以下几种。

1．头脑风暴（brain storming）　教师在没有给学员任何准备的情况下提出问题，要求学员立刻做出反应。一方面，头脑风暴可促使学员产生快速思考，像大脑中掠过"风暴"一样，有助于学员集中注意力；另一方面，学员大脑中率先反映出的问题更可能是其固有的，没有经过"加工"的认识。

2．角色扮演（role play）　由数名学员在课堂上表演一个与培训内容有关的情节，角色的语言可以事先设计，也可以根据内容即兴发挥。通过角色扮演，教师和学员可以观察扮演者对内容的理解。在表演结束后组织讨论，帮助大家更准确和深入地理解培训内容。

3．小组讨论（group discussion）　将学员分成每6～8人一组，给每一个小组分一个题目（或者是讨论同一个题目），指定一名小组长。要求小组长组织小组成员针对题目开展讨论，并综合小组意见在讨论结束后分别向全班介绍讨论结果。这种方法有利于促进学员人人参与，有利于学员交流经验和教学相长。

4．案例分析（case study）　教师提供或由学员收集一个实际例子，分析其决策、发生、发展的过程，从中发现问题，寻求适宜的解决问题的办法。这种方法可以提高学员的主动性和分析能力，也有利于交流。

五、实施项目干预活动

实施健康教育项目干预活动应以社区人群的健康需求为导向,广泛动员社区人员参与,调动社区各方面的积极性。

每一次健康教育项目干预活动都应该有精心的策划、组织、安排和实施,干预对象要明确,如患某病者、高危人群。干预的形式应灵活多样,可根据目标人群的性别、年龄、职业、受教育程度和干预内容等选择适宜的干预形式。在不同的项目中,干预场所有所不同,干预活动的场所可包括社区、医院、学校、工作场所等。

六、开展项目质量控制

干预过程的质量控制是了解干预计划实施的运行过程和结果,及时发现和妥善解决实施工作中存在的问题,保证健康教育项目干预过程顺利进行和取得计划预期效果的重要环节。其核心任务是使干预活动按照计划要求的进度和质量运行,使项目始终向着目标实现的方向进行。质量控制通常是伴随着干预活动的实施而进行的,主要体现在干预活动开始前技术、资源的保障,干预活动中按照计划的质量要求进行,以及干预活动后对活动进展和消耗相应资源的回顾等三个环节。

(一)质量控制的内容

质量控制主要包括了解各项活动是否按预定时间进行的工作进程监测;实际开展活动的内容、数量是否与计划要求一致的活动内容监测;反映实施人员工作状况、目标人群参与状况、相关部门配合状况的活动开展状况监测;反映项目活动有效性的知识、态度、行为及影响因素的效果监测;实际开支与预算符合程度的经费开支监测等。

1. 工作进度监测 干预活动是否按时间进度表进行是反映项目质量的一个方面。符合质量要求的干预项目应该能严格执行进度表上的进程,以保障按时完成干预活动及整个项目。如因特殊情况需要调整干预活动的时间安排,应与项目管理者沟通,做出统一部署,以免对其他干预活动或整个进程造成不良影响。

2. 干预活动质量监测 各项干预活动都有特定的质量要求。如发放的健康教育手册覆盖目标人群的90%;组织3期讲座,使80%的社区老年人参与;学校教师的健康教育培训内容包括2学时常见慢性病预防,4学时青春期卫生保健等。可见,对于干预活动的质量监测注重各项干预活动是否按照计划的活动内容执行了,并达到了预期的数量,覆盖了预期的人口,可以用数量、干预活动暴露率、媒体覆盖率、有效指数等指标表示。当发现干预活动质量不能达到技术要求,并影响项目目标实现时,应考虑干预活动的重复进行和调整。在多部门合作的项目中,还应对其他部门进行的干预活动进行质量监测,如电视健康类节目的播出时间、内容、次数,如发现问题,及时与合作伙伴协商解决。

3. 项目工作人员能力监测 项目工作人员的能力会直接影响项目工作的顺利开展和干预活动的进行。在工作人员能力监测方面,主要考察其是否按计划接受了培训;培训后知识和技术的运用情况;是否有新问题出现,是否有必要进行再培训。根据考察结果,做出调整工作人员的建议。

4. 阶段性效果评估 干预活动进行到一定时期,对产出进行阶段性评价,有助于总结经验,及时纠正偏误,确保项目目标的最终实现。通常在阶段性效果评估中对目标人群卫生保健知识、态度、信念、健康相关行为等相关内容进行考核。

5. 经费使用监测 一是审计活动的实际开支与预算的符合程度;二是分析经费开支与预算之间出现差距的原因。在预算合理的情况下,经费使用也是反映干预活动质量的一个重要指标。当支出明显低于进度要求时,可能存在干预活动没有按时或按质量要求进行的问题。当支出大大超出进度要求时，可能存在没有预计到的问题出现，提示需要调整活动，否则可能出现项目后期因经费不足而无法完成其余活动，项目无法实现预期目的的情况。

（二）质量控制的方法

实施质量控制十分复杂，采用的方法也多种多样，主要包括以下几种。

1．记录与报告　在健康教育项目中，对于干预活动和其他工作的如实记录是项目实施中的一项重要任务，目的在于提供项目干预的基本数据，从而真实地反映项目实施质量，同时这些资料数据也可揭示干预中存在的问题，为项目活动的必要调整提供依据。通常情况下，干预活动记录由干预活动的具体组织者进行。记录内容应包括干预活动的时间、地点、参与者、内容、现场实施情况等，如记录参加培训班的人数、培训时间、培训内容、培训现场情况、工作人员情况。

2．定期召集例会　执行例会制度也是质量控制中常用的方法。召集例会，了解各部门项目进展及质量，管理者提出阶段目标和要求，可以使各级项目实施人员、管理人员面对面交流沟通，集中研究、解决新问题，提高工作效率。

3．现场督导　项目管理者、实施人员等进入干预现场，直接参与干预活动，现场监督干预活动的组织者按技术质量标准实施干预活动，发现其中的偏误，进行当面指导或从中获取直接的资料评估干预质量，可以有效地保障干预活动质量，提高工作效率。现场督导可以有计划进行，一并纳入实施活动时间表，也可以不定期进行，以便更真实地暴露问题，分析问题和解决问题。

4．审计　主要用于项目干预中从财务方面进行的质量控制。通过审计，可发现各项活动的经费是否被有效使用，是否存在不合理的经费支出，从财务方面反映项目实施质量，发现问题，为进一步的决策提供依据。

（张　利）

第二节　健康教育项目的评价

健康教育项目的评价是一个系统地收集、分析、表达资料的过程，旨在确定健康教育项目的价值，为健康教育项目的进一步实施和后续的项目决策提供依据。评价贯穿于整个健康教育项目管理过程的始终。

一、概述

评价（evaluation）是指根据评价标准，进行量化和非量化的测量与分析，最后得出结论的过程。

（一）评价目的

评价不仅能了解健康教育项目的效果，还能全面检测和控制并最大限度地保证项目的先进性和实施的质量，是项目取得预期效果的关键。

（1）确定健康教育项目的先进性与合理性。

（2）确定项目的执行情况，包括干预活动的数量与质量，以确定干预活动是否适合目标人群，各项活动是否按计划进行以及资源利用情况。

（3）确定健康教育项目是否达到预期目标，其可持续性如何。

（4）项目的产出是否有混杂因素的影响，影响程度如何。

（5）向公众和投资者说明项目结果，扩大项目影响，改善公共关系，以取得目标人群、社区、投资者的更广泛的支持与合作。

（6）总结健康教育项目的成功经验与不足之处，提出进一步的项目发展方向。

（二）评价标准

评价是在详细评估标准的基础上进行的判断。这种判断应当得出一个合理的结论，并为将来的行动提供有益的建议。

（1）有效性（effectiveness）：目的和目标实现的程度。

（2）适当性（appropriateness）：干预措施与需求的相关性。

（3）可接受性（acceptability）：内容或方法是否敏感。

（4）效率性（efficiency）：花费的时间、资金和资源能否带来效益。

（5）公平性（equity）：需求和供给达到均衡。

评估活动有助于为将来制订计划做出提示，总结健康促进的经验，预防重蹈覆辙。通过评价，能够告知使用其他不同方法和策略的健康教育工作者不同阶段实践的有效性。健康教育有其自身的受众和渠道。只有通过开展针对不同策略和方法的评价，健康教育工作者才能对何时使用何种方法做出更明智的选择。

二、评价的种类与内容

根据内容、指标和研究方法的不同，评价可以分为以下几种类型。

（一）形成性评价

形成性评价（formative evaluation）是在方案执行前或执行早期对方案内容进行的评价。形成性评价有助于进一步完善方案，使所选择的干预策略、方法和措施等更加科学、合理。

1．形成性评价的内容　包括目标是否合理、干预对象是否明确、干预内容与措施是否恰当、测量指标是否适宜、资源种类与数量是否充足、资料收集方法是否可行、经费预算是否符合规定等。

2．形成性评价的方法　有专家咨询、问卷调查、深入访谈、专题小组讨论、文献资料回顾等。

虽然形成性评价并不能保证项目的成功，但却是健康教育项目设计十分重要的环节。高质量的形成性评价能最大限度地降低项目失败的风险，增加成功的机会。

（二）过程性评价

过程性评价（process evaluation）是对项目从开始到结束整个过程的评价，在项目执行的过程中开展评价，对项目的实施具有督导作用，有助于项目目标的实现。

1．过程性评价的内容　包括对项目方案、实施过程的各个环节、管理措施、工作人员情况等的评价。

（1）计划方案执行情况：对计划方案的重要环节和主要活动应进行评价，包括各个环节的具体目标、目标人群接受干预情况、干预措施按计划完成任务情况、取得的成绩及存在的问题等。

（2）参与人员工作情况：参与人员的态度与责任心，对专业知识和项目的熟悉程度，上下协调、相互配合、内外联络等情况。

2．过程性评价的指标　根据项目内容及其特点选择评价指标，常用的有项目活动执行率、干预活动覆盖率（受干预人数/目标人群总数×100%）、目标人群满意度、资金使用率等。

3．过程性评价的方法　主要通过查阅资料、现场考察和工作人员调查收集资料与数据，并对获得的数据进行定性、定量分析。

查阅资料的优点是能够在较短时间内熟悉项目执行的全貌；缺点是由于某些项目文件资料不齐全或缺失，导致查阅者不能完全掌握项目真实情况。现场考察能够较客观地了解项目执行的实际环境及取得的成效,例如考察健康教育教室、健康教育宣传栏或展板、居民生活的自然环境、锻炼活动的场所及器材等;缺点是对项目执行过程了解不深,甚至有可能看到的是假象。项目工作人员调查可在较短时间内了解项目执行中的成效并对项目实施质量评价;缺点是有可能受被调查人员代表性的影响,而不能完全反映项目真实情况。以上三种方法综合使用,可在较大程度上克服各自的缺点,提高过程性评价结果的可信度。

为了确保过程性评价的准确性,质量控制是必不可少的,包括内部质控(internal quality control)和外部质控(external quality control)两方面,项目的内部质控主要依赖于项目工作人员在执行项目过程中能准确记录项目活动进行情况,有可操作性评价指标并能严格把握标准。外部质控一般由项目以外的有项目评价经验的专业人员以专家小组审查的方式进行,以便能更加客观地反映项目实施情况。专家小组审查在计划实施的早期阶段意义尤为重大,能够为完善项目计划提供直接的指导意见。

(三)效应评价

健康教育的最终目的是改善人群健康状况、提高生命质量。与其他策略不同的是,健康教育通过改变人们的健康相关行为来实现其目的。效应评价(effectiveness evaluation)是要评估健康教育项目导致的目标人群健康相关行为及其影响因素的变化。与健康结局相比,健康相关行为的影响因素及行为本身较早发生改变,故效应评价又称为近中期效果评价。

1. 效应评价的内容　效应评价是评价健康教育项目导致的目标人群健康相关行为及其影响因素的变化。

(1)倾向因素:目标人群的卫生保健知识、健康价值观、对疾病或健康相关行为的态度、对自身易感性及疾病潜在威胁的信念等发生的变化。

(2)促成因素:目标人群实现促进健康行为所需的个人保健技能、环境条件、卫生保健资源、服务、技术等方面的变化。

(3)强化因素:一级目标人群采纳健康行为后可获得的社会支持,二级目标人群对健康相关行为与疾病的看法等方面的变化。

(4)健康相关行为:与干预相关的健康相关行为的变化情况。

2. 效应评价的指标　常用评价指标有卫生知识平均分、卫生知识合格率、卫生知识知晓率、卫生知识总知晓率、信念持有率、行为流行率及行为改变率等。

3. 效应评价的方法　对特定人群在干预前后的评价指标变化进行比较,通过统计学检验确定干预措施的效果。一般而言,应设立对照组进行同期随访,并与干预组进行对比分析,使干预措施的效果评估更为科学。如果条件许可,采用随机分组为干预组和对照组,评价结果会更有说服力。一般的健康教育项目都可以进行效应评价。

(四)结局评价

通过改变行为来影响人们的健康,最终提高生命质量是健康教育的目的。结局评价(outcome evaluation)着眼于评价健康教育项目实施后目标人群健康状况乃至生命质量的变化。对于不同的健康问题,从行为改变到出现健康状况改善所需的时间长短不一,但均在行为改变之后出现,故结局评价也常被称为远期效果评价。

1. 结局评价的指标　通常有两类:第一类是健康状况指标,包括身高、体重、血压、血红蛋白、人格、情绪等生理及心理指标,以及发病率、患病率、死亡率、婴儿死亡率、孕产妇死亡率、平均期望寿命等疾病与死亡指标;第二类是生命质量指标,包括生命质量指数、生活满意度指数、社区行动情况、健康政策和医疗卫生、环境条件改善等。

2. 结局评价的方法　按照设计方案,经过全程的随访调查并获取干预后的"结局数据",然后与干预前的数据进行比较分析,通过统计学检验确定干预的效果。与效应评价相同,也可设立对照组进行同期随访,通过两组对比分析,干预措施的效果评价比较有说服力。由于有些效果指标,如发病率、死亡率需要较长时间才可能看到变化,所以此类评估并不是所有项目都能进行。

(五) 终结性评价

终结性评价 (summative evaluation) 是形成性评价、过程性评价、效应评价和结局评价的总结,能全面反映项目活动取得的成绩和存在的不足,为今后继续深入开展健康教育项目提供参考。

随堂测 7-1

三、评价设计方案

进行健康教育项目的评价有多种方案,选择哪个方案主要取决于评价的目的以及项目的具体情况,如项目周期、资源、技术。为了便于对各种方案的理解与记忆,常采用以下符号表示各方案中的因子。

R (random):随机化,指采取随机抽样的方法确定干预组和(或)对照组。

E (experiment):指接受健康教育干预的人群,称为干预组或实验组。

C (control):指在健康教育项目中不对其进行干预,用作参照的人群,称为对照组。

O (observation):指观察、调查、测量等收集资料的过程。

X:代表健康教育项目的干预措施。

(一) 不设对照组的前后测试

这是评价方案中最简单的一种,通过比较目标人群在项目实施前后有关指标的情况,反映项目效应与结局,以 EOXO 来表示。

该评价方案的优点在于方案设计与实际操作相对简单,能节省人力、物力、财力资源。然而,由于项目实施后目标人群的表现可能除了受到干预的影响外,还同时受其他因素的影响,如自然环境的变化、目标人群的成熟程度等,而不设对照组的自身前后测试无法控制这些因素的影响,影响对效果的准确认定。因此,这一方案比较适用于周期比较短或资源有限的健康教育项目的评价。

(二) 简单时间系列设计

简单时间系列设计以 EOOO…XOOO… 来表示,即不设对照组,在对目标人群进行多次观察之后实施干预,干预过程结束后再进行多次观察。其特点是可以了解目标人群在没有实施干预时健康相关行为等的自然变化规律,并了解干预后目标人群各项指标的变化规律,有可能揭示干预与行为改变之间的剂量反应关系。

有学者认为评估效果至少需要 50 个时间点,因而评价方案的实施有一定难度:一方面,不容易获得可靠的多点观察结果,可能会由于失访、拒访等原因影响收集到的资料的真实性与稳定性,最终达不到预期目的;另一方面,由于观察点多、观察周期长,评价所需的人力、物力、财力资源也比较大。

(三) 非等同比较组设计

非等同比较组设计是类实验设计的一种,其设计思路是设立与接受干预的目标人群(干预组)相匹配的对照组,通过对干预组、对照组在项目实施前后变化的比较,来评价健康教育项目的效应和结局,通常以 EOXO…COO 表示。

该评价方案的优势在于通过与对照组的比较,有效地消除一些混杂因素,如时间因素、测量与观察因素等对项目效果和结局的影响,从而更科学、准确地确定健康教育干预对人群健康知识、行为、健康状况乃至生命质量的作用。在非等同比较组设计中,对照组的选择会在很大程度上影响方案的精确性,选择各主要特征十分接近干预组的人群作为对照组,可以保证两组的可比性,也能有效地避免混杂因素对项目效果的准确评估。此外,要保持对照组与干预组的观察时间一致,即在对干预组进行基线观察及进行干预效果观察时,对对照组也同时进行观察，并应用与观察干预组完全相同的方法观察对照组，并观察相同的内容。

（四）复合时间系列设计

复合时间系列设计在设计思路上融合了简单时间系列设计与非等同比较组设计，既设立对照组，又进行多点观察，可以用 $\frac{EOOO \quad OOO}{COOO} \times \frac{OOO}{OOO}$ 来表示。

复合时间系列设计同时兼具简单时间系列设计和非等同比较组设计的优势，但由于观察点多，特别是需要在没有干预的情况下对对照组进行多点观察，不仅增加了资源的消耗，也增加了对照组研究对象失访的可能性。

（五）实验研究

本评价方案的特点是将研究对象随机分为干预组和对照组，充分地保证了干预组与对照组之间的齐同性，故不存在混杂因素对结果真实性的影响，同时又克服了历史因素、测量与观察因素及回归因素的影响，实验研究用 $\frac{REO}{RCO} \times \frac{O}{O}$ 表示。

从理论上分析，实验研究是最为理想的评价方案，但在实际健康教育项目中操作难度大，特别是在社区、学校、工作场所中，随机化不易实现，但仍有一些评价研究可以根据具体情况选择此方案。与实验研究相比，非等同比较组设计（类实验设计的一种）较易实施，在进行大规模评价研究时能省时、省钱，更具可行性。但因未严格遵循随机化原则分组，结果的说服力不如实验研究。

四、影响评价结果的因素

常见的影响评价结果的因素有以下几个方面。

（一）历史因素

历史因素又称为时间因素，是在项目执行或评价期间发生的可能对目标人群健康相关行为及其影响因素产生影响的事件，如健康相关的公共卫生政策颁布、居住地自然环境改善、自然灾害。项目执行时间越长，受历史因素的影响越大。历史因素不属于干预活动，但可以对目标人群的健康及相关行为产生积极或消极的影响，以致增强或削弱项目的效果。

（二）观察因素

评价过程中常进行观察与测量，其准确性取决于测量者、测量工具和测量对象三个方面：测量者的暗示效应、技术成熟度以及主观愿望等可影响测量或观察结果；测量工具包括问卷、仪器、试剂等，其有效性和准确性也会影响观察、测量结果；测量对象的态度、成熟性等对评价效果也会产生较大影响。在制订评价方案时，应设法减弱观察因素对评价结果的影响。

（三）回归因素

回归因素是指由于偶然原因，个别被测量对象在被测量过程中，某些指标表现出过高或过低，测量后又回复到实际水平的现象。重复测量可减弱回归因素对评价结果的影响。

（四）选择偏倚

在健康教育的研究中，为了消除时间因素、观察因素和回归因素对评价效果的影响，需要设立对照组。如果研究组与对照组受试者基本特征不一致或差异过大，则会使研究结果发生偏倚，这种由于对照组选择不当所致的研究结果偏离真实的现象，称为选择偏倚。采用随机方法分组可克服选择偏倚。

（五）失访偏倚

在项目的执行与评价中，目标人群有可能由于某种原因而未被干预或评价，称为失访。当失访比例过高（超过10%）或为非随机失访时，将导致评价结果偏离真实，称为失访偏倚。因此，在评价过程中，评价者应对应答者与失访者进行比较，以确定其为随机失访还是非随机失访，从而估计产生失访偏倚的可能性与程度。如果存在失访偏倚的可能性，应采用意向性分析（intention-to-treat analysis，ITT analysis）予以消除。

健康教育项目的实施是一项系统工程，在项目设计前，应通过卫生服务需求评估，了解目标人群的需求，根据卫生服务需求评估的结果进行健康教育项目设计并实施，在实施过程中及项目完成后进行项目评价。

> **知识链接**
>
> **怎样选定实施人员**
>
> 一般来说，实施人员主要从执行机构中选定。如妇幼保健项目的实施人员可能主要从妇幼保健机构中选定；获得性免疫缺陷综合征项目的实施人员主要从性病及获得性免疫缺陷综合征控制机构中选定；结核病项目的实施人员则主要从结核病控制机构和医疗机构中选定。但是，健康教育项目的实施都应该有各级健康教育机构参与并在其中起主要作用。当专业机构的人员数量不足时，则应从相应业务部门聘请人员共同工作，或由几个机构共同来承担实施任务，实施人员就需要从这些实施机构中选定。选定实施人员需要考虑实施工作的每个方面的需要。除了医学、卫生方面的人员以外，还需要懂得健康教育的人员，而且可能还需要有懂得设备、材料制作的人员，大型的项目也必然需要财务人员等。
>
> 在挑选具体工作人员时，需要在考虑单位工作允许的基础上选定有专业基础和实践经验的人员，以前参与过某些项目实施工作或者接受过相关培训的人员更适合工作的需要，能够较快地进入角色，承担工作任务。
>
> 来源：田本淳．健康教育与健康促进实用方法［M］．2版．北京：北京大学医学出版社，2014．

小 结

健康教育项目的实施以 SCOPE 模式为有效的理论指导，包括制作项目实施进度表、开展社会动员和建立项目组织管理机构、培训项目实施人员、实施项目干预活动、开展项目质量控制。健康教育项目的评价贯穿整个项目的始终，包括形成性评价、过程性评价、效应评价、结局评价、终结性评价。项目的评价有多种方案，选择哪个方案取决于评价的目的以及项目的具体情况，常采用以下方案：不设对照组的前后测试、简单时间系列设计、非等同比较组设计、复合时间系列设计、实验研究。从理论上分析，实验研究是最为理想的评价方案，但在实际健康教育项目中操作难度大，主要是随机化不易实现。与实验研究相比，非等同比较组设计（类实验设计的一种）较易实施，更具可行性。

思考题

1．健康教育项目实施的 SCOPE 模式包括哪 5 个主要环节？
2．社区动员有哪些作用？

3．项目的培训方法有哪些？
4．健康教育评价有哪些类型？
5．评价设计方案有哪些？
6．某市开展一项糖尿病前期人群的健康教育项目，选择一个社区作为实验组，又选择一个人口特征、文化、经济相类似的社区作为对照组。对实验组进行干预，分别于不同时期进行效果评价。这种研究方法属于什么研究？为什么采取这种研究方法？

（张 利）

第八章 不同场所的健康教育

第八章数字资源

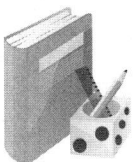

导学目标

通过本章内容的学习，学生应能够：

◆ **基本目标**
1. 复述医院健康教育、社区健康教育、学校健康教育、职业场所健康教育及家庭健康教育的概念。
2. 说出医院健康教育、社区健康教育、学校健康教育、职业场所健康教育及家庭健康教育内容以及方法。

◆ **发展目标**
1. 运用适宜的教育方法和教育工具开展医院患者健康教育和社区人群健康教育。
2. 通过不同场所的健康教育，提升居民健康素养。

◆ **思政目标**
培养学生面对不同对象和不同场所健康教育难题的信心，提升学生健康教育的能力。

第一节 医院健康教育

案例 8-1

尿路结石的发病率为 5%～10%，且复发率较高，在针对北京市某医院泌尿外科门诊就诊的患者调查中发现，有超过 40% 的患者缺乏尿路结石治疗和预防的相关知识，其中对饮水知识存在误区的占调查人群的 30% 左右。

请回答：
适合尿路结石患者的医院健康教育的内容和形式有哪些？

随着医学模式的转变和医院服务功能的扩展，医院已经成为健康教育的重要场所。充分发挥医院健康知识与技能资源的优势，多方位开展健康教育工作，是提升人民群众健康意识、防治疾病和自我保健能力，提高医疗护理质量的重要策略，也是现代医学发展的必然趋势。

一、医院健康教育概述

(一) 医院健康教育与健康促进的概念

1. 医院健康教育的概念 医院健康教育 (hospital health education) 又称为临床健康教育 (clinical health education), 泛指医疗卫生机构和人员在临床实践的过程中, 伴随医疗保健活动而实施的健康教育。随着医院结构和服务功能的不断扩展, 医院健康教育的内涵也在不断丰富, 医院已经不仅仅是诊治疾病的专业机构, 也是健康教育与健康促进的重要场所。

2. 医院健康促进的概念 医院健康促进 (hospital health promotion) 是以健康为中心, 以医疗保健机构为基础, 以改善患者及其家属、医院职工和社区居民的健康相关行为为目的, 所进行的有目的、有计划、系统的健康教育活动。医院健康促进不仅包括医院健康教育, 还包括能促进患者或群体行为或生活方式改变的组织、政策、法规和经济手段等社会支持的各项策略。

3. 健康促进医院的概念 健康促进医院 (health promoting hospital, HPH) 是 WHO 为响应《渥太华宪章》有关"调整卫生服务方向"的健康促进行动纲领而提出的。按照 WHO 的定义,"HPH 是一个致力于通过组织、文化、决策与流程的改善, 以提高患者、员工与社区居民健康的健康服务组织", 即医院不仅要提供高质量的综合性医疗服务, 还要达成以健康促进为目标的集体认同感, 建立医院全体员工和患者都能积极参与健康促进的组织结构和文化。医院本身要发展促进健康的物质环境, 并能与医院所在的社区积极合作。

(二) 医院健康教育的意义

医院健康教育是全民健康教育的重要组成部分, 是社会发展和医学进步的产物, 是健康教育工作多项功能的重要体现, 贯穿于预防、治疗、护理、康复、管理等多个具体环节, 具有特殊的意义和作用。

1. 医院健康教育是医院工作的重要组成部分 医院健康教育作为医疗服务的组成部分, 是提高患者和社区群众健康意识和自我保健能力, 改善从医行为和提高医疗质量的重要手段。2021 年印发的《国务院办公厅关于推动公立医院高质量发展的意见》中明确将"探索一体化管理, 为居民提供预防、治疗、康复、健康促进等连续性服务, 将以治病为中心转向以健康为中心"作为推动公立医院高质量发展的重点任务。传播健康知识和技能, 帮助群众建立自觉自愿的健康生活方式, 建设和维护一个有益于身心健康的社会、生态环境和医疗环境, 已成为医院工作的重要内容。

2. 健康教育是医疗和护理服务的组成部分

(1) 健康教育可有效地提高患者的依从性: 在治疗和护理过程中, 对患者进行健康教育, 可增进患者对疾病的正确认识, 提高其治疗依从性和健康素养, 促进患者早日恢复健康。

(2) 健康教育是心理治疗和心理护理的有效手段: 人们发现, 社会心理因素已成为许多疾病的主要发病因素, 如原发性高血压、冠心病、消化性溃疡、自主神经功能失调。若患者或家属对疾病一无所知, 则容易产生恐惧、精神紧张、焦虑、悲观等情绪, 进而影响患者的治疗效果。健康教育增进患者对疾病知识的了解, 解除患者及其家属的顾虑, 消除患者不良心理反应, 使其有效配合治疗和护理。

(3) 健康教育本身就是一种治疗方法: 健康教育是通过指导患者及其家属学习和掌握有关疾病知识和防治技能, 促使人们自愿地采取有利于健康的行为, 消除或降低危险因素, 降低发病率、伤残率和死亡率, 提高自我保健能力的有效易行的非药物治疗手段。现代医学证明, 许多疾病与人们的不良生活方式和卫生行为习惯密切相关。例如, 以高血压、冠心病、糖尿病及脑卒中为代表的慢性非传染性疾病, 主要由不良生活方式、环境危险因素等引起。要治疗此类疾病, 最根本的办法不是依靠药物, 而是通过健康教育来改变患者的不健康行为。所以, 健康教育更是一种行之有效的治疗手段。

3. 医院健康教育是密切医患关系，减少医疗纠纷的重要纽带　医务人员在医疗过程中，根据患者的具体情况，适时开展健康教育，既可以满足患者的健康信息需求，解除其心理负担，又可以增加与患者接触的机会，拉近医患之间的情感距离，提高患者对医务人员的信任度和满意度，营造一个有利于患者身心康复的治疗环境，从而降低医疗纠纷的发生率。

4. 医院健康教育是降低医疗成本，释放医疗资源的有效途径　我国是拥有14亿人口的发展中国家，每一位国民的健康都关系到总体国民健康水平，因此应根据国情规划出花费少、收益大的健康教育方案，主要通过以下三个途径来实现：

（1）通过健康教育提高患者和其他人群的卫生知识水平和自我保健能力，改变不良行为和生活方式，减轻疾病危险因素的不良影响，降低疾病的发生率和复发率。

（2）教育患者密切配合治疗和护理，缩短病程，加速床位周转率。

（3）教育医患双方采纳适宜技术，即纠正人们盲目追求高层次、高技术医疗服务的观点，高效利用医疗资源，控制医疗费用。

5. 医院健康教育是建设医院文化的重要环节　医院是医治患者的场所，也是精神文明建设的"窗口"。医务人员的医德、医风、医技，医院的环境、秩序、制度直接影响人民群众对医疗机构的信任度。医院健康教育有助于广大医务人员树立崇高的职业道德，以"救死扶伤，实行革命的人道主义"为行动准则，推动整个社会的精神文明建设。

随堂测 8-1

（三）医院健康教育的形式

随着医学模式的转变和医院服务功能的扩展，医院已经不仅仅是诊治疾病的专业机构，也是健康教育与健康促进的重要场所。医院有义务对患者、家属和广大社区群众开展健康教育，从而提高人们的健康意识和自我保健及防治疾病的能力。根据不同的教育对象和实施方式，医院健康教育的形式可分为医务人员健康教育、患者健康教育、院外健康教育。

1. 医务人员健康教育

（1）医务人员健康教育的概念：医务人员的健康教育是医院顺利进行健康教育的前提和保障，健康教育和技能培训是医务人员健康教育的主要措施。在传统医学教育模式下，我国医务人员缺乏健康教育学科的正规培训，影响了健康教育与健康促进的有效开展。为了满足患者对健康教育的需求，医院应提高医务人员健康教育项目的设计、实施及评价的能力，进而保证健康教育的顺利进行。

（2）医务人员健康教育的形式：医务人员的健康教育主要有以下几种形式。①兼职健康教育人员的业务培训：以脱产、短训、进修或在职自修、函授等方式系统学习健康教育基本理论和方法，掌握健康促进基本理论和必要的传播方法、沟通技巧。学习社会医学、行为科学、管理科学、心理学、美学等与健康教育相关的科学理论。②对全体医务人员进行继续教育：将健康教育纳入医务人员继续教育内容，以业务学习、专题讲座等形式普及有关疾病健康教育的知识和技能，提高开展健康教育工作的热情，帮助医务人员开展社区干预研究，培养开展健康教育项目设计、实施和评价的能力。③开展医务人员健康教育活动：医务人员的健康教育主要集中在慢性疾病预防、戒烟限酒、压力管理、健康饮食等生活方式的相关问题上，主要开展的健康教育项目有创建无烟环境、压力管理和减肥项目；同时还要注重医务人员的健康促进技能和文化的培训，提高其健康促进的能力。

2. 患者健康教育　习近平总书记《在教育文化卫生体育领域专家代表座谈会上的讲话》提到，要完善国民健康促进政策，创新社会动员机制，健全健康教育制度，强化重点人群和重大疾病综合防控，从源头上预防和控制重大疾病，实现从以治病为中心转向以健康为中心。医院是重要的健康教育场所，患者健康教育是医院健康教育的重点。不同的患者所面临的疾病或健康问题各异，心理状态和社会环境也有差别。为满足不同的信息需求，医务人员在医疗护理过程中，要为患者及其家属提供有针对性的健康教育服务。患者健康教育的形式依据不同的教育场所可分为门诊健康教育、病房健康教育和随访健康教育。

（1）门诊健康教育：是指对患者在门诊治疗过程中进行的健康教育。门诊患者流动性大，且每个患者所患疾病不同、社会背景不同、医疗需求不同，因此健康教育更应体现普遍性。

（2）病房健康教育：是指患者在住院治疗期间接受的与其所患疾病的预防、治疗、康复等相关的知识和技能的健康教育活动，可分为入院教育、住院教育和出院教育。

1）入院教育：指在患者入院时对患者或家属进行的健康教育。入院教育主要内容有医院的有关规章制度、生活环境、注意事项等，通常由护士承担，旨在使患者和陪护人员尽快熟悉住院环境，稳定情绪，遵守住院制度，积极配合治疗。

2）住院教育：指在患者住院期间进行的经常性的健康教育工作，是健康教育的重点。医务人员根据各自的工作特点，针对患者病情和需求，对患者及家属、陪护人员进行较系统和深入的教育和指导。

3）出院教育：指患者病情稳定或康复出院时所进行的教育，是由医务人员向出院患者及其家属所进行的个别谈话教育。出院教育主要内容是向患者交代住院治疗的结果、病情的现状及预后、出院后的注意事项，指导患者合理饮食、锻炼和生活起居，使患者在出院后巩固和发展住院治疗的结果，防止疾病复发和意外情况的发生。同时，还应征求患者对医院和医务人员的意见，不断改进医院健康教育工作。

（3）随访健康教育：是指患者出院后进行的追踪性的健康教育。尤其对有复发倾向、需长期接受指导的慢性病患者，更具有现实意义。患者及其家属受教育内容包括饮食、起居、给药目的与方法、活动方式，必要时应增加寻找医疗保健的方法指导等。医务人员应针对病情发展，修订治疗方案，向患者提供长期、动态的健康咨询和指导。

二、医院健康教育的内容与方法

（一）医院健康教育的内容

医院健康教育由于受不同教育水平的个体特征、不同病种、疾病的不同阶段等因素的影响，教育内容十分复杂。概括地讲，患者健康教育的内容包括疾病防治及一般卫生知识的宣传教育、心理健康教育和健康相关行为干预三方面内容。

1. 疾病防治及一般卫生知识的健康教育　传播卫生保健知识是健康教育与健康促进工作者的一项主要任务，也是健康教育预期达到的第一层次的教育目标。围绕医疗业务活动的教育内容主要有就诊知识、各科常见疾病防治知识、各种流行病的防治知识、各种器械性治疗知识、各种检验及物理检查知识、合理用药知识、计划生育及优生优育、个人及家庭卫生常识等。开展卫生知识健康教育的基本要点是要充分利用开展医疗保健服务的场所和时机，针对教育对象需求，选择教育内容，用最容易理解的语言和最易接受的方式传递给患者。这样既能满足患者的健康信息需求，又能赢得患者及其家属的信任和理解。

2. 心理健康教育　心理因素对疾病的发生、发展及转归有着重要的影响。良好的心理状态有利于调动患者的主观能动性，有助于稳定病情，延缓疾病恶化，促进身心健康，提高患者的生命质量，尤其在对某些疾病（如肿瘤、神经精神疾患）的治疗过程中，心理健康教育有其特殊的功效。因此，医务人员要研究患者的心理，了解不同类型患者（如急性、慢性、危重、濒死患者）的心理问题和心理需要，制订具体的心理治疗和心理护理措施，给予必要的心理健康指导，使患者在治疗和康复过程中始终处于最佳的心理状态。进行心理健康教育应掌握如下重点：教育患者正确对待疾病，帮助患者树立战胜疾病、早日康复的信念。针对不同类型患者的心理特点和心理需求，介绍有关疾病防治知识和心理保健方法，解除其心理负担，提高自我心理保健能力。向患者家属及陪护人员进行保护性医疗原则教育，指导其向患者提供精神上的支持和鼓励，避免恶性刺激。对生命末期患者及其家属开展临终关怀和死亡教育，使其正视病痛和死亡，提高生命质量。

3．健康相关行为干预 健康相关行为干预的目的是在传播卫生保健知识的基础上，通过行为的干预和矫正，有计划、有目的、有针对性地协助患者或有特定健康行为问题的人学习和掌握必要的技能，改变不良行为习惯，采纳健康行为。行为干预主要采用行为指导和行为矫正的方法，其内容主要包括以下几个方面。

（1）矫正个人的不良心理反应引发的行为：如对冠心病患者进行解除压力的放松训练，对有自杀倾向的癌症患者进行心理咨询和指导等，有利于协助有特定健康行为问题的人群采纳健康行为。

（2）矫正个人不良的行为习惯和生活方式：如针对糖尿病患者的膳食指导、戒烟及减肥的训练，有利于其建立新的健康行为模式，以消除疾病或意外伤害的危险因素。

（3）指导患者及家属学习和掌握新的技能，建立健康行为模式：如指导新生儿母亲进行母乳喂养。

（4）实施从医行为指导，提高患者对医嘱的依从性：如指导高血压患者定期测量血压，遵医嘱坚持药物和非药物治疗，发现病情变化及时就医等。

（二）医院健康教育的方法和步骤

医院健康教育的方法纷繁复杂，形式多样，医院环境下患者健康教育的实施应以患者的需求为导向，根据医院实际情况，提升健康教育内涵，丰富健康教育形式，开展多样化的健康教育活动，具体实施方法可以从多种角度分类。

1．根据不同的健康传播手段分类

（1）语言教育：又称为口头教育，如个别谈话、咨询、讲座、讨论、座谈会。其特点是以语言为工具，直接对话交流，方便易行，针对性强，经济有效。

（2）文字教育：如宣传单、小册子、健康教育处方、科普读物、报刊等文字材料。其特点是方便实用，可大量印刷，易于传播，内容较丰富，作用较持久，材料可反复使用。

（3）形象化教育：以实物、标本、图画、模型、照片等形式传递健康信息。其特点是生动、形象、直观、易接受，可与健康教育文字材料配合使用，可增强理解和记忆。

（4）电化教育：以广播、电视、录像、幻灯等电子媒体为宣传工具，开展健康教育活动。其特点是教育形式和内容丰富，克服了时间和空间的限制，可表现出许多用文字和语言表现不出来的超微结构，动态表现事物的连续性。电化教育是群众喜闻乐见的教育形式，具有视听并用的优势，可提高健康教育的效果。

（5）民间传统教育：根据宣传区域、对象，可利用地方戏曲、顺口溜、年画、挂历等民间传统文化和卫生文艺演出、医患联欢等方式开展健康教育活动。

（6）新媒体健康传播：随着新媒体时代的到来，传播方式的多元化、患者接受信息偏好的改变，以新媒体为载体的健康教育模式弥补了医院传统的健康宣教的不足，充分利用了医院有限资源，有利于扩大医院健康教育的受众覆盖面，提升医患沟通效果，加强医护、患者及家属参与感，有利于提升人群健康素养，也有助于健康中国战略的实施。

2．根据不同的教育目的分类

（1）信息传播：通过语言、文字、电化教育、互联网等传播渠道和技术媒介来传递健康信息，普及卫生保健知识，提高群众的健康意识，引导健康行为。

（2）行为干预：通过具体指导和技能培训，帮助教育对象实现特定行为的改变以及学习、培养有益健康的行为和技能。

（3）社区组织方法：包括社区开发、社区动员、社区计划等，通过与领导沟通协商，争取各级领导对健康教育工作的理解、重视和支持；通过组织协调和网络建设，实现与各有关部门、单位和机构的协作；通过宣传鼓动和提供服务，发动群众积极参与健康教育活动。

3. 医院健康教育的实施步骤

(1) 评估：系统地收集患者或家属的信息，评估其健康问题和需求。

(2) 诊断：对患者及家属所需健康知识和帮助的判断，确定教育目标。

(3) 计划：对将开展的健康教育活动做出安排，制订教育计划。

(4) 实施：将计划中的各项教育措施落到实处。

(5) 评价：对教育效果做出判断和评价，必要时重新评估。

（三）护士在医院健康教育中的地位和作用

随着护理模式由功能制护理向责任制护理及系统化整体护理的转变，健康教育已成为医院实施整体护理的重要组成部分，贯穿整体护理工作的全程。护理学家认为，护士是健康教育计划实施中一支最重要、最基本、最可靠的力量。加强护理工作同健康教育的结合，发挥护士的健康教育职能，能够推动护理学科的迅猛发展，也能够满足人民群众日益增长的卫生保健需求。

1. 护士在医院健康教育中的地位和优势

(1) 护士分布在医疗卫生系统的各个专业领域，与患者及社会人群广泛接触，教育机会多。在所有专业类别的医务人员中，护士与患者的接触最密切，接触时间也最长。护士反复接待患者入院、出院，实施大量的基础护理，反复进行治疗、护理操作，面对面监护，深入社区巡诊，开展家庭访视等，都为护士履行健康教育义务提供了机会。随着社区护理与家庭护理的广泛开展，将有更多的护士开展医院健康教育方面的工作。

(2) 护士数量大，分布广，教育人力资源丰富。截至2020年底，我国有专业护士470余万人，而且随着医疗卫生保健事业的发展，护士数量每年都以较快的速度增长，护士几乎分布于医院的各个科室。丰富的人力资源为健康教育的实施提供了重要保障。近年来，随着护理教育内容的改革和调整，护士将具有开展健康教育的更多优势，具有开展健康教育活动的基本知识和能力。

(3) 护士开展健康教育的适宜性。护士本身具有从事教育工作的细致、耐心、体贴和认真负责的品质，使患者和其他人群更愿意接受其教育指导。系统的专业培训与大量的临床实践，为积累丰富的疾病护理经验提供了条件。特别是近年来护理教育制度的改革，大批高学历护士投入临床实践，加之整体护理的开展，护理专业范围得以不断扩大，学科专业知识进一步丰富，这为以护士为主导开展健康教育活动奠定了基础。

2. 护士在医院健康教育中的作用

随着广大人民群众对健康需求的增加，对护士的要求也有所提升，护士在健康服务体系中不仅是照护者、治疗者，还是健康的维护者、教育者。健康教育是为满足患者健康需求而赋予护士的重要职责。护士在健康教育中的作用主要表现在以下几个方面：评估服务对象在健康相关知识、态度、行为等各方面存在的不足；有针对性地为服务对象提供有关健康的信息；指导服务对象建立健康的行为模式；协调健康教育各相关部门之间的关系；开展健康教育和健康促进的研究。

（刘春霞）

第二节 社区健康教育

案例 8-2

在一项针对社区老年人的高血压筛查中发现,某社区老年人高血压患病率高达24.5%,但有近半数的老年人并不知道自己患有高血压,并且未到正规医院接受治疗。

请回答:

根据上述评估资料,适合社区老年人的健康教育方法与内容有哪些?

一、社区健康教育概述

(一)社区和健康社区的概念

社区是"若干社会群体或社会组织聚集在某一个领域内所形成的一个生活上相互关联的大集体"。尽管社会学家对社区下的定义各不相同,但在构成社区的基本要素上的认识基本一致,即一个社区应该包括一定数量的人口、一定范围的地域、一定规模的设施、一定特征的文化、一定类型的组织。社区内的人们通过共同生活、共同劳动而相互熟悉,形成共同的社区意识。健康社区是指通过社区健康促进,使个人、家庭具备良好的生活方式和行为方式,在社区创建良好的自然环境、物理环境、社会心理环境,创建具有健康人群与健康环境的社区。

(二)社区健康教育和社区健康促进的概念

1. 社区健康教育(community health education) 是指以社区为单位,以社区人群为教育对象,以促进社区居民健康为目标,有组织、有计划、系统的健康教育活动。其目的是发动和引导社区居民树立健康意识,关心自身、家庭和社区的健康问题,积极参与社区健康教育与健康促进规划的制订和实施,养成良好的卫生行为和生活方式,以提高自我保健能力和群体健康水平。

2. 社区健康促进(community health promotion) 是通过健康教育和环境支持,改变个体和群体的行为和生活方式,降低本社区的疾病发病率和死亡率,提高社区居民的生命质量和健康水平。社区健康促进的两大构成因素是健康教育和其他一切能促使行为和社区环境向有益于健康转变的支持系统。这要求各级政府采取措施,从组织、政策、制度、经济、卫生服务等多方面对健康需求提供支持,为社区居民创造良好的生活条件、工作条件和生存环境。

(三)社区健康教育的对象

《国家基本公共卫生服务规范》(第三版)规定,社区健康教育的对象是辖区内居民,其教育重点人群是青少年、妇女、老年人、残疾人、0~6岁儿童家长等。为使健康教育更具有针对性和实用性,可将社区居民分为以下4类。

1. 健康人群 在社区中占的比例较大,由各个年龄段人群组成,其中重点人群,如婴幼儿家长、青少年、妇女及老年人,都是健康教育的主要对象。

2. 高危人群 主要指那些目前尚健康,但具有某种高危险性特征(多指疾病)的人群。在健康教育中,应侧重于疾病的预防,帮助个体认识疾病的高危因素,改变不良的行为习惯及生活方式,以避免或延迟罹患疾病。

3. 患者人群 包括各种急、慢性疾病的患者。在社区以慢性非传染性疾病患者、康复期患者、精神疾病患者、传染病患者的健康教育为主。

4. 患者家属及照料者 患者家属及照料者与患者接触时间最长。一方面，该群体需要具备家庭护理的保健知识和基本技能，以更好地照料患者；另一方面，在长期照料患者的过程中，这类群体易出现躯体、心理方面的问题，因此这类人群同样需要帮助。

（四）社区健康教育的意义

社区是城市的基本单位，是人们生活的主要场所。社区人群涵盖了各年龄段的人群，面临众多的健康问题。频繁的社会交往、不良的生活习惯，加剧了传染病的蔓延。通过社区健康教育，提高社区各年龄段人群生命质量及健康素质，降低社区疾病发病率和死亡率，对健康中国建设具有重大意义。

1. 促进个体和社会积极参与健康教育活动 对社区的医疗保健资源做到合理、有效利用。

2. 提高社区人群自我保健意识和能力 增强其健康责任感，为实现"人人享有卫生保健"战略目标奠定坚实的基础。

3. 提高保健服务质量 降低医疗费用，提高生命质量。

4. 广泛开展不同领域的护理健康教育实践和研究 对于丰富健康教育的实践经验和理论发展，建立符合中国国情的护理健康教育学科体系，具有十分重要的意义。

> **知识链接**
>
> **健康促进社区标准**
>
> 根据全国爱国卫生运动委员会《关于开展健康城市健康村镇建设的指导意见》中健康城市发展精神，健康促进社区应满足以下条件：
>
> 1. 健康环境 本社区空气质量、建筑设计符合健康城市要求，生活用水安全、卫生，社区环境清洁，有一定的绿化设施。
>
> 2. 健康社会 综合考虑社区规模、环境及居民需求，合理配置休闲体育场地设施，提供医疗保健、社区养老等社会服务。
>
> 3. 健康服务 社区基本公共卫生服务开展较好，各类卫生资源配置合理，利用率高。居民在社区的帮助下，健康素养得到提升，具备一定的健康管理能力，能够处理一般的健康问题。
>
> 4. 健康人群 社区常见病、多发病得到有效诊治，获得性免疫缺陷综合征、结核病、流行性感冒、手足口病等传染性疾病及慢性非传染性疾病得到有效控制，无新发传染性疾病的发生。突发公共卫生事件处理得当，控制较好。
>
> 5. 健康文化 社区形成良好的健康氛围，人群养成健康行为生活方式，能获取科学的健身知识并能积极参与各项健康活动，身体素质得到提升，人群健康素养不断提高。

二、社区健康教育的内容与方法

（一）社区健康教育的内容

1. 控制传染性疾病在社区的传播 以社区中最常见的流行性感冒为例，简述以社区为单位进行传染性疾病防控的要点。

（1）对个人和家庭进行健康教育：在流行性感冒高发季节，建议社区居民减少社交接触、加强个人卫生、保证环境通风。在社区倡导咳嗽礼仪，即咳嗽和打喷嚏时遮掩口鼻，与他人保持一臂距离，以防飞沫传播。这也是世界卫生组织大力推荐的公共卫生措施。

（2）对特殊人群提供强化保护：社区中生活的老年人和儿童属于疾病的易感人群，在疾病高发时应加强个人防护。在流行性感冒高发时，提示老年人及儿童等易感人群主动戴口罩、勤洗手、加强营养并避免与患者密切接触，必要时可接种疫苗。

（3）对社区医务人员和物业管理人员的要求：在流行性感冒高发季节，社区医务人员和社区物业管理人员应在做好自我防护的前提下，为社区居民提供服务，同时每日自行测量体温2次。如有发热，应及时报告并应主动居家隔离，使用抗病毒药物治疗。

2．进行预防和控制慢性非传染性疾病的健康教育　通过健康教育和健康促进，引导合理膳食，控制行为危险因素，普及慢性非传染性疾病的预防知识，增强从医行为，提高自我保健能力，预防和控制慢性非传染性疾病。

3．打造无烟社区　《"健康中国2030"规划纲要》中明确指出，要全面履行《烟草控制框架公约》，加大控烟力度，警示烟草危害，提供戒烟帮助，深入开展控烟宣传教育，积极推进无烟社区环境建设。

4．远离毒品　加强有关毒品危害的社区健康教育，警示普通人群远离毒品，鼓励吸毒者戒毒，向社区人群公布当地戒毒药物维持治疗门诊和戒毒所地址、联系方式。

5．提高全民健康素养　《"健康中国2030"规划纲要》对提高全民健康素养提出了具体要求和目标，推进全民健康生活方式行动，提高公民健康素养，开展健康体重、健康口腔、健康骨骼等专项活动。

6．照顾特殊人群健康需要　留守儿童、妇女、老年人是社区的特殊群体，应该给予更多的关注。

（1）留守儿童健康教育：第七次全国人口普查结果显示，我国流动人口达3.7亿，其未成年子女多为农村留守儿童或城市流动儿童。农村留守儿童问题已经引起了党中央、国务院的高度重视，2016年下达的《国家卫生计生委关于做好农村留守儿童健康关爱工作的通知》中明确指出，要强化农村留守儿童健康教育工作。

1）留守儿童健康教育内容：留守儿童多处于成长发育的关键时期，成长中短期或长期缺少父母陪伴和引导，极易出现认知、价值观上的偏离，个性、心理发展的异常。①身体疾病：因生活缺乏父母照顾，部分留守儿童营养不良，患有躯体疾病；②学习问题：由于缺乏家庭学习教育管理和作业辅导，留守儿童学习成绩下降，甚至厌学、逃学、辍学；③心理问题：由于缺乏父母的情感关怀，缺少倾诉和寻求帮助的对象，一些留守儿童表现出不同程度的性格缺陷和心理障碍；④道德问题：由于家庭教育的缺失，一些留守儿童缺乏道德约束，没有养成良好的生活习惯和道德品行，不听管教、说谎、欺骗、打架、网络成瘾等，甚至最终走上违法犯罪的道路。村委会和学校要承担起教育留守儿童的责任。当地政府应积极筹措资金和协调社会资源，成立具有家庭生活功能的"留守儿童中心（之家、乐园）"等组织，承担起陪伴、管理与指导留守儿童日常生活、情感温暖和家庭健康教育等责任；充分发挥学校的教育功能，利用同学、小组的帮助或互助学习；注重情感社会大环境的营造，唤起全社会各界的关注。

2）留守儿童健康教育的策略与方法：留守儿童心理健康教育受到了极大的关注。①国家立法，创造各种条件，让外出务工家长有时间、有精力、有能力指导孩子成长；当地政府应出台鼓励为留守儿童和外出务工人员子弟提供服务的补贴机制。②利用社会教育资源，鼓励外出务工人员在闲暇时间接受家庭教育知识学习与培训，提升自身教育子女的能力，采用现代化网络设备完成父母对孩子的教育职责，如通过视频、微信与子女保持感情和教育联系。③成立长期的社会爱心组织，发挥维护留守儿童健康的积极作用。

（2）妇女健康教育

1）妇女健康教育主要内容：对青春期、妊娠期、哺乳期、更年期等不同时期的妇女采取有针对性的健康教育。普及有关分娩、哺乳和产褥的健康知识，以及新生儿护理、喂养、保健等知识，对更年期妇女进行有关更年期生理、心理及社会适应的健康教育，学习心理调节的方法，维护身心健康。①合理膳食教育：妇女多数在家庭中担任主妇的角色，是家庭健康的主导者，是掌握家庭成员健康的关键人物，妇女学习营养及食品卫生知识至关重要。科学合理地安排饮食，注意营养搭配、饮食规律、热量适度、食品卫生与安全。②健康的生活方式教育：家庭主妇作为家庭的主要管理者，应积极倡导科学文明、健康向上的生活方式，培养家庭成员良好的生活方式和行为习惯，努力营造乐观向上、和谐温馨的家庭氛围。③科学育儿：母亲在家庭育儿中的地位是任何其他的家庭成员都无法替代的。妇女应该具备优生优育知识，学习并掌握妊娠前的准备、孕期保健知识，积极母乳喂养，重视婴幼儿的营养、体格锻炼、卫生习惯培养，具备儿童入学以后的坐姿、用眼卫生、体育锻炼习惯的培养等知识。④家庭防病教育：包括常见病防治和意外伤害预防、初步急救、伤口防感染等知识。如根据气候变化及时提醒每个家庭成员添减衣物，夏季气候炎热，应预防中暑，注意饮食卫生，预防肠道传染病；在冬春季节，预防呼吸道传染病。还要根据每个家庭成员的实际情况，储备常用药品。⑤妇女常见疾病的防治知识：一些常见的妇科疾病严重影响着女性的健康和生活，如月经不调、闭经、痛经、功能性子宫出血；外阴炎、阴道炎、子宫颈炎、输卵管炎等生殖系统炎症；乳腺癌、宫颈癌、卵巢肿瘤、子宫肌瘤等生殖系统肿瘤以及淋病、梅毒、尖锐湿疣、获得性免疫缺陷综合征等性传播疾病。将这些疾病的防治知识传授给妇女，有利于其自我防护。⑥心理健康教育：心理健康是整体健康的重要组成部分，情绪健康在其中起着核心作用。情绪健康与否，在一定程度上将影响整个家庭氛围。家庭氛围的营造需要各成员的维护，妇女在其中发挥着至关重要的作用。为使妇女具备自我心理调节和保护能力，以及改善家庭不良情绪氛围的能力，妇女首先要学习心理卫生知识，树立正确的人生观和价值观，培养积极乐观的性格，锻炼适应多元化社会的能力，培养健康情趣和生活方式，科学求助和寻求支持，理智消费等。

2）妇女健康教育的策略与方法：①满足女性接受健康教育的热情：女性往往比男性更加关注健康教育，其健康教育的需求也更为迫切，参与健康教育的积极性高。但因女性生理、心理变化较大，繁重的家务劳动、紧张的工作等都能影响女性接受健康教育的热情。因此，针对女性的健康教育，应注意保护和强化其热情。②充分保护女性健康方面的隐私：由于种种原因，女性有某些不愿公开的隐私，公开隐私可能使其产生一定的心理压力。因此对女性家庭纠纷、性生活和生育方面的问题，要充分理解和尊重。保护女性健康方面的隐私，可以使女性保持对健康教育工作者的信任感，解除其接受健康教育的顾虑，有利于健康教育的实施。③女性健康教育需要关注女性年龄、职业、地区、文化素质、心理素质以及所在地区的社会发展、经济文化和风俗习惯等环境的差异。制订符合本地区女性的切实可行的目标、计划和实施方案，促进有利于女性健康教育的外部条件的形成。

(3) 老年人健康教育：老年人的健康和社会地位是衡量一个国家社会文明程度和社会保障程度的重要标志。随着我国老龄化进程的加快，老年人健康问题日益加重，老年人健康教育和保健已成为降低医疗费用、提高家庭生活质量、实现"老有所养、老有所医、老有所学、老有所为和老有所乐"目标的有效途径。

1）老年人健康教育内容：老年人健康教育的核心是通过卫生知识的传播和行为干预，改变老年人的不健康行为。

应掌握老年人的生理、心理、社会特点。①生理特点：衰老是自然生理规律，主要表现为外观衰老，各器官、系统及大脑功能减退。如心排血量减少、肺活量降低、消化能力下降，尿急、尿频、尿失禁、性功能下降、骨质疏松或增生、脑组织萎缩、视力及听力下降、动作缓慢、免疫力下降、易患各种感染和肿瘤等。②心理特点：离退休后，工作由紧张转向松弛状态，这对老年人的情绪有一定的影响。随着年龄的增长，老年人大脑和中枢神经系统功能逐渐衰退而造成记忆力衰退、注意力不集中、脑组织重量和脑细胞数量减少、萎缩，思维迟缓、反应迟钝、记忆力减退、情绪不稳定、脾气暴躁，甚至性格改变等。③社会特点：由于离开工作岗位，与社会接触减少，缺乏与人交往、沟通，思想上不适应。在工作上由参加者变成旁观者，在思想上由积极状态变为消极状态，精神上无寄托，从而产生一种孤独寂寞的感觉，老年人会不自觉地重新评价自己，而产生自卑、无用、敏感多疑甚至自杀的心理和行为。

健康教育应着重从老年人行为指导、心理卫生、饮食卫生、疾病防治以及体能活动等方面开展。①行为指导：指导老年人生活起居科学、合理、规律，养成良好的生活习惯，纠正不良的行为和生活方式。指导老年人戒烟限酒，平衡膳食，以富含蛋白质、低脂、低胆固醇、少盐、少糖、富含维生素和微量元素食物为主，少食多餐、定时定量；起居规律，娱乐、运动和劳动适度。②心理卫生干预：鼓励老年人参加社会活动，保持与社会接触，从社会生活中寻找人生的价值；构建和睦家庭，老年人与子女相互适应、相互支持，避免孤独，鼓励老年人参与力所能及的活动，保持乐观的情绪，预防疾病。③常见病防治知识教育：老年人的常见病有心脏病、脑血管疾病、糖尿病、白内障、气管炎、青光眼、腰腿痛及关节炎等。根据老年人的特点，定期开展与常见病相关健康知识讲座，使其掌握常见疾病的防治知识。④体育活动：根据老年人自身健康特点和兴趣爱好，选择适宜的体育活动项目。进行适度的运动是促进健康的必需项目，可选择广播操、健身舞、太极拳、武术、步行及慢跑等。

2）老年人健康教育的策略和方法：①提升老年人参与自身管理的主动性。老年人患慢性疾病居多，健康教育者要牢记老年人健康教育的目的，丰富老年人和家属的疾病知识，提高自我管理能力，使其学会适应、处理各种生活事件，胜任自我管理任务，最终达到改善健康状况、提高生命质量、降低医疗费用等目标。老年人的家属、照顾者和朋友在老年人的日常生活中能给予其强有力的社会支持、帮助和监督。在条件允许的情况下，可邀请老年人的家属、照顾者和朋友一起接受相关教育。②明确老年人的健康需求。老年人常合并多种慢性病，患病多年的老年人除了疾病本身的问题，常合并疼痛、疲劳等众多生理和心理问题，这不仅容易使老年人产生沮丧感，而且健康教育者也易出现"不知从何讲起"的无力感。因此，实施健康教育之前，应全面评估老年人的身心状态，与老年人一起确定"需要解决的健康问题"，从"首要关注问题""首先需要解决的健康问题"入手，按照需要层次和问题紧迫性，分层次、按步骤循序渐进展开。③选取合理、有效的教育形式。除了传统的讲座和咨询，老年人健康教育有多种形式，如起源于澳大利亚的同伴教育，就是老年人健康教育常用的形式。同伴教育不是举办讲座和授课，而是以同伴分享为主，共同采纳有益健康的行为。这种教育形式易于理解和接受，易唤起老年人的共鸣。但是在实施过程中要注意严把质量关，同伴分享结束后，专业健康教育人员要进行回顾和总结，肯定优点并指出不足，以此不断提升同伴教育的效果。

（二）社区健康教育的方法

1. 提供健康教育资料　编印健康教育手册，介绍简明、实用的卫生保健知识，以提高社区居民的自我保健能力，帮助其养成科学、文明、健康的生活方式。

2. 设置健康教育宣传栏　健康教育宣传栏是极适用于社区居民的健康教育知识普及方法，居民闲暇之余随时可以获取自己需要的健康知识。宣传栏的制作可以色彩鲜艳，内容生动，寓教于乐。

3. 开展公众健康咨询活动　利用各种健康主题日或针对辖区内重点健康问题，开展健康咨询活动并发放宣传资料。

4. 举办健康知识讲座　定期举办健康知识讲座，引导社区居民学习、掌握健康知识及必要的健康技能，促进社区居民的身心健康。

5. 开展个体化健康教育　乡镇卫生院、村卫生所（室）和社区卫生服务中心（站）的医务人员，在提供门诊医疗、上门访视等医疗卫生服务时，要开展有针对性的个体化健康知识和健康技能教育。

6. 采取激励性健康教育　如"健康银行服务",为患者发放"健康存折",按照存折的项目,督促社区居民参加健康大讲堂、相关基础疾病管理小组活动、自评健康量表、接受定期随访等活动,可在"健康存折"中进行"财富"(即参加活动所获得的积分)储蓄,当"财富"达到一定程度后,可自主、免费地兑换相应的"健康产品",例如心理沙盘体验、中医失眠治疗等居民所需要的健康服务。

7. 多感官多层次健康教育模型　美国学者威廉姆斯(Williams)提出了一个新的健康教育模式——多感官多层次健康教育模型(multisensory multilevel health education model, MMHEM)。MMHEM是一种综合健康教育模型,运用传统和非传统的健康教育方法,采用讲故事、听音乐、看动画和电影、玩游戏等形式,体现教育方案在个人、社会、生态环境中的影响因素之间的动态关系。在进行方案设计时,注重教育内容和教育目的、教育环境和教育对象、如何进行健康教育。MMHEM包含了现有的健康信念模型中的"做什么/为什么",如态度、动机、规范信念、自我效能;反映了社会经济学模型中所概述的"谁/在哪里",如家庭、社区、组织、公共政策等方面;在此基础上提出"如何做",考虑了教育内容设计、文化适应和科学创新的教育方法。

(巩小军)

第三节　学校健康教育

> **案例 8-3**
>
> 某小学定期组织各年级学生体检。体检结果发现小学生肥胖率升高,近视人数明显增多。该小学计划对各年级学生开展系统、全面的健康教育。
>
> 请回答:
> 1. 小学生健康教育包括哪些内容?
> 2. 小学生健康教育的形式有哪些?

一、学校健康教育概述

学校是有计划、有组织地进行系统教育的组织机构。学校不仅是个体接受教育和发展学习能力的场所,还具有促进个体健康的功能。第54届世界卫生大会指出:"在校学生正处于生长发育阶段,也处于养成健康习惯和形成健康生活方式的时期。对在校学生进行的健康促进具有低投入、高效益、更易发挥作用的优势,而且在校学生可作为改变现状的力量来改善家庭和社会的健康状况。"

（一）学校健康教育的概念

1. 学校健康教育的概念　学校健康教育是指通过学校、家长和学校所属社区内所有成员的共同努力,为学生提供完整、积极的健康经验和知识结构。课堂教学和健康教育活动能使儿童、青少年掌握常见病防治和卫生保健知识,增强学生自我保健意识,养成科学、文明、健康的生活方式和行为习惯,从而达到预防疾病、增强体魄、提高学生个体和群体的健康水平的目的。学校健康教育主要包括设置健康教育课程,创造健康的校园环境,提供合适的健康服务,与家庭和社区一起促进学生健康。学校健康教育对象包括学龄前期儿童、在校学习的中小学生和大学生。

2. 学校健康促进的概念 学校健康促进是在学校健康教育的基础上发展起来的。学校健康促进强调通过学校、家长和学生所属社区内所有成员的共同努力,给学生提供完整的、有益的经验和知识结构。创造安全、健康的学习环境,提供合适的健康服务,动员家庭和更广泛的社区参与,共同促进师生健康。

> **知识链接**
>
> **健康促进学校标准**
>
> 国家卫生和计划生育委员会于2016年8月23日发布的《中华人民共和国卫生行业标准-健康促进学校规范》于2017年2月1日正式实施,主要内容如下。
> 1. 范围 适用于全日制普通学校。
> 2. 建设原则 以促进学生健康发展、因地制宜、学校卫生基本要求与优先项目相结合、过程评估与效果评估相结合为建设原则。
> 3. 健康促进学校的基本框架内容 政策支持、组织保障、环境营造、社区联合、健康技能培养、卫生服务。
> 4. 政策支持 学校签署承诺书、制定开展建设工作的计划、制定和完善健康促进学校工作制度。
> 5. 组织保障 建立健康促进学校工作组,工作组人员接受培训。
> 6. 环境营造 提供基础性的健康安全的物质环境,营造有利于健康的社会氛围。
> 7. 社区联合 与所在社区建立沟通机制和渠道,与社区共享资源,与学生家庭建立沟通机制和渠道,社区和家庭参与学校的管理。

（二）学校健康教育的意义

1. 学校健康教育是促进学生全面发展的必要条件 学校通过设置规范的健康教育课程,开展健康教育相关的课外活动,创造安全、健康的学校环境,建设健康、积极的校园文化等举措,促进学生从小树立积极、健康的观念,养成良好的卫生习惯和生活方式,提高生长发育水平,发展自我保健、预防疾病的能力,培养学生健全的人格和社会适应能力,树立健康的审美观念,促进学生在德、智、体、美、劳等方面全面发展。

2. 学校健康教育是实现全民基础保健的有效途径 在校学生接受能力强,可塑性大。有计划地开展学校健康教育,有助于其掌握必要的健康知识和技能,建立健康意识和公共卫生意识,自觉采纳健康的行为和生活方式,减少或消除影响健康的危险因素,为其一生的健康打下坚实的基础。同时,在校学生作为家庭和社会成员,其健康知识、观念、行为和健康状况必然会对其父母、亲友和社会产生积极的影响,从而促进全民健康素质的提升以及社会整体健康水平的提高。

3. 学校健康教育是健康校园建设的重要组成部分 结合实际制定相应的健康教育方案,不仅可以预防和控制各类流行性疾病在校园内的传播,还有助于培养学生养成良好的健康卫生习惯,这对于学生树立完整的健康观念有着不可取代的作用。任何健康卫生习惯的培养都是建立在良好的健康行为干预基础之上的。

4. 学校健康教育是影响家庭、社会和整个人群的治本措施 学校健康教育不仅可以使儿童、青少年获得健康知识,改善健康行为,进而茁壮成长,还可以潜移默化地影响家庭成员,推进社会进步和精神文明建设。

5. 学校健康教育是学校初级卫生保健工作的最根本措施 从小培养健康生活方式对人的终身健康具有重大的意义。因为大量研究证实，心脑血管疾病和癌症都与童年时期的不良生活方式有密切关系，所以重视学校健康教育，培养健康的生活方式，可以未雨绸缪预防多种疾病。

（三）学校健康教育的任务

1. 提高儿童及青少年卫生科学知识水平 通过课堂内外结合的教育方式，向儿童及青少年传授卫生科学知识是学校的主要任务。帮助儿童及青少年提高卫生科学知识水平，将儿童及青少年的行为引向正确的方向。

2. 提高儿童及青少年生长发育水平 健康教育能帮助儿童及青少年平衡膳食、合理营养、正确进行体育锻炼，创造对生长发育有利的环境和因素，促进生长发育。

3. 降低儿童及青少年常见病的发病率 儿童及青少年常见的疾病有近视、沙眼、龋齿、鼻炎、蛔虫感染、运动外伤、贫血等，及时向儿童及青少年普及各类常见病的有关知识，使学生掌握有关疾病的预防知识和必要的技能，降低患病率。

4. 促进儿童及青少年心理健康发展 根据儿童及青少年的身心发育特点，开展心理健康教育，引导其认识自己、发掘潜力、克服心理困扰、培养健全人格及社会适应能力。

5. 培养儿童及青少年的自我保健能力 当前，医学模式正在从"疾病管理"向"健康管理"转变，健康管理的核心是个人良好的生活习惯的培养和发展自我保健意识及能力。从儿童、青少年开始培养自我保健能力，能为其终身健康打下良好的基础。

二、学校健康教育的内容

我国一直重视学校健康教育，并出台了相关要求和纲要，1993年印发的《大学生健康教育基本要求（试行）》，2008年印发的《中小学健康教育指导纲要》，明确了各阶段学校健康教育的具体目标和基本内容。

（一）中小学生健康教育的内容

《中小学健康教育指导纲要》提出，中小学的健康教育内容包括5个领域：健康行为与生活方式、疾病预防、心理健康、生长发育与青春期保健、安全应急与避险。依照小学低年级、小学中年级、小学高年级、初中年级、高中年级五级水平，把5个领域的内容合理分配到五级水平中。五级水平互相衔接，完成中小学校健康教育的总体目标。这5个领域的主要内容概括如下。

1. 健康行为与生活方式 具备个人卫生保健知识，保持个人和环境卫生；了解健康的生活方式（包括合理膳食、适量运动、睡眠充足、戒烟限酒、心理平衡等）及采取良好生活方式的益处；选购食物的基本知识；懂得毒品的危害，远离毒品的方法及意义等。

2. 疾病预防 知晓疫苗的种类及接种疫苗的意义；具备蛔虫、蛲虫等寄生虫病的预防知识；具备常见传染病的种类及预防知识；了解营养不良、肥胖等常见健康问题的危害及预防知识等。

3. 心理健康 认识自己，保持自信，确定合理的学习目标；控制和调节情绪，正确应对失败和挫折；主动、诚恳、谦虚、宽厚地与人交往；正确认识考试等特殊时期常见的心理问题与应对等。

4. 生长发育与青春期保健 具备生命孕育、成长、生命周期的基本知识；了解身体主要器官的功能；学会生命体征的测量方法及意义；具备男、女性少年在青春期的生长发育特点和卫生保健知识；了解青春期常见的发育异常、少女妊娠等。

5. 安全应急与避险 具备日常生活中的安全常识；知道发生紧急情况的求助方式；有病

及时就医,遵从医嘱服药;学会常见意外伤害的预防和应急处理;了解网络交友的危险性,预防网络成瘾等。

（二）大学生健康教育内容

《大学生健康教育基本要求（试行）》指出,大学生健康教育的目标是增进大学生的卫生知识,使其进一步了解健康的价值和意义,增强维护自身健康的责任感和自觉性,提高自我保健和预防疾病的能力。帮助大学生自觉选择健康的行为和生活方式,消除或减少危险因素的影响,从而促进身心健康。

大学生健康教育的内容包括健康概念和高校健康教育的要求、大学生身心发育和疾病特征、心理卫生、起居卫生、饮食与营养、运动卫生、行为环境与健康、性心理与卫生、传染病、各科常见病、急症自救与互救及用药知识。

三、学校健康教育的方法

（一）学校健康教育的组织与实施

学校开展健康教育活动时,首先应根据各阶段学生的生长发育和认知特点,分析主要的健康需求,明确健康教育目标。学校可参照《中小学健康教育指导纲要》和《大学生健康教育基本要求（试行）》中的健康教育目标及内容,为学生制订完整、长期的学校健康教育计划。

根据我国中小学的要求,各中小学校（九年义务教育阶段各年级）每周要在活动类课程"科技文体活动"中安排0.5课时健康教育课（以列入正式课表为准）。大学、中专院校可开设"健康教育"选修课或专题讲座。在中小学课程中开设健康教育课,或将健康教育课的内容融入其他基础课程的教学内容中,系统、循序渐进地向学生提供健康知识和技能,培养学生保持健康、促进健康的意识和能力。除课堂教学外,学校还可通过定期组织班会、团会、制作板报和宣传栏等多种宣传教育形式对学生开展健康教育,将课堂内外教育有机结合起来,发挥整体教育效应。

1. 将健康教育与各学科有效结合 学校健康教育的具体实践方略,不同地区需根据自身实际情况按照学校健康教育基本指标,将健康教育全面纳入学校的现有教学计划中,通过课堂教学、专题活动、社会实践等方式,将健康教育知识渗透至教育教学过程中,确保健康教育工作制度化、多样化、精准化,使之可以贯穿学生整个学习周期,以此达到强化学生健康意识的目的。

2. 注重健康教育和班级活动的融入度 健康教育实践期间,学校应根据学生的年龄特点,在班级内通过多种形式开展健康教育,比如借助黑板报、文化宣传窗、多媒体教育,推进卫生知识、青春期生理保健知识的宣传。

3. 将健康教育带入社区实践活动 完善的学校教育离不开社区支持,组建多渠道、多元活动模式,强化社区、家庭、学校之间的联系,促进健康信息交流。定期组织学生到社区、公园等场所开展义务劳动,推进爱国卫生、健康教育等黑板报展览工作,面向周边社区居民发放学校健康教育宣传内容,突出健康生活、健康行为的价值,使学校和社区健康教育有效结合,将健康教育带入社区实践活动中。

4. 科学、合理地进行学生心理健康教育 学生心理健康教育是学校健康教育的重要内容,学校在实践过程中需进一步完善、优化现有的学生心理健康档案,教师需实时了解学生自身具体情况,如发现个别学生存在心理问题,需第一时间对其进行心理疏导。

（二）学校健康教育的评价

为促进学校健康教育工作的开展,掌握学校健康教育活动进程,不断规范和完善学校健康教育,各级教育行政部门和学校应本着科学、全面、可比、可行的原则,制订健康教育评价方案。效果评价应与健康教育计划同步进行。评价的对象不仅是学生,还应包括对学生健康影响

随堂测 8-3

较大的家长和教师等。

评价指标体系可分为3级，共20项指标。第一级指标是教学基础，包括课时、教材与教具、采光照明与黑板、课桌椅、饮水与洗漱设备、厕所设备。第二级指标是教学过程，包括教学计划、教案、师资培训、授课质量、传播活动、开课率。第三级指标是教学效果，包括书面考核、实际操作、头发与指甲、面部与衣着、体育锻炼、教学用房与宿舍、校园与厕所、缺课率。定量评价时，每项指标5分，总分100分，可根据学校总得分进行优、良、中、差等级评定。

（巩小军）

第四节　职业场所健康教育

案例 8-4

某企业健康管理部门对员工近年健康体检结果分析发现，员工腰背痛、糖尿病、高血压等疾病发病率和患病风险显著提高，并且员工自评工作压力较大。问卷调查发现，员工对粉尘、噪声等常见职业相关有害因素了解较少，防护意识不强。针对这些健康相关问题，健康管理部门拟对员工开展一系列的健康教育工作。

请回答：
该企业年度健康教育计划应涵盖哪些内容？

一、职业场所健康教育概述

（一）职业场所健康教育的概念及其发展阶段

1. 职业场所健康教育　职业场所健康教育是指通过健康教育等干预手段和企业管理、支持性环境、职工参与等有关组织政策，以改善劳动条件、改变职工不健康的生活方式、降低病伤及缺勤率，促使职工提高、维护和改善自身健康的过程。职业场所健康教育作为基础工作，着重于职业健康知识的传播，树立健康的信念，并最终达到建立健康行为的目的。

2. 职业场所健康教育发展阶段　我国的职业场所健康教育经历了3个历史发展阶段。

（1）卫生宣教阶段：20世纪50~70年代是健康教育的初级阶段。原卫生部设立卫生宣传处，开展传染病防治知识的宣传教育，在许多国有大中型企业设立卫生防疫机构或有关卫生的专业机构，注重结合企业职业卫生特点，进行职业卫生知识的宣传教育。

（2）健康教育阶段：自20世纪80年代开始，随着国家工业化、城市化水平的提高，尤其是随着人口老龄化、迁移、人民生活水平的提高以及医学模式的变化，疾病谱发生改变，许多健康教育专业机构或卫生宣教科（室），以防治职业性常见病、多发病为重点，有针对性地开展职业健康教育。

（3）健康促进阶段：20世纪80年代末至90年代初，健康促进的概念引进我国，职业健康教育也逐渐与健康促进结合，不仅注重卫生知识的传播，更注重人们健康信念的树立和健康行为的形成。

加强职业人群健康教育，控制职业危害，防范职业性事故，已成为我国公共卫生的重要任务之一。时任联合国秘书长安南在 1997 年提出:"政府决策者和企业家应将保证提供安全和卫生的作业环境作为一切投资和生产决策的关键加以考虑。当我们展望未来时,必须时刻记住:生产力和经济的发展,必须造福于全世界所有的男人和女人,职业安全和卫生是实现这一目标的手段。"预防职业病发生的重要方法之一是做好职业病健康教育,提高职业人群的疾病预防意识,促进健康行为。

（二）职业场所健康教育的对象

职业场所健康教育的对象包括用人单位管理者和职工。

1. 用人单位管理者 我国《劳动法》规定用人单位必须对职业人员进行劳动安全卫生教育,必须为职业人员提供符合国家规定的劳动安全卫生条件和必要的劳动防护用品,对从事有职业危害的职业人员应定期进行健康检查。因此对用人单位管理者应进行职业病防治知识、劳动法规和卫生监督相关健康教育。

2. 职工 包括普及职业病防治知识,加强职业卫生自我防护、职业卫生操作规程和正确使用劳动防护器材的教育,同时职工还应接受劳动法和职业病有关法律法规教育,懂得职业人群的合法权利。

（三）职业场所健康教育的意义

1. 职业人群在社会发展中的地位 职业人群是人类社会的宝贵资源,他们的身心健康直接影响国民经济的发展,影响企业的生产效率和生存发展。

2. 职业人群的职业健康问题严峻 随着经济的发展,工农业生产活动活跃,尘、毒、噪声、振动等生产有害因素对职工健康影响巨大。创建健康的工作场所,为职业人群提供安全、舒适的劳动环境及良好的作业条件,均有利于职业人群的身心健康。

3. 职业场所健康教育投入少产出高 近年来,职业人群医疗费用开支过高,因病伤缺勤对国家和企业造成很大的经济损失,WHO 的一项研究结果显示,工作场所健康促进项目可以通过提高职业人群健康素养,有效地控制医疗费用支出和缺勤所致的经济损失。

二、职业场所健康教育的内容和方法

（一）职业场所健康教育的内容

《中华人民共和国职业病防治法》第三十四条规定:用人单位应当对劳动者进行上岗前的职业卫生培训和在岗期间的定期职业卫生培训,普及职业卫生知识,督促劳动者遵守职业病防治法律、法规、规章和操作规程,指导劳动者正确使用职业病防护设备和个人使用的职业病防护用品。劳动者应当学习和掌握相关的职业卫生知识,增强职业病防范意识,遵守职业病防治法律、法规、规章和操作规程,正确使用、维护职业病防护设备和个人使用的职业病防护用品,发现职业病危害事故隐患应当及时报告。

1. 职业健康观念的健康教育 用人单位管理者和职业人员应树立健康观念,把职业健康作为行业发展的一个重要因素,认识到职业健康问题是企业发展的关键因素,同时也是自身有效权利的保障。通过开展职业健康教育,改善职业健康环境,提高职业人群健康素质。指导有毒有害作业人员认识工作所处环境的危害、掌握防护常识以及了解职业因素所产生的疾病,提升对现行职业病防治信息的获取能力,改变职业工人健康知识浅薄的状态,树立"自我保护意识"。职业健康观念的健康教育是职业场所健康教育的基础,只有树立了职业健康教育观念,才能真正地使职业人群主动接受并获得有效的健康教育。

2. 职业安全防护及职业伤害应急处理教育 职业人群在从事生产过程中接触的有害环境以及进行有毒有害作业时所接触到的职业危害因素（如有毒气体、重金属、病毒及其他有害微生物、机械损伤、高处坠落),除了损害职业人员健康、使职业人员过早丧失劳动能力外,还会产生相当昂贵的诊治、康复费用,给从业者、用人单位和国家造成严重的经济负担。进行安全防护教育、职业伤害应急处理教育是有效预防职业物质因素危害的健康教育手段。

（1）安全防护教育：是以防止职工在职业活动过程中发生各种伤亡事故为目的的健康教育。它以保护人的生命安全和健康为基本目标，是职业卫生健康教育中的重要内容。安全防护教育不仅包括各种有害因素特点的教育和健康危害特点的教育，还应该包括个人技能的教育、遵守职业安全制度和操作规程的教育，以及改造环境、改善劳动条件的教育。因此是遏制职业病高发和各类事故发生的重要措施。对不同行业职工的安全知识、意识和态度的安全防护教育各有侧重。例如，对司机、计算机操作员等存在长期职业不良行为者，要进行消除职业不良行为的教育；对建筑、煤矿、制造等行业职工，要加强预防高处坠落、物体打击、机械伤害等的教育；对印刷、水泥、油漆喷涂等接触有毒有害气体或物品的行业职工，要强调通风、防尘、佩戴防护器具等的教育。

（2）职业伤害应急处理教育：职业危害因素除了可以造成慢性伤害外，很多时候也会以突发事件的形式出现。如果从业人员能够掌握一定的中毒急救和自救知识，事故发生率将会得到有效控制。职业卫生突发事件具有意外、突发、群体性的特点，发生地点多为施工现场等，救援人员不能及时到达救助地点。因此，有必要对从业人员进行应急处理、自救等知识的培训，使其树立危机意识，提高现场急救能力。

3. 职业心理健康教育 有针对性地开展心理卫生健康教育，根据职工的心理特点，加强岗位培训教育，开展社会、职业角色教育，强化其正确认识自身的能力，提高缓解心理紧张的能力，提高职工的综合素质，以适应工作的需要。精神或心理有异常表现者，应尽快进行心理咨询、诊断和治疗。

（二）职业场所健康教育的方法

职业场所健康教育需要将适宜的健康教育内容以适当的形式展现出来，从而达到预期效果，改善从业者的健康状况。由于不同的职业人群具有不同的特点，可根据掌握资源的状况和受众的需求，选择丰富多样的健康教育形式。例如通过电视、广播电台、报纸和杂志，制作职业病防治专题片或开辟职业卫生专栏，宣传职业病防治知识，公布职业卫生法律法规，报道职业病防治进展。选择健康教育形式时应考虑不同人群的特点和接受能力。例如，对于外来务工人员，可以采用宣传画册、免费播放宣传电影等容易理解和接受的方式进行健康教育知识宣传。而针对企业员工，可以开办职业卫生讲座，邀请专家进行相关职业卫生主题的讲授。除此之外，由于职业场所健康教育工作包含心理、生理两大部分，企业可以与精神卫生以及医疗卫生相关专业机构合作，结合适宜的健康教育内容和方法，保证职业场所健康教育工作的科学性。

1. 发现职业场所的健康问题 以职业健康体检为契机，系统开展职业人群健康教育工作。《中华人民共和国职业病防治法》《职业健康监护管理办法》均对职业健康检查的时间、内容与结果处理做出明确规定，开展健康风险评估，以发现健康问题。

2. 选择策略制订计划 根据企业规模及自身特点制订计划，包括健康教育的目的及目标；实施健康教育的地点、具体时间、通知手段；培训方案的制订；编写健康教育教材；确定健康教育的形式与评价方式。

3. 健康教育计划实施步骤与方法 将计划付诸实践，计划中的每一项活动都应明确实施团队中的具体责任人，并确保落实到位。

（巩小军）

第五节 家庭健康教育

案例 8-5

某家庭成员详细情况：父亲，年龄35岁，公务员，身高177 cm，体重80 kg，无既往史，现无任何身体不适，无任何慢性疾病，有20年吸烟史，平均每日吸烟20支，经常饮酒，平均每周1~2天食用脂肪含量较高的食物、腌制类食物、油炸类食品，喜欢上网，每晚都是零点甚至凌晨1点以后休息。

请回答：
针对这样的家庭成员，如何开展健康教育？

家庭健康是社会健康的基础，世界卫生组织提出："健康自家庭开始"。健康教育工作者的重要任务之一就是使健康教育家庭化。只有每个家庭都充分认识到健康教育的重要性和必要性，并积极参与健康教育，自觉接受健康教育，健康教育工作才算真正落到了实处。

一、家庭健康教育概述

家庭是个人生活的场所。个人的价值观、生活习惯、卫生习惯的形成，处理问题和解决问题的方式，性格的培养等在很大程度上受其家庭环境的影响，个人的健康与家庭健康密切相关。家庭是介于个人和社会之间的一种社会组织，是构成社区的基本单位，家庭的健康水平直接影响到社区整体的健康状况。

（一）家庭及相关概念

1. 家庭的定义、类型与功能

（1）家庭的定义：传统意义上的家庭是指靠婚姻、血缘或领养关系联系在一起的，由两个或更多的人组成的一个社会基本单位。现代意义的家庭除强调婚姻关系和法定的领养关系外，也承认多个朋友组成的具有家庭功能的家庭。家庭是指由一个或多个人组成的，具有血缘、婚姻、经济供养和情感承诺等稳定关系的小群体。

（2）家庭的类型：包括核心家庭、扩展家庭（主干家庭、联合家庭）及其他类型家庭等。

1）核心家庭：即小家庭，由父母及未婚子女（包括领养子女）组成，是现代社会的基本家庭单位，占城市家庭的80%，具有规模小、结构简单、便于相处的优点，但由于可利用的资源少，一旦出现危机，则会出现应对困难，甚至家庭将由此而破裂。

2）扩展家庭：包括主干家庭和联合家庭。主干家庭即直系家庭，是核心家庭的纵向扩大，由父母（包括单亲）及已婚子女组成，在我国是仅次于核心家庭的类型。联合家庭即旁系家庭，是核心家庭的横向扩大，由父母和至少两对以上的已婚子女组成。主干家庭和联合家庭人数多，结构复杂，但当出现危机时，家庭资源的可利用性大。

3）其他类型家庭：如单亲家庭、单身家庭、同居家庭，因其家庭结构的不完整或不稳定性，可能发生或诱发各种健康问题。

（3）家庭的功能：家庭把家庭成员与社会有机地联系起来，对社会有对外作用，对家庭成员有对内作用。对内作用与对外作用相互联系、相互影响，具体表现在以下几个方面。①经济功能：是家庭的基础功能，在家庭这个核心中开展各种经济活动，为其他家庭功能提供物质基础；②生育功能：家庭作为基本的生育单位，是种族得以延续的保障；③社会化功能：提供社会、文化素质教育，帮助子女完成社会化过程，顺利地融入社会，成为一个社会成员；④情感功能：通过彼此的关怀与支持，满足家庭成员爱与被爱的需求，使家庭成员有一种归属感；⑤健康照顾功能：家庭成员之间相互照顾，维护家庭成员的健康；⑥感情交流功能：感情交流是家庭精神生活的组成部分，是家庭生活幸福的基础。感情交流的密切程度是家庭生活幸福与否的标志。

2．家庭与健康的关系

（1）有遗传倾向：基因遗传使得种族不断延续的同时，也让疾病遗传成为可能，如白化病、血友病、地中海贫血。

（2）疾病易传播：由于家庭成员之间的密切接触，许多传染病容易传播，如流行性感冒、性传播疾病、肺结核。

（3）影响儿童发育与社会化：家庭是儿童生理、心理和社会性成熟的基础环节，家庭教育、家庭结构及功能异常，与儿童的躯体、心理方面的疾病关系密切。

（4）家庭是疾病康复的最佳场所：家庭的物质与精神支持对各种疾病康复有明显的促进作用。

（5）生活方式和求医行为具有相似性：家庭成员长期生活在一起，具有高度相似的生活方式和行为习惯，健康知识储备与健康信念导致的求医行为也具有相似性。

> **知识链接**
>
> **健康家庭及其特点**
>
> 1．良好的生活环境　家庭住宅内外环境整洁卫生，饮用水安全卫生，保持室内空气流通，温度及湿度适宜。
>
> 2．和谐的家庭氛围　家庭成员之间关系融洽、和睦，互敬互爱；教育子女有正确的方法和态度，体现民主、平等。
>
> 3．健康的生活方式　家庭成员有正确的健康观念，起居规律，保证充足的睡眠；膳食结构合理，营养均衡；保持良好的卫生习惯，娱乐有度，遵守社会公德。
>
> 4．优生优育　准备结婚的男女青年要进行婚前检查；准备怀孕的夫妻应做孕前优生健康检查，提前戒烟、戒酒；夫妻要按照医生的指导进行产前检查和孕期保健；做好新生儿筛查，婴幼儿保健和疾病预防，为儿童创造良好的家庭及教育环境。
>
> 5．健康的养老保障　形成尊重老人、孝敬老人的家庭氛围，关注老年人的心理、生理健康，使老年人有一个愉悦的居家养老环境。

（二）家庭健康教育概念

家庭健康教育（health education in family）是以家庭健康为目标，对家庭成员进行有计划、有组织、系统的教育活动，促使家庭成员自觉地采取有利于健康的行为和生活方式，消除和降低影响健康的危险因素，以预防疾病、促进健康，提高生命质量。

（三）开展家庭健康教育的重要意义

1．家庭是社会的基本单位，没有健康家庭就没有健康中国　在医学模式转变的今天，健康教育对于疾病的预防和控制有着公认的积极作用。有效的健康教育能提高家庭成员的健康意识，建立健康的行为和生活方式。通过开展家庭健康教育，获得常见病防治和意外伤害预防、初步急救、伤口防感染等知识。

2．家庭具有相对独立性，便于开展健康促进　家庭具有相对独立性，更有利于组织实施健康促进。《"健康中国2030"规划纲要》中将健康城市和健康城镇建设作为推进健康中国建设的重要抓手，强调通过开展广泛的健康社区、健康城镇、健康家庭建设，提高社会参与度，以全方位、全周期保障人民健康。

3．家庭人群面临众多的健康问题　家庭是人们生活的主要场所，遗传病、地方病、传染性疾病、慢性非传染性疾病、不良卫生习惯影响着家庭成员的健康，通过健康教育，建立良好的生活习惯，促进家庭成员的身心健康。

二、家庭健康教育的内容与方法

在开展家庭健康教育活动时，可着重从生活方式、心理健康、常见疾病的防治知识及用药常识、意外伤害、生殖健康及性教育等方面进行教育。

（一）家庭健康教育的内容

1．生活方式教育　生活方式是一个人在长期的社会化进程中形成的一种行为倾向和行为模式，与健康相关的生活方式仅是其中的一部分。健康生活方式是指有益于健康的习惯化的行为方式，主要包括合理膳食、适量运动、控制体重、戒烟限酒、心理平衡等方面。

（1）合理膳食：指能提供全面、均衡营养的膳食。食物多样，才能满足人体各种营养需求，达到合理营养、促进健康的目的。国家卫生健康委员会发布的《中国居民膳食指南（2022）》为合理膳食提供了权威的指导，包括食物多样，粮谷为主；多吃蔬菜、水果和薯类；常吃奶类、豆类及其制品；经常吃适量的鱼、禽、蛋和瘦肉，少吃肥肉和荤油；食量和体力活动要平衡，保持体重处于正常范围；膳食清淡少盐，饮酒要限量，吃清洁卫生、不变质的食物。

（2）适量运动：是指运动方式和运动量适合个人的身体状况，动则有益，贵在坚持。运动应量力而行、循序渐进，结合自身的兴趣、身体状况，选择适合自己的运动形式、强度和运动量，一般以有氧运动为宜，如快走、慢跑、打太极拳、骑车、游泳。运动时，应做好自我监测，健康人可根据运动时的心率和自我感觉来调整运动强度，运动时心率一般以达到（170－年龄）次/分为宜，自我感觉以稍作休息且运动后不感觉疲倦为宜。每周运动3~5次。

（3）控制体重：体重超重或肥胖是多种慢性病（如高血压、糖尿病）的重要危险因素，最有效的减重措施是控制能量摄入和增加体力活动。在饮食方面，要遵循平衡膳食的原则，控制高热量食物（高脂肪食物、含糖饮料及酒类等）的摄入，适当控制主食（糖类）摄入量。在运动方面，规律的、中等强度的有氧运动是控制体重的有效方法。减重的速度因人而异，通常以每周减重0.5~1 kg为宜。

（4）戒烟限酒：吸烟是心血管疾病和癌症的主要危险因素之一，被动吸烟也会显著增加心血管疾病危险。烟草依赖是一种慢性成瘾性疾病，不仅戒断困难，复发率也很高。对吸烟者，应强烈建议并督促其戒烟，并对戒烟成功者进行随访和监督，避免复吸。长期大量饮酒可导致血压升高，限制饮酒量则可显著降低高血压等高脑血管病的发病风险。建议每日酒精摄入量男性不应超过25 g，女性不应超过15 g。

2．心理健康教育　心理健康是指个人能够充分发挥自己的最大潜能，以及妥善地处理和适应人与人之间、人与社会环境之间的相互关系。家庭心理健康教育内容包括了解心理健康的相关知识，人生各阶段的心理卫生常识，能够营造良好的家庭生活氛围，并能积极地应对家庭不良生活事件。在开展家庭心理健康教育时，必须考虑到普及性，要选择比较简单、易懂又与日常生活相关的心理卫生常识作为教育内容。

3．常见疾病的防治知识及用药常识教育　通过常见病的基础防治知识的健康教育，提高家庭成员的自我保健意识和自我保健能力，消除疾病的危险因素。

(1) 常见疾病防治健康教育：可开展社区常见病，如高血压、糖尿病、冠心病、哮喘、乳腺癌、宫颈癌、结核病、肝炎、获得性免疫缺陷综合征、流行性感冒、手足口病等重点疾病的家庭健康教育。同时家庭成员应该掌握一些基本的家庭护理知识和技能，如对高热、高血压、冠心病、糖尿病、瘫痪及癌症患者的家庭护理方法，指导测量体温、脉搏和血压的方法，冷敷及热敷，室内环境、物品的家庭消毒方法等。

(2) 用药常识教育：指导正确选购和保管药品，了解药品的批准文号及有效期，药物的各种剂型；正确掌握用药剂量、服用方法和注意事项，了解药物的不良反应；忌乱用未经验证的偏方，慎用保健药品，服药期间注意药物搭配禁忌，注意烟、酒、茶或其他食物对药物的影响等。

4．意外伤害教育 意外伤害是人们在日常生活中经常会遇到的问题，可选择生活中较易碰到的问题作为教育内容。如煤气中毒后的处理措施，烫伤、烧伤后的处理，简单、实用的止血方法，关节扭伤或骨折的应急处理，跌倒后的正确处理，急性呼吸道异物堵塞急救法和心搏骤停的心肺复苏方法等。

5．生殖健康与性教育

(1) 生殖健康：世界卫生组织指出，生殖健康是指在生命所有阶段的生殖功能和生殖过程中身体、心理和社会适应状态良好，没有疾病和虚弱。其内涵包括：能够进行负责、满意和安全的性生活，不担心传染疾病和意外妊娠；能生育，并有权决定是否生育和生育时间；能安全妊娠和分娩，保障婴儿存活并健康成长；能知情选择和获得安全、有效、可接受的节育措施。生殖健康覆盖人们的整个生命周期，已超出生物医学范畴，不仅要考虑到女性和男性在生殖方面的需要，而且也涉及女性和男性的权利、平等、公正和尊严。

(2) 儿童、青少年性教育：家庭在儿童、青少年子女的性教育中起着至关重要的作用。青少年子女普遍存在性困惑，也比较敏感，但又不愿向父母求教。很多儿童及青少年的性知识不是来自家长、学校，而是在与同伴的交流或者是从书刊、影视中得来的，这些渠道得来的性知识往往会不正确地引导孩子，而许多性心理障碍都植根于童年时期。因此，性教育应始于儿童和青少年时期，家长应积极参与性教育，使子女从小就得到正确的性教育，不能因传统观念的束缚而忽视性教育。对青春期的子女，父母应主动关心、询问子女的性困惑，帮助子女顺利度过青春期。如果家长不具备这种能力，学生最好积极参加学校或社区组织的青少年性教育培训，以获得科学的、较为完整的性知识。

6．对家庭成员进行基础疾病教育 家庭成员身患基础疾病，应与医院健康教育以及社区健康教育协同开展相关性健康教育。家庭成员往往对疾病基础治疗、复发等存在巨大压力，还常因认知不足、错误认知而出现各种负性情绪，期望水平由此降低，导致普遍存在自我管理能力低下的问题，最终影响康复和预后效果。护理作为促进疾病康复、改善预后的一个重要途径，如何进一步提高护理效果、改善此类患者自我管理能力和期望水平是当前重要的研究方向。以家庭为中心的协同护理是一种以家属为主导，协同参与护理的干预模式，其既能够为患者提供更多的家庭支持，又能保证患者回归家庭后得到有效的监督、照护和指导。

（二）家庭健康教育的方法

家庭健康教育可采用多种形式，使教育内容得到充分的体现，并达到预期的效果。

(1) 充分利用媒体宣传的优势，如电视、网络、报纸、杂志、书籍等，结合健康教育宣传栏、宣传资料等，广泛开展家庭健康教育活动。

(2) 建设支持性环境，如以社区为单位开展家庭健康教育讲座和咨询，培训家庭主要成员，使其能够承担起对家庭其他成员进行教育、指导和监督的作用。

(3) 示范创建活动，在社区中树立健康家庭典范，利用榜样的力量来引导其他家庭积极参与健康教育活动。

（4）组织小团体式学习，如组织家庭健康教育学习小组，由兴趣、需求相近的几个家庭组成一个学习小组，集中学习、集体讨论，利用开放、和谐的团体气氛，达成健康教育目标。

（5）家庭医师团队与辖区内家庭建立契约式服务关系，签订家庭医师服务协议，明确服务内容，建立家庭健康档案，进行网络化管理，定期随访。

（巩小军）

小 结

健康中国建设是当前中国健康和卫生领域的重要事宜，只有落实到一个个健康场所的建设，才能最终实现健康中国，所以健康场所建设又称为健康中国的细胞工程。在不同的场所开展健康教育与健康促进活动的对象、意义、任务和内容不同，目前最具有代表性的场所有医院、学校、家庭、工作场所和社区。本章通过以不同人群作为教育对象，以促进个体健康为目标，就如何在医院、社区、学校、工作场所、家庭展开有组织、有计划、系统的健康教育活动进行阐释。通过健康教育和环境支持，掌握健康促进与健康教育的基本知识与技能，树立健康的信念，培养良好的生活方式和行为，促进个体身心健康，降低个体发病率和死亡率，提高个体的健康水平和生命质量。

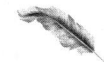

思考题

1．在医院环境中，如何对患者进行健康教育？
2．试述社区健康教育的对象、内容及常用方法。
3．对在校大学生可开展哪些形式的健康教育？
4．什么是职业安全健康教育？
5．什么是家庭健康教育？其教育内容和方法有哪些？

第九章 特定人群健康教育

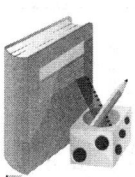

导学目标

通过本章内容的学习，学生应能够：

◆ **基本目标**

1. 复述儿童健康教育的主要内容。
2. 解释儿童不同生长发育阶段的生理和心理特征。
3. 说出女性健康教育的概念。
4. 说明女性健康教育的意义。
5. 总结围婚期、孕产期、围绝经期女性健康教育的内容。
6. 应用孕早期、孕中期、孕晚期健康教育知识开展孕产期女性健康教育。
7. 解释老年人生理、心理及社会特征。
8. 说出老年人日常保健的内容。
9. 运用心理健康教育的方法，正确地为老年人解决现存的问题。

◆ **发展目标**

1. 综合运用儿童健康教育的方法在社区开展预防儿童近视的宣传活动。
2. 以提高女性群体健康水平和人口素质为目的，综合运用所学知识开展女性健康教育，提高女性生殖健康和优生优育能力。
3. 树立尊老、敬老、爱老意识，综合运用老年人健康教育内容与方法，聚焦全社会力量，帮助老年人提高生命质量。

◆ **思政目标**

坚守为党育人、为国育才的初心使命，在为人民群众提供便捷、有效的服务中，实践医者仁心。

人的生命周期大体分为儿童及青少年期、成年期和老年期。每一个发展阶段、不同性别的人群有不同的健康需求，可能产生不同的健康问题。本章重点介绍其中的特定生长发育阶段及人群（儿童、女性、老年人）的健康教育。

第一节 儿童健康教育

> **案例 9-1**
>
> 小林，10岁，从小爱喝碳酸饮料，夏天更是把碳酸饮料当水喝，一个晚上就能喝下容量为1L的家庭装。长期喝碳酸饮料导致小林小小年纪就是一个"小胖墩儿"，而且最近查出患有2型糖尿病。
>
> 请回答：
> 1. 针对小林的问题，其健康教育的内容应包括哪些？
> 2. 可以采取哪些方法对小林进行健康教育？

广义的儿童期包括新生儿期、婴儿期、幼儿期、学龄前期、学龄期、青春期，年龄范围在0～20岁。儿童健康教育是通过学生家长、学校和社会成员的广泛参与和共同努力，使儿童获得必要的健康知识，树立正确的健康观念，养成健康行为和良好的生活方式，促进儿童身心健康的教育活动。

一、儿童健康教育的意义

儿童时期是人类发展的关键时期，该时期形成的健康行为和生活方式，将为一生的健康奠定重要基础。

儿童健康教育的意义：①有助于儿童掌握健康知识和技能，培养健康意识，养成健康的行为生活方式和良好的心理素质，进而提高生长发育水平，促进身心全面健康发展。②降低儿童常见病的发病率。③减少患病危险因素，预防和控制疾病的发生、发展。

二、儿童生长发育的特征

（一）儿童的生理特征

儿童处于不断生长发育的动态变化过程中。根据儿童生长发育不同阶段的特点，将儿童期分为6个时期。

1．新生儿期 是指自胎儿娩出、脐带结扎至出生后28天。新生儿具有对寒冷、疼痛等刺激的反应，触觉灵敏，嗅觉、味觉、听觉发育良好。

2．婴儿期 是指出生后到1周岁。此期婴儿生长发育迅速，对营养需求量较大，但消化功能尚不完善，易发生营养不良和消化功能紊乱。

3．幼儿期 是指1～3周岁。此期幼儿自身免疫力仍较低，运动方面从学步到会跑并开始独立行动，但由于对各种危险的识别能力不足，易发生意外。

4．学龄前期 是指3周岁到六七岁。此期儿童生长速度较慢，每年体重约增加2 kg，身高约增加7 cm，免疫功能增强，但因接触更广泛，仍易患感染性疾病。

5．学龄期 是指自六七岁到进入青春期之前。此期儿童体格发育平稳增长，除生殖系统外，其他器官的发育到本期末接近成人水平。感染性疾病发生率较前降低，近视、龋病的发病率增高。

6．青春期 是指女孩11～18岁，男孩13～20岁。此期儿童体重、身高增长幅度加大，生殖系统迅速发育，第二性征逐渐明显。女孩出现月经，男孩出现遗精，生长发育个体差异较大。

（二）儿童的心理特征

1．新生儿期与婴儿期 6个月的婴儿能辨认陌生人，明显地表现出对母亲的依恋及分离性焦虑情绪，表明其心理活动开始具有社会化特点。

2．幼儿期 初步形成自我意识，适应、依恋等个体独特的气质特征。按适应性、生活节律、情绪状态、趋避性，幼儿的气质类型可分为4种：容易型，约占40%，该类幼儿容易适应环境、生活习惯规律、情绪愉快、主动交往；困难型，与容易型相反，约占10%，该类幼儿适应环境缓慢；迟缓型，幼儿的生活习惯改变慢，约占15%；混合型，约35%的幼儿的气质类型难以归类，属于混合型。

3．学龄前期 儿童智力发育日趋完善，好奇多问，模仿性强，个性开始形成，能有意识地控制自己的情感。3岁左右的儿童已具有自我独立意识，凡事愿意自己来，对父母的帮助、阻止总用"不"来反抗，由于其行为、情绪控制处于较低水平，有时反抗很激烈，称为"第一反抗期"。此外，学龄前期儿童的人际关系明显发展，但友谊容易破裂，不稳定，冲突和攻击性行为在所难免。

4．学龄期 儿童自我评价的独立性增强，个人气质和道德观念逐步形成，社会性发展有所增加或深化，涉及亲子关系、同学关系等。

5．青春期 主要特点是心身发展不平衡。生理的成人感与知识、经验、能力的半成熟现状之间的矛盾，会使青春期儿童的心理和行为发生特殊变化，引起与周围人（尤其是家长）的对抗，导致人际关系问题的出现。自我意识发展呈第二次飞跃，有强烈的自我中心倾向，过分关注自我的外部体征。

三、儿童健康教育的内容

儿童处于不断生长发育的动态变化过程中，生理、心理特点均与成人不同，常见的健康问题有其特异性。家庭、学校和社区应针对儿童存在的主要健康问题，根据各年龄阶段儿童生理、心理发育特点，循序渐进、合理地设置各阶段的健康教育内容。

（一）儿童身体健康教育的内容

1．婴幼儿期身体健康教育

（1）营养

1）母乳喂养：婴儿期母乳喂养是最为重要的健康促进策略。母乳营养丰富，易于消化和吸收，蛋白质、脂肪、糖类比例适当，是婴儿最佳食品。只有当母乳量不足或母亲不能用母乳喂养婴儿时，才选择部分母乳喂养或人工喂养，代乳品优先选择配方奶粉。

2）辅食添加：6个月以上婴儿应适当添加辅食，补充营养，促进胃肠功能发育。

3）膳食指导：幼儿消化功能逐渐成熟后，饮食以肉类、乳类、蔬菜、水果、谷类、豆类及其制品为主。饮食以每日3餐，另加2～3次点心或乳品为宜。

（2）排泄

1）排尿：新生儿一般出生后24 h内排尿，最初几天因摄入量少，每日排尿仅4～5次，随着液体摄入的增多，到1岁时每日排尿15～16次。婴幼儿对尿液的浓缩和稀释功能不完善，排泄相同量的溶质所需要的水分比成人要多2～3倍，故易发生脱水，应注意补充足够的水分。

2）排便：新生儿出生后12 h内开始排胎粪，2～3天排完。母乳喂养儿粪便呈金黄色、糊状，不臭，每日排便2～4次。人工喂养儿粪便呈淡黄色，较干，有臭味，每日排便1～2次，添加辅食后粪便接近成人，每日排便1次。

3）大小便训练：18~24个月幼儿逐渐能够自主控制肛门和尿道括约肌，可对其进行大小便训练。

（3）睡眠：新生儿每天睡眠16~18 h，婴儿每日睡眠14~15 h，尽量不要打扰婴儿的睡眠。新生儿每日睡眠16~18 h，婴儿每日睡眠14~15 h，尽量不要打扰婴儿的睡眠。幼儿每日睡眠11~12 h，其中午睡一般应达到2 h左右。午睡时间可根据幼儿的年龄、季节的变化和个体差异适当减少。养成每日定时入睡的习惯，培养正确的睡眠姿势和独立睡眠习惯。

（4）运动：家长应经常带婴儿进行户外活动，呼吸新鲜空气和晒太阳，以增强体质和预防佝偻病的发生。1~2岁幼儿宜选择能发展走、跳、投、扔等活动的玩具，如球类、积木、滑梯等。幼儿在2岁后开始模仿成人的活动，喜欢玩沙土、橡皮泥等静态活动，还喜欢奔跑、蹦跳等剧烈活动。家长应引导和帮助幼儿玩耍，鼓励幼儿独立活动，以发展其动作的协调性。

（5）预防接种：家长应尽可能按照儿童计划免疫程序进行预防接种。

（6）个人卫生：目前龋病是我国婴幼儿常见的与个人卫生相关的健康问题。婴儿早期就要实施良好的口腔清洁措施，每次进食之后，家长应当用海绵或柔软的纱布蘸清洁的水擦拭婴儿牙床和腭部，以清除掉黏附的食物残渣。1岁时就应停止使用奶瓶喂养，最晚不迟于1岁半；睡觉时不应用奶瓶来作安慰，如果需要奶瓶安慰入睡，奶瓶中应当只装饮用水；减少或避免夜间喂养。

2．学龄前期和学龄期身体健康教育

（1）营养

1）膳食指导：学龄前期和学龄期儿童饮食接近成人，食物制作要多样化，要求膳食营养充分而平衡。鼓励多吃鱼、瘦肉、家禽、蛋、奶、豆制品、蔬菜、水果等，以满足生长发育需要。学龄前期儿童除三餐外，另加上午和下午的点心；学龄期儿童早餐要保证有较高的营养价值，提倡课间加餐。

2）肥胖症：儿童肥胖症是指儿童体内脂肪堆积过多和（或）分布异常，超过正常生理需要量而影响健康的一种营养障碍性疾病。此阶段儿童的不良饮食习惯如暴饮暴食，易造成肥胖，因此健康教育者应帮助家长指导儿童养成正确的饮食习惯，并按照均衡营养的要求，安排日常饮食。

（2）排泄：此阶段儿童排泄习惯与成人大致相同，每日排便1~2次，每3~4 h排尿一次。对5岁以上有遗尿症的儿童，应当指导家长建立排尿计划，不可责骂、讽刺和处罚，教育孩子晚餐后控制饮水量，睡前排尿，熟睡后家长应在经常遗尿时间之前叫醒孩子，使其习惯于觉醒前主动排尿。

（3）睡眠：应帮助孩子形成规律的就寝时间，此阶段儿童一般每晚睡8~10 h。

（4）运动：学龄前期儿童锻炼活动的最好方法是在安全、无组织、非竞争性的环境中，让孩子不断尝试，从而学会运动技能。学龄期儿童应每天进行户外活动和体育锻炼，如做体操、跑步、游泳、进行球类活动，以达到增进健康和预防疾病的目的。

（5）个人卫生：随着儿童自理能力的不断加强，家长既要提高儿童独立进行日常护理的能力，又要培养儿童良好的卫生习惯。因此，健康教育人员需向家长及儿童传授个人卫生知识，以及个人卫生习惯对健康的重要影响，鼓励家长培养儿童勤洗澡、勤换衣、勤剪指甲、饭前便后洗手等基本卫生习惯。

（6）生活方式：目前儿童近视发病率高，主要危险因素包括户外活动时间和睡眠时间少，近距离持续用眼时间过多，读写姿势不正确，过早、过长时间使用电子产品。应指导儿童确保每日2 h以上的户外活动时间；6岁以下儿童避免使用手机、平板电脑等电子产品；保证正确的读写姿势；避免进行连续长时间的读写等近距离的用眼活动；认真、规范地做眼保健操。

随堂测 9-1

> **知识链接**
>
> **《综合防控儿童青少年近视实施方案》**
>
> 2018年8月30日，为贯彻落实习近平总书记关于学生近视问题的重要指示批示精神，切实加强新时代儿童青少年近视防控工作，教育部会同国家卫生健康委员会等八部门制定了《综合防控儿童青少年近视实施方案》。该方案明确了家庭、学校、医疗卫生机构、学生、政府相关部门应采取的防控措施。一是家长要增加孩子户外活动和锻炼，减轻孩子课外学习负担，保障孩子的睡眠和营养，纠正孩子不良的用眼行为，掌握孩子视力健康状况，当发觉其视力异常时，及时到正规眼科医疗机构检查。二是学校要减轻学生学业负担，严格按照"零起点"正常教学，教室照明卫生标准达标率100%，每个月调整学生座位，每个学期调整学生课桌椅高度，严格组织全体学生每天上午和下午各做1次眼保健操，监督并纠正学生不良的读写姿势，确保中小学生每天1 h以上体育活动时间，指导学生科学、规范地使用电子产品。按标准配备校医和必要的药械、设备，每学期开展2次视力监测，提高学生主动保护视力的意识和能力。三是医疗卫生机构从2019年起实现0～6岁儿童每年眼保健，视力检查覆盖率达90%以上。建立儿童青少年视力健康电子档案，县级以上综合医院普遍开展眼科医疗服务。四是学生要强化"每个人是自身健康的第一责任人"意识，主动学习、掌握科学用眼和护眼的健康知识，养成健康习惯。

（7）意外伤害预防：可通过电视、广播、报刊、互联网等宣传途径，向儿童、家长及社会开展防窒息、防中毒、防外伤、防溺水、交通安全等专题教育，普及儿童常见意外伤害的主要原因和预防措施，加强自我防护意识。同时还应传授紧急救助的基本知识和技能，如止血法、心肺复苏法，增强儿童自救能力。

3. 青春期身体健康教育

（1）营养：青春期儿童体格生长迅速，但喜欢吃一些营养成分不均衡的流行食品，并常常不吃早餐，从而造成营养不良而影响体格发育。建议食物多样化，以谷类为主，多吃蔬菜、水果，常吃奶类、豆类、鱼、禽、蛋、瘦肉，少吃肥肉和动物油。

（2）性生理教育：向青春期儿童适当地传授生理卫生科学知识，结合男生、女生不同的生理特点，向青春期少女传授有关月经初潮、经期卫生等知识，向青春期少年讲授遗精是男性青春期的正常生理现象，打破他们对青春期生理现象的神秘感和恐惧感。

（二）儿童心理健康教育的内容

1. 婴儿期心理健康教育

（1）维护正常心理发育：父母要重视婴儿心理社会化趋势对其心理健康的影响，可多带婴儿与外界接触，避免其害怕陌生人。此期婴儿开始对父母产生依恋感，一旦分离，可有分离性情绪发生。因此，父母最好亲自养育、陪伴婴儿，避免寄养，降低其出现心理问题的风险。

（2）满足其情感需求：父母应经常抱抱、抚摸婴儿，与其一起玩耍，进行情感交流。

2. 幼儿期心理健康教育 结合幼儿的气质特点，对于困难型幼儿，父母需要有热情、耐心和爱心，理智地克服烦躁情绪，采取适合幼儿特点的、有针对性的教养方法。迟缓型幼儿教养的关键是让幼儿按照自己的速度和特点去适应环境，多鼓励幼儿尝试新的事物，不应给幼儿施加压力。

3. 学龄前期心理健康教育

（1）鼓励学龄前期儿童多与同伴交流：通过与同伴的交往，学龄前期儿童可以学到从成人那里学不到的东西，尤其对退缩、害羞的儿童更有意义。家长应创造良好的条件，鼓励学龄前期儿童与同伴一起游戏，教会他们更好地与人交流，恰当地表达和控制情绪，正确地处理内心焦虑和冲突。

（2）"第一反抗期"的心理健康教育：家长要认识到学龄前期儿童出现的"第一反抗期"是自然的、正常的，不应严格地控制而错失其心理自我发展的机会。

4．学龄期心理健康教育　学龄期儿童自我控制与调节能力发育尚不完善，有时会形成不良行为，如说谎、逃学、打架、欺负同学，家长和教师应根据学龄期儿童的心理特点进行正确引导。

5．青春期心理健康教育

（1）促进青春期男生和女生健康交往：对于早恋、爱慕、异性吸引等现象，父母和教师宜疏不宜堵，应积极引导青春期男生和女生进行集体、广泛、健康的交往，教育其从一生幸福的角度看待恋爱问题，不可采取过激手段，以免导致不良后果。

（2）正视并帮助青春期儿童顺利度过反抗期：父母应做好思想准备，调整与青春期儿童的关系，改变对待他们的态度，为正确对待反抗期做好铺垫。父母要帮助青春期儿童顺利度过反抗期，尊重他们的独立意识与要求，遇事多商量，倾听他们的意见，以友相待，建立朋友关系，以利于有效沟通。

（3）青春期生命教育：可通过定期在社区举办宣讲会或者在青少年经常出入的场所，如社区图书馆门口张贴海报，宣讲生命教育的重要性。还可以结合互联网，以微电影、宣传片、短视频的方式，向青少年进行宣传，让他们意识到自杀、他杀的方式是一种逃避现实的无能为力的不尊重生命的行为，无法真正解决问题。或者联合相关科室或机构，设置网络心理导师，由专业的心理专家全天候在线接受咨询，间接地实行一对一的在线交流，有针对性、高效率地为青少年答疑解惑。

四、儿童健康教育的途径与方法

儿童健康教育主要通过家庭教育、学校教育和社会教育3种途径来进行。只有多方密切合作、协调一致，才能获得健康教育的显著成效。

（一）家庭健康教育的方法

（1）家长应充分尊重儿童的认知特点，要以"儿童化的思维"方式去理解儿童对世界的看法。注重培养其对周围世界的积极情感、好奇心和对科学的兴趣，养成尊重证据、乐于接受新思想与新信息的科学态度，注重过程的参与，不要过分追求让儿童掌握所谓的科学结论。

（2）家长要学会耐心倾听和启发儿童提出问题，这是保护其探究兴趣的有效手段。同时采用儿童最喜欢的游戏形式，在理解、尊重与支持儿童游戏兴趣的基础上，允许儿童按照自己的知识经验、能力和兴趣进行多样的探索活动。

（3）家长可结合学校健康教育，带儿童参加各种活动，或让儿童进行有益的家庭劳动，引导儿童阅读相关的读物。

（二）学校健康教育的方法

1．角色游戏　由儿童在游戏中扮演角色，以戏剧化的形式表达情感、交流思想，教师可选择儿童感兴趣的健康问题，设置一定情境。如开展美食街游戏，向儿童介绍食品营养知识，为儿童提供相互照顾和帮助的活动环境，让他们不仅得到生动的营养卫生教育，也得到同伴交往的心理训练。

2．讨论　把儿童分成若干小组进行健康问题讨论，有利于其积极参与健康教育过程，针对各自感兴趣的问题发表看法，学会认真听取他人的意见。

3．表演　把健康教育的内容通过唱歌、跳舞、讲故事、演戏等形式表演出来，可在平日的教学和游戏活动中随机安排，提高健康教育的效果。

4．讲解演示 教师边讲解边结合动作演示，或以实物、模型演示，具体而形象地向儿童传授有关健康的知识和技能。

5．感知体验 让儿童通过各种感官来认识和判别事物的特性，激发其探究事物的兴趣，加强对事物的印象。

（三）社会健康教育的方法

社会健康教育是一项涉及面广、影响因素多、工作量大的社会教育工作，必须发动和依靠全社会的力量，包括专业健康教育机构、各级医疗卫生机构、各类宣传和新闻部门、各级文化娱乐部门及各类社会团体等。在医疗保健机构中，可进行面对面咨询指导、家长学校、各种小讲座、育儿知识竞赛、家庭访问、电话咨询等。其余机构可利用报纸、杂志、手册、电视、广播、网络传媒等各种途径进行广泛的健康教育。

（李秀娥）

第二节　女性健康教育

女性健康教育是针对女性不同时期的生理、心理特征，采用健康教育的理论、策略和方法，帮助女性掌握保健知识，树立健康观念，采纳健康行为，提高生殖健康和优生优育能力，以提高女性群体健康水平和人口素质为目的的教育活动。

一、女性健康教育的意义

女性健康教育是中国公共卫生事业的一个重要组成部分，不仅有利于家庭健康质量的提高，而且有利于社会的进步和发展。开展女性健康教育工作不仅是家庭的需要，也是社会的需要。

（1）女性的健康直接关系到家庭及整个社会人群的健康水平。女性是家庭的核心，是健康知识最有利的家庭传播者。提高女性的健康知识水平有利于改善家庭成员的健康知识水平。女性掌握必要的家庭健康知识和技能，对家庭成员的健康观念和健康行为可产生明显影响，女性的心理健康也有利于家庭的稳固和社会的稳定。

（2）女性的健康直接关系到国家、民族的素质和社会发展。女性是优生优育、提高人口素质的关键群体，做好女性健康教育、提高出生人口素质，对未来社会发展、整个民族的发展具有重要的作用。

（3）针对不同年龄女性群体、女性常见的妇科疾病和问题，开展各种有效的、系统的健康促进工作，可明显降低妇科疾病的发病率和死亡率。

二、女性不同时期的健康教育

女性特殊的生理、心理和行为特征，要求对女性的健康教育是一项长期的、复杂的、系统的教育。不同阶段的女性健康教育内容侧重有所不同。女性一生分为幼年期、青春期、围婚期、孕产期、围绝经期和老年期。以下主要对围婚期、孕产期和围绝经期女性的健康教育进行阐述。

（一）围婚期女性健康教育

围婚期是指从确定婚配对象到婚后受孕为止的一段时期。围婚期健康教育是围绕结婚前后，对男女双方进行的以生殖健康为核心，为保障婚配双方及其下一代的健康所进行的一系列健康教育。

1. 优生教育 使男女双方了解医学上"不宜结婚""暂缓结婚"或"限制生育性别"的知识和意义，结合婚前医学检查和所患疾病、缺陷给予具体健康教育和行为指导，有效地预防和阻断遗传性疾病的发生，同时使女性了解生殖系统炎症、性传播疾病和有关女性专科常见疾病的预防知识。

2. 性保健教育 促使婚后夫妻双方能够享受满意、安全的性生活。

3. 避孕节育教育 随着人们对生殖健康内涵的逐步理解，计划避孕与计划受孕一样，越来越受到重视。目前常用的避孕方法种类很多。

（1）婚后短期避孕：一般以外用避孕药具为宜，可采用阴茎套、外用避孕栓或避孕凝胶剂。

（2）婚后较长时期避孕（1年以上）：除可选用各种外用避孕药具外，如无用药禁忌，亦可选用女用类固醇（甾体）口服避孕药，以短效者为宜。

（3）初婚后长期避孕或再婚后不准备生育：可选用长效、安全、简便、经济、可逆的避孕方法。宫内节育器一次放置可持久避孕数年至20年，对不准备再生育的女性较为合适。

（4）紧急避孕：可在性交后短期内（最好在72 h内）采取紧急避孕措施。常用的方法为服用雌孕激素复合剂、单纯孕激素等。

4. 生育教育 一般建议在婚后2～3年受孕为宜，给夫妻双方一个缓冲期，此时家庭、工作、经济等各方面条件相对稳定，更易于适应妊娠和生育给家庭带来的变化。教育内容如下。

（1）适宜的受孕年龄：女性最佳的生育年龄为25～29岁，男性为25～35岁。

（2）适宜的受孕季节：7～9月份受孕，第二年4～6月份分娩较合适。

（3）维护母体健康：女性如果患有肝炎、肾炎、结核病、心脏病等疾病，应暂时避孕，待疾病治愈、健康恢复后方可怀孕。

（4）建立健康的生活方式：健康的生活方式有利于母体的健康和胎儿的健康发育。重视合理营养，培养良好的饮食习惯；戒烟、戒酒；远离宠物，预防弓形虫病；避免接触生活和职业环境中的不安全因素和有毒、有害物质，避免使用可能影响胎儿正常发育的药物。

> **知识链接**
>
> **婚前卫生咨询**
>
> 婚前卫生咨询是婚检医师针对医学检查结果发现的异常情况以及对受检对象提出的具体问题进行解答、交换意见、提供信息，帮助受检对象在知情的基础上做出适宜的决定。医师在提出"不宜结婚""不宜生育"和"暂缓结婚"等医学意见时，应充分尊重受检对象的意愿，耐心、细致地讲明科学道理，对可能产生的后果给予重点解释，并由受检双方在体检表上签署知情意见。
>
> **1. 不宜结婚** 双方为直系血亲和三代以内的旁系血亲；医学上认为不应当结婚的疾病患者，如发现一方或双方患有重度、极重度智力低下，不具有婚姻意识能力；重型精神病患者，在病情发作期有攻击性危害行为。
>
> **2. 暂缓结婚** 存在以下异常情况应暂缓结婚：患指定传染病，尚处在传染期；患精神病，尚处在发病期；男女任何一方患有严重的重要脏器疾病伴功能不全；患生殖器官发育障碍或畸形，可能影响性生活，经矫治后再结婚。
>
> **3. 不宜生育** 存在以下异常情况不宜生育：患医学上认为不宜生育的严重遗传病，经男女双方同意，采取长效避孕措施后方可结婚；患严重疾病，妊娠后可能危及孕产妇生命安全的，不宜生育。
>
> 来源：华嘉增，朱丽萍. 现代妇女保健学 [M]. 上海：复旦大学出版社，2011.

（二）孕产期女性健康教育

孕产期女性健康教育是保障母婴安全，降低孕产妇和围产儿并发症发生率及死亡率，减少出生缺陷的重要措施。

1. 孕期女性健康教育　指从确定妊娠起至临产前，为孕妇及胎儿提供的一系列健康教育服务。孕期分为3个时期：孕13周末之前为孕早期；孕14～27周末为孕中期；孕28周及其后为孕晚期。

（1）孕早期健康教育和指导：①流产的认识和预防。②营养和生活方式指导（卫生、性生活、运动锻炼、旅行、工作）。根据孕前体重指数（BMI），提出孕期体重增加建议。③继续补充叶酸0.4～0.8 mg/d至孕3个月，有条件者可继续服用含叶酸的复合维生素。④避免接触有毒、有害物质，避免密切接触宠物。⑤慎用药物，避免使用可能影响胎儿正常发育的药物。⑥改变不良的生活习惯及生活方式；避免高强度的工作、高噪声环境和家庭暴力。⑦保持心理健康，解除精神压力，预防孕期及产后心理问题的发生。

（2）孕中期健康教育和指导：孕16～20周、孕21～24周各一次。①流产、早产的认识和预防；②妊娠生理知识；③营养和生活方式指导；④孕中期胎儿染色体非整倍体异常筛查的意义；⑤胎儿系统超声筛查的意义；⑥非贫血孕妇，如血清铁蛋白<30 μg/L，应补充铁元素60 mg/d；⑦诊断明确的缺铁性贫血孕妇，应补充铁元素100～200 mg/d；⑧开始常规补充钙剂0.6～1.5 g/d。

（3）孕晚期健康教育和指导：孕28～36周、孕37～40周各一次。①分娩前生活方式的指导；②开始注意胎动或计数胎动；③分娩相关知识（临产的症状、分娩方式指导、分娩镇痛）；④母乳喂养指导；⑤新生儿护理指导；⑥新生儿疾病筛查；⑦抑郁症的预防。

随堂测 9-2

2. 产褥期女性健康教育　指从胎盘娩出至产妇除乳腺外全身各器官恢复或接近正常未孕状态的一段时期的健康教育。产褥期一般为6周，是女性身心变化比较明显的时期，应提供以下健康教育指导，以预防疾病、促进产妇和婴儿身心健康。

（1）日常生活指导：①环境：应安静、舒适，室温22～24 ℃，相对湿度50%～60%，保持良好通风。②休息和睡眠：每日保证8 h睡眠。③活动与锻炼：经阴道分娩的产妇，产后6～12 h即可在床边轻微活动，产后2天可在室内走动。产褥期内应避免重体力劳动。④卫生指导：产后1周内会有大量褥汗排出，应注意保持皮肤清洁。⑤营养指导：乳母饮食可不限制餐次，宜少量多餐。多摄入富含蛋白质的汤汁类食物，同时注意适当增加富含钙、铁、碘、锌及各类维生素食物的摄入。

（2）母乳喂养指导：向产妇宣传母乳喂养的优点，鼓励其坚持母乳喂养。

（3）新生儿护理指导：指导产妇学习护理新生儿的知识和技巧，如更换尿布、沐浴、进行脐部护理。

（4）产后心理和家庭关系调适：帮助产妇家庭尽快适应各自的新角色和关系，指导产妇和丈夫护理新生儿，鼓励他们与孩子接触、互动，使其树立信心，确立父母角色。

3. 产后女性健康教育　指为分娩后至产后6个月的女性和婴儿身心健康提供规范、系统和连续的医疗保健服务，重点是对有孕产期合并症和并发症及生殖器官等恢复不良的女性进行健康教育。

（1）产后心理健康指导：开展产后心理保健服务不仅可改善产妇身心健康状态，还有利于婴儿早期发展。

1）健康教育和保健指导：利用孕妇学校、孕期产前检查、产后住院期间、产后访视、产后42天及产后3～6个月健康检查等机会，对孕产妇及其家人进行有关心理保健的健康教育和咨询指导。主要内容包括孕产期心理保健的意义、孕产妇的心理变化特点、常见的心理问题及影响因素、抑郁及焦虑等症状的识别、常用心理保健方法及家庭成员的支持等。

2)识别高危产妇和测评:在产后住院期间、产后访视及产后42天健康检查时,都要询问产妇目前是否有紧张、焦虑、抑郁等不良情绪,筛查和识别高危产妇。对有情绪不良的产妇或高危产妇,建议选用相应的心理健康状况测评量表进行测评。

3)心理咨询和保健指导:运用人际交流和咨询技巧,具备认真倾听、尊重他人、理解他人的感受和经历的同理心。尽可能解答咨询者的疑虑和问题,提供与孕产妇和婴儿健康相关的可操作性强和实用的指导建议。对筛查异常者做好随访工作。

(2)产后盆底功能障碍性疾病的健康教育:①避免腹压增加,应嘱患者尽量避免进行一过性腹腔内压力增高的活动;②饮食指导,嘱产妇多食富含膳食纤维的食物,预防便秘,改善排便习惯;③加强孕期体重管理,避免体重增长过多,减少巨大儿的发生;④建议从孕前开始进行正确的盆底肌训练,孕产期及产后学习相关的形体运动。

(三)围绝经期女性健康教育

案例 9-2

刘女士,51岁,退休。1年前出现月经紊乱,月经周期长短不一,经期过长,常淋漓半月不尽。近3个月刘女士常感头晕、耳鸣、心悸、乏力、关节及肌肉酸痛、食欲缺乏,并经常莫名地出现面部、颈部及胸部皮肤发红及发热,继之大汗淋漓。脾气也变得越来越暴躁,经常跟家人发脾气,有时又自己莫名悲伤。家人陪同刘女士去医院做了几次全面体检,均未查出器质性疾病。

请问:
1. 针对刘女士出现的问题,护士应为其及家人提供哪些健康教育指导?
2. 可以采取哪些健康教育方法?

围绝经期(perimenopausal period)是指女性40岁后卵巢功能开始衰退到完全停止的阶段,止于停经后12个月,包括绝经过渡期和绝经期。此期女性会发生与生殖功能衰退相关的身心变化,主要是垂体和卵巢之间的内分泌平衡失调,卵巢退化,雌激素水平下降。由此而引起一系列变化。有些女性在这个变化的过程中会发生各种功能紊乱,对各种轻微的躯体疾患和精神刺激比较敏感,容易焦虑、紧张,甚至出现抑郁症状。因此,要理解她们的身心特征,给予关心和帮助,并加强此期的健康教育,以帮助女性安全度过围绝经期。

1. 生活方式指导 重视个人行为指导,保持良好的生活习惯,合理膳食,适量运动,注意休息和睡眠。

(1)饮食与营养指导:适当减少糖类的摄入;增加膳食纤维的摄入,粗粮与细粮应该搭配食用;补充微量元素和维生素。

(2)运动指导:适宜的运动有益健康,可以提高机体脂肪的供能比例;可以改善脂质代谢;对维持正常血压、降低血清胆固醇水平、提高心肺功能都有积极作用。运动还可以改善人体的心理状态,有助于消除焦虑。①更年期女性在运动锻炼中应尽量避免肌肉-关节-骨骼系统损伤,锻炼的最佳频率为每周至少3次,每次30 min,强度达中等。另外,每周增加2次额外的肌肉力量锻炼,益处更大。②建议每天进行相当于步行6000步以上的身体活动。根据运动时的心率来控制运动强度。中等运动强度的心率一般应达到150次/分。

(3)睡眠指导:更年期女性每日需要7~8 h的睡眠时间,午睡15~20 min。对由低雌激素造成的失眠,可同时采用补充雌激素的治疗方案。

2. 健康检查指导 某些常见、多发的女性疾病严重影响女性的身心健康和日常生活,掌握常见、多发女性疾病的防治知识已成为广大女性的迫切需求。

（1）定期健康检查：围绝经期女性每年要接受1次健康体检，由医生对体检报告进行分析，及时发现健康问题并进行保健指导，同时指导围绝经期女性定期自行监测健康状况并记录，必要时应及时与社区沟通，根据异常情况指导就医。

（2）重点疾病筛查

1）宫颈癌及癌前病变：①30～65岁的女性人乳头瘤病毒（HPV）和细胞学联合筛查，两项均正常者每5年检查一次；单独细胞学筛查或者HPV筛查，正常者每3年检查一次。②年龄＞65岁的女性既往接受了规范的筛查，并且无宫颈癌高危因素，结果阴性者可终止筛查。如果既往有CIN Ⅱ及以上病史者，至少进行20年的常规筛查。③宫颈细胞学检查出现异常或（及）HPV阳性者，均需及时到医院就诊。

2）乳腺疾病：①40～49岁女性，每年进行1次乳腺超声或乳腺X线检查；推荐与临床体检联合；尤其对致密型乳腺，推荐X线与B超检查联合。②50～69岁女性，上述方法每1～2年检查1次；③70岁或以上女性，上述方法每2年检查1次。

3）焦虑和抑郁：对围绝经期女性焦虑和抑郁障碍，争取做到早期发现、早期诊断、早期治疗，防止复发。

科研小提示

焦虑、抑郁常用量表：抑郁自评量表（SDS）、焦虑自评量表（SAS）。

3．心理健康指导 围绝经期的心理健康指导是此期健康教育的重点。

（1）解除顾虑，正视现实：应向围绝经期女性介绍围绝经期相关知识，如机制、身心变化，让其认识到围绝经期是女性一生中必经的正常生理阶段。此期的身心不适表现是由人体功能系统平衡性暂时减弱引起的，经过一段时间，机体进行调整，重新达到平衡后，不适症状会缓解或消失，从而使围绝经期女性解除思想顾虑，减轻焦虑情绪。此外，还应使围绝经期女性认识到绝经代表生殖功能的衰退，但并不代表身体衰弱和衰老，绝经后同样可以拥有精彩的人生，使其正视现实，树立生活的信心。

（2）转移注意力：指导围绝经期女性培养自己的兴趣和爱好，学习新的知识，多参加有益的社会活动，学会自得其乐，转移注意力，增进身心健康。

（3）学会情绪调节和自我宣泄：引导围绝经期女性学会制怒，遇事多换位思考，主动调节自己的情绪。鼓励向亲人、朋友倾诉，释放压力，排解忧愁，或者在自己的兴趣和爱好中宣泄压力。

（4）家庭支持：应向围绝经期女性的家人介绍围绝经期知识，使他们理解和同情围绝经期女性，并给予最大程度的关心和支持，共同陪伴其顺利度过围绝经期。

三、女性健康教育的策略与实施方法

（一）策略

女性健康教育属于社会教育的范畴，涉及的人数众多，年龄跨度大，教育内容多，影响面广，影响深远。女性健康教育的策略包括如下方面。

1．建立多部门合作的健康教育组织体系 女性健康教育是一项社会性工作，需整合社会各方面的力量，如妇联、教育、共青团、工会、科协等有关部门，形成政府主导、卫生部门为主体、多部门共同参与的女性健康教育组织体系。

2．将女性保健服务融入健康教育 通过妇幼保健机构、医院和社区，开展围婚期、孕产期、围绝经期保健服务和女性常见疾病的筛查,加强保健知识传播和健康行为指导,提高女性的健康素养、自我保健意识和技能。

3. 结合妇幼卫生项目开展健康教育 20世纪90年代以来,卫生部组织开展了创建爱婴医院活动,广泛宣传母乳喂养知识,提高母乳喂养率,促进婴儿生长发育。2000年,国务院女性儿童工作委员会、卫生部和财政部实施的"降低孕产妇死亡率、消除新生儿破伤风"项目,通过开展多种形式的宣传教育活动,达到了树立科学生育观念、提高住院分娩率的目标;2009年实施的"农村女性孕前和孕早期补服叶酸""农村女性两癌筛查"等项目,通过健康教育活动,促进了目标人群对服务的利用。实践证明,结合妇幼卫生项目开展健康教育,针对性强,行之有效。

(二)实施方法

由于女性文化水平不等,就业状况不同,所处的年龄段不一,女性健康教育要根据不同女性个体、群体的特点和需求,采用不同的形式和方法开展活动。常用的方法如下。

1. 举办讲座和专题培训 采用讲座和专题培训的形式,系统地传播健康知识,借助有关机关团体、妇联、社区等组织的力量,根据不同女性人群的特点(如年龄、文化素质、职业和健康状况)、结合不同地区的风俗习惯和经济文化等环境的差异,开展切实可行、有计划、有目的、分层次的健康教育活动。

2. 健康咨询 城市女性就业者多,农村女性承担家庭、田间劳动者多,组织开展健康教育较为困难,可通过健康咨询的形式开展健康教育,包括门诊健康咨询、电话咨询、网络咨询和信件咨询等方式,有针对性地对女性进行健康指导。

3. 个别访谈 有计划地主动深入女性群体,开展有针对性的、面对面的个别访谈,可产生事半功倍的效果。特别是对于某些不愿公开的隐私,如家庭纠纷、性生活以及生育方面的问题,要充分理解和尊重,保持其对健康教育者的信任感,以获得更好的女性健康教育效果。

4. 大众传播 利用大众媒介等手段,包括互联网、广播、电视、报纸、杂志以及图片资料宣传、文艺宣传等,向社会普及女性健康知识。特点是影响面广,趣味性强。

(张 利)

第三节 老年人健康教育

案例 9-3

李某,男性,70岁,仅有一子在外地工作,目前独居,经济状况尚好,自理能力差。平素体健,医院体检示无明显器质性病变,半年来体重下降5 kg,食欲有所减退,无明显饥饿感,食量减少。追问平日生活,自诉妻子过世后很少外出,长期情绪低落,思维明显变得迟钝,记忆力也有所下降。目前晚间睡眠时间变少,多梦,早醒,不参加体育锻炼。

请回答:
对李某进行哪些方面的健康教育有助于改善其现有的健康问题?

老年人健康教育是通过系统的、有组织、有计划、有评价的社会教育活动,使老年人自觉地消除或减轻影响健康的危险因素，接受有益于健康的知识，采取健康的行为和生活方式，预防和减少老年性疾病的发生，增进身心健康，增加社会参与度，以达到提高老年人生命质量的目的。

一、老年人健康教育的意义

伴随着年龄增长，老年人开始出现身体功能下降，各器官呈现进行性衰退、老化，可出现一系列的生理、心理、社会等健康问题。然而老化的形式、速度和程度存在个体差异，受环境、饮食、遗传、健康等的影响，是可以通过医学、社会、环境措施来预防或减缓的。

（一）提高老年人的生命质量

通过有计划的、系统的健康教育，促使老年人提高健康意识，掌握必要的自我保健知识，自觉采取有利于健康的行为和生活方式，改变不良行为、生活习惯，消除或减少影响健康的危险因素，从而预防疾病，促进健康，提高生命质量。

（二）实现"积极老龄化"的重要保障

"积极老龄化"是联合国以"独立、参与、尊重、照料和自我实现"的原则为理论基础而提出的一个政策框架。其三大支柱是健康、参与、保障。居于首位的健康是实现"积极老龄化"的前提和基础，健康教育和健康促进为实现"积极老龄化"提供了重要的保障。

二、老年人的特征

（一）老年人的生理特征

随着年龄的增长，老年人生理功能衰退。衰老是一种自然现象和客观规律，在老化的过程中，生理功能的降低也同样存在个体差异，衰退情况各不相同，但总的来说，各个组织、器官、系统会出现一系列慢性退行性的衰老变化。其主要表现为以下几个方面。

1．中枢神经系统 老年人的大脑神经纤维传导速度减慢、脑血管硬化、脑血流量减少、脑组织萎缩以及神经递质改变等。由于中枢神经系统功能衰退，老年人表现为反应变慢、记忆减退、易眩晕、平衡失调、易摔倒。

2．心血管系统 随着老化进程，老年人的心脏和血管功能出现变化。如心肌萎缩、心肌收缩能力下降、心排血量减少、血管硬化、压力感受器敏感性下降、心脏传导系统功能变差。这些变化导致老年人易疲劳、眩晕，容易发生直立性低血压、高血压、心律失常、静脉曲张等。

3．呼吸系统 主要包括肺和参与呼吸运动的肌肉与骨骼的功能变化。老年人的肺泡总数逐年减少，肺的柔软性和弹性减弱，膨胀和回缩能力降低。表现为胸廓外形改变、呼吸肌张力减小、纤毛萎缩、肺活量减少等。由于老年人的肺通气功能减退，肺泡顺应性减低，呼吸道净化功能方面也缺乏有效性。

4．消化系统 消化系统随年龄增长发生了一系列变化，尤以高龄老年人明显，诸如唾液分泌量减少、牙齿脱落、吞咽反射变差、食管蠕动功能下降、胃排空延缓。常出现口干、食欲下降、吞咽困难、易呛咳、误吸、噎食、便秘。消化系统的老化是诸多老年人消化系统疾病发生、发展和高发的基础，这些变化对营养物质的摄取、消化及吸收有一定影响，但由于健康老年人消化系统有强大的储备能力，完全能够代偿，只要摄取充足，一般不会造成主要营养素缺乏。

5．泌尿系统 最常见的变化是尿液浓缩功能减退、肾排泄功能下降、前列腺增生、膀胱容量减少。会发生夜尿增多，易出现药物中毒、排尿困难、尿频、尿失禁。由于肾具有较大的贮备能力和代偿功能，一般仍能完全适应老年人的生理功能需要，而使人体处于正常或接近正常的状态。

6. 内分泌及生殖系统 作为内分泌系统基本组成单位的内分泌腺,其衰老的一般规律是腺体萎缩、重量减轻和功能减退。随着年龄的递增,女性更年期后由于卵巢功能停止,极少分泌雌激素,老年人的甲状腺激素水平逐渐降低。因此,出现更年期综合征、应激能力降低、甲状腺功能减退、糖尿病等。

7. 感觉系统 一般改变包括泪腺分泌减少、晶体弹性变差、听神经功能减退、味蕾数目减少、感受器敏感性降低。表现为眼睛干涩、听力下降、食欲减退等。躯体感觉系统可感受到肌肉收缩和关节伸展的程度和位置,这有助于保持姿势的稳定性,但老年人感觉系统的输入和敏感度降低,所产生的最直接后果就是跌倒。

（二）老年人的心理特征

心理过程是指人的心理活动发生、发展和变化的过程,具体地说,是指在客观事物的作用下,在一定时间内,大脑反映客观现实的过程,包括认识过程、情绪与情感过程、意志过程。认识过程是获得知识、经验的过程,是心理活动中最重要,也是最基本的部分,是产生情绪、情感和意志的基础。老年人的情绪特征主要有易产生消极情绪、情绪体验较强烈和持久,由于退休和社会职能的变化、家庭变故、经济上不能独立、身体衰退等,使老年人出现孤僻、自卑、多疑等心理问题。在性格变化上,老年人较相信自己的经验,不易接受新鲜事物而变得固执己见,沉迷和留恋往事,难以正确地认识生活现状。现代心理学观点认为,人的心情不是直接由"消极事件"引起的,而是通过自己对这种事件的不恰当认知引起的。因此,老年人的心理特征主要体现在认识过程的几个方面。

1. 记忆 记忆是过去经验在人脑中的反映。记忆作为一种基本的心理过程,对保证人正常生活起着重要的作用,使人积累经验,更好地适应环境。从信息加工的观点来看,记忆就是人脑对所输入的信息进行编码、储存和提取的过程。老年人记忆力变化的特征是"近期记忆"的衰退,即瞬时记忆和短时记忆的衰退,对远事记忆良好,对近事记忆不良。老年人再认能力较好,但回忆能力较差。而对于生活中需理解性记忆的事物记忆力较强,对需要机械性记忆的事物记忆力则较差。

2. 思维 思维是人脑对客观事物间接的和概括的反映,是认识过程的高级阶段。它能揭示事物的本质特征和内部联系,并主要表现在概念形成和问题解决的活动中。由于神经系统退化,智力减退,老年人概念学习、解决问题等思维过程的效能出现逐渐衰退的趋势。表现为思维迟钝、贫乏,对有些事情联想困难,语言缓慢。有些老年人不愿学习,不想思考问题,导致词汇短缺,联想易间断,说话常突然中止。另外,智力的核心是思维能力,一般人在 20～40 岁智力达到最高峰,以后逐渐下降。

3. 学习能力 造成老年人学习能力较低的主要原因是脑细胞活跃度减弱,记忆力衰退。老年人相对来说学习新事物较为困难,难做到思维在短时间内的快速转换,需要很长的时间去适应一个新的环境,并且实现知识的贯通不佳。记忆力不比从前,甚至常会遗忘某些事情,要提醒老年人设定专门的消息提示,提醒自己该做什么;学习知识的时候,要刻意地和大脑中的碎片化信息串联起来,增加知识在大脑中的留存时间。

（三）老年人的社会特征

1. 社会环境 由于社会角色的改变,从承担各种工作任务变为无职务受社会供养的人,从家庭中的家长角色转换为被动接受照顾的角色。老年人赋闲在家,社会交往明显减少,社会上许多人低估老年人的能力,将其视为社会的负担,忘记了应该对其承担的社会责任,导致老年人发生种种心理变化。如自感"无用""无能",产生孤独、自卑、抑郁、烦躁等心理和情绪,这些心理因素会影响其身体健康。目前,离退休老年人中有 60% 以上患有不同程度的退休综合征,主要原因就是一时难以适应脱离工作的状态。应帮助老年人树立"老有所为、老有所用"的新观念,把老年人当作没有被社会充分利用的可开发资源。

2. 经济环境　在现代社会中，老年人成为经济弱势群体，需要给予保护。一方面，离退休后，经济收入减少或相对减少；另一方面，老年人在家庭经济活动或资源交流过程中也处于不利地位，成为社会保障主要需求者。因为经济拮据而担心生活、医疗得不到保证，会导致抑郁、焦虑不安等消极心理状态。特别是农村老年人，无经济来源，会面临更多的困境。应建立良好的社会支持系统，完善相关养老保障体系，为老年人办好事、办实事。

3. 家庭环境　离退休后，老年人的主要活动场所由工作场所转变为家庭，家庭成员之间的关系对老年人影响很大，如子女的态度、关心、照顾、代沟，对老年人心理会产生影响。全国城市地区有近一半的老年人没有子女相伴。俗话说"少来夫妻老来伴"，说明老年夫妻彼此陪伴的重要性。如果在此时一方有病或病逝，尤其是意外死亡，对于相依为命的另一方则是一种无法承受的悲痛和打击，在精神上造成严重刺激，甚至是一种致命的打击。若要营造平等、和谐、融洽的家庭氛围，子女应理解与关心老年人，经常回家看看，或经常与父母通过电话进行感情和思想交流，为父母解决实际问题，支持老年人再婚。

三、老年人健康教育的内容

（一）日常保健教育

1. 脑力训练（记忆训练、思维训练）　针对老年人的记忆和思维特点，采取相应的措施，同样可以改善现有状况。

（1）利用语言的音韵和节律帮助记忆，如把需记忆的内容编成顺口溜来记，也可利用联想记忆法记忆。同时加强营养，劳逸结合，加强锻炼，保持健康、乐观的情绪，对记忆力改善有非常重要的作用。

（2）常用的思维训练方法：与改善记忆的方法相似，可以通过联想和想象，也可以多动脑筋，进行一些智力游戏，在乐中学；根据老年人的习惯和特点，自己掌握节奏来安排生活、学习，平日也可听悦耳的轻音乐，改善主观精神状态，同时用脑要适度，注意休息与睡眠，恢复精力。

2. 运动训练　适量运动对促进健康和疾病的康复有一定的益处。运动前，应对老年人的身体状况及影响运动的因素进行正确评估，并根据老年人的实际情况制订相应的运动训练计划。

（1）有氧耐力运动：根据年龄、性别和兴趣的差异，选择步行、慢跑、跳舞、骑车、游泳和打太极拳等。同时鼓励老年人参加日常生活中的体力活动，如园艺、旅游、家务劳动、购物。老年人健身运动不追求运动强度，而是靠运动的积累作用和长期坚持所产生的综合效应。根据个人情况，每周运动 3～5 次，每次运动的时间可为 10～60 min，每天累积运动时间应达到 30～60 min。

（2）肌肉耐力和肌力运动：健康老年人的肌力可通过对抗人力或器械阻力的运动进行训练，如哑铃、沙袋、弹力橡皮带和拉力器，也可徒手进行。对老年妇女或伴有骨质疏松症或腹部脂肪堆积者，建议采用弹力橡皮带编排的体操，进行腰背肌、腹肌、臀肌和四肢等肌肉的练习。肌力训练的动作可分组进行，每组动作不宜过多、阻力不宜过大，中间休息时间根据身体情况可长可短。进行上述运动时，要以大肌肉群运动为主，运动中避免憋气和过分用力，以预防心脑血管意外的发生。每周可做 2 次肌力训练。

（3）灵活性和协调性运动：上肢、下肢、肩、臀和躯干部关节屈伸练习活动度，如做广播体操、韵律操和专门编排的关节活动操。做家务劳动、跳舞、打太极拳等也包含关节灵活性和动作协调性的成分。灵活性和协调性运动可作为准备运动的一部分，也可以在步行中配合四肢和躯干的体操动作。

3. 营养与饮食　合理的饮食与营养可以保证机体正常生长发育，维持机体各种生理功能，促进组织修复，提高机体免疫力。各种营养素均衡摄入，满足老年人营养需求，达到恢复健康和促进健康的目的；烹调时可用醋、姜、蒜等调料来调味以刺激食欲；养成少食多餐的饮食习惯，患病情况下根据身体状况为其制订医院饮食计划并督促实施；创造与家人一起进餐的机会。

4. 休息与睡眠 老年人大脑皮质功能减退，新陈代谢减慢，且退休后体力活动减少，所以所需睡眠时间也随之减少。白天睡眠时间过长会影响夜间睡眠质量。

（1）改善睡眠：指导老年人坚持参加力所能及的日间活动；对失眠患者，提供诱导睡眠的措施，如睡前喝少量牛奶，进行放松和深呼吸练习、背部按摩、自我催眠等，必要时给予适量的镇静催眠药。

（2）促进休息

1）增进老年人生理舒适：及时发现并消除影响舒适的因素，降低生理因素等对老年人休息的干扰。

2）增进老年人心理舒适：调动家庭和社会支持系统，并指导其以正确的心态和行为对待疾病。

3）提供温馨的环境：房间温度保持 18～22 ℃为宜，湿度以 50%～60% 为宜，为老年人提供合理的空间、舒适的床、适宜的光线及清新的空气，并且要注意保持环境安静。

4）保证老年人充足的睡眠：全面评估影响睡眠的因素及睡眠习惯，综合制订促进睡眠的措施，保证睡眠的时间和质量，达到有效休息。

5. 合理用药 老年人的记忆力减退，学习新事物的能力下降，对药物的治疗目的、服药时间、服药方法常不能正确理解。因此，老年人用药安全管理更应受到特别的重视。

（1）密切观察和预防药物的不良反应：老年人药物不良反应发生率高，要注意观察老年人用药后的不良反应，及时处理。如对使用抗高血压药的老年患者，要告知其直立、起床时动作要缓慢，避免直立性低血压。

随堂测 9-3

（2）有效提高服药依从性：由于老年人用药依从性较差，当服药后未取得预期疗效时，要告知按医嘱服药的重要性；严格执行给药规程，按早晨空腹、餐前、餐时、餐后、睡前等服药时间将药物送到老年人手中，做到看服到口。也可以通过书面形式把药名、用法、剂量、时间、不良反应等内容写成用药说明，便于老年人记忆。此外，应详细说明并贴上明显标签，告知家属。可通过发放宣传资料、专题讲座、个别指导等健康教育方式，反复强化疾病相关知识，提高老年患者对疾病的认知能力，促进其服药的依从性。

（3）用药安全：告知老年人不要随意购买及服用药物，要在医生的指导下辨证施治；告知家中的药柜应定期整理，处理过期、变质的药品，指导老年人如果能以其他方式缓解症状（如便秘、疼痛和失眠），暂时不要用药，应先采用非药物性的措施解决问题，将药物对人体的危害性降至最低；同时还要重视对家属进行有关安全用药知识的教育，使他们学会正确协助和督促老年人用药，防止发生因用药不当造成的意外。

6. 安全指导 老年人是意外伤害发生的高发人群，健康教育的内容包括：鼓励建立健全意外伤害防护网络，建立适合老年人居住、活动、出行的居家和社区环境；建立老年人意外伤害救治网络；建立社区老年人访视制度，给予心理咨询，关注老年人心理健康；协助老年人与家庭成员和邻里建立良好的关系等。

（二）心理教育

1. 积极调整心态 老年人要善于控制情绪，尽量减少消极、悲观情绪，保持乐观的心情。老年人离退休前要做好离退休计划和心理准备；离退休后要积极调整心态，把退休作为人生的起点，重新树立生活目标，追求新的志向和兴趣，寻找新的社会角色，继续发挥余热，从事力所能及的活动。同时，家人要多关注老年人的心理健康，多与老年人交流，以满足其情感需求。

2. 营造良好的环境 发挥社会支持系统的作用，形成尊老、敬老、爱老、养老的社会氛围。为老年人营造坦然面对离退休生活的良好环境，引导老年人进入离退休角色，尽快融入离退休生活；子女要尽量利用空闲时间陪伴老年人，尤其要关注老年人的精神状态；社区和单位应关心、照顾老年人，特别是子女长期不在身边或长期患病、经济困难的老年人，更需要得到社会的照顾和关注，帮助他们解决生活中的实际困难和心理问题；生活中结交新朋友，妥善处理家庭关系，建立融洽的邻里关系，使老年人能老有所养、老有所乐。

3. 丰富离退休生活 以社区为中心开展社会养老。社区是除家庭外的第二活动场所，建立各种社区老年互助会、老年协会、老年文娱队、老年大学等各类组织，进行适当的脑力劳动和体育活动，以此培养老年人的业余爱好，脱离松散、休闲、无趣的老年生活。老年人积极参加此类有意义的活动和坚持体育锻炼，可延缓脑功能和躯体功能的衰退，提高他们的社会适应性。此外，社区应经常举办各类社区保健和防病健康教育活动，以心理疏导与调适为主线开展行为指导。

（三）死亡教育

死亡是生命历程的终结，是人类不可抗拒的自然规律，也是每个老年人都必须面对的问题。由于中国传统文化中忌讳提及"死亡"的话题，所以许多人对死亡缺乏精神准备，也不了解死亡的有关知识，故人们对死亡产生恐惧心理。死亡恐惧是死亡态度的一部分，它反映了人们对待死亡的消极情绪和认知状态。

1. 生命观 确立正确的生命观，指导老年人正确认识生命的过程，明确随着年龄的增长可能出现的生理变化；协助老年人合理安排自己的晚年生活，鼓励其发挥自己的潜能，追求自己的理想，做自己想做的事情。

2. 疾病观 帮助老年人充分认识疾病，保持乐观的心态；使老年人心理上对死亡做好充分的准备，树立正确的生命观；及时给予心理支持，消除老年人对死亡的恐惧。

3. 安宁疗护 为疾病晚期患者或濒死老年人及其家人提供生理、心理和社会等全面的支持和照顾，为临终老年人尽量创造温馨的生活和心理环境，帮助患者和家属接受死亡现实，解除恐惧心理，让濒死老年人以充满尊严和无悔的心情走完人生旅程。

四、老年人健康教育的方法

（一）组织针对性强的专题讲座

应针对老年人的常见病、多发病、生活方式病、季节病等选择讲座主题。把讲座内容制作成图文并茂、简单易懂的小册子或宣传材料，提前发给老年人阅读，亦可借助多媒体、录像、地方戏剧及民歌等方式进行讲授，以引起老年人的兴趣，耐心、细致的讲解有利于老年人理解和接受。通过听讲座，老年人进行学习、交流、分享，可以有效地防止孤独和焦虑导致的心理疾病等问题发生。

（二）开展丰富多彩、形式新颖的老年活动

借助老年互助会、老年协会、老年文娱队、老年大学等各类组织，开展形式多样的老年文化体育活动，如体育、音乐、戏剧、朗诵、绘画等小组活动。此外，以认知与情绪为主题的小组活动可以改善老年人的人际关系，增加他们的社会适应性。培养老年人的兴趣爱好，可以让老年人脱离松散、休闲、无趣的老年生活。老年人不管是在脑力上还是在身体上都得到了锻炼，对其躯体和心理健康都有一定的促进作用。

（三）利用演示法传授自我护理技能

大部分老年人患有1～2种慢性疾病，常见的有高血压、糖尿病、心脏病、慢性阻塞性肺疾病等。以上疾病常需老年人进行疾病自我监测（如测量血压、血糖）及应用疾病治疗技术（如注射胰岛素、呼吸道用药方法），故健康教育时宜采用演示法，通过实物、标本、模型、仪器等教具向老年患者做动作示范，配合生动的讲解，达到传授知识和技能的目的，有利于老年人获得感性认识，加深理解，增强健康教育的效果。

（四）利用社区卫生服务资源开展有针对性的健康教育

社区卫生服务包括建立老年人健康档案、专科专病服务、慢性病管理、家庭访视等。通过社区随访，医务人员为患慢性疾病的老年人建立电子健康档案，实现家庭和社区医疗机构的网络化管理，采取有针对性的综合干预措施；建立一系列能够有助于老年人体育锻炼和问医就诊的保障设施；预防慢性疾病，定期免费体检，最大限度地满足老年人在医疗方面的需求；根据相关地区的预测结果提前给予高危人群安全预警，让其重视个人层面，养成良好的生活习惯。

"积极老龄化"是人类社会应对老龄化问题的一项战略目标，老年人健康教育则是实现"积极老龄化"过程中必不可少的一项举措。老龄化社会面对的各种问题，可以通过医学、社会、人文和经济等环境的改善和老年人行为生活方式的转变得以缓解或解决。通过开展老年人健康教育，促进老年人行为转变，增强其心理调节能力和社会适应能力，起到延年益寿的作用。

(李　爽)

小　结

不同生长发育阶段的儿童具有不同的生理特征和心理特征，应结合其发育特点，开展有针对性的膳食指导、运动指导、个人卫生教育、生活方式教育、心理健康教育、意外伤害的预防、青春期教育、生命教育，预防和控制儿童疾病的发生和发展。针对女性不同时期的生理、心理特征，采用健康教育的方法，增进生殖健康和提高优生优育能力。围婚期开展优生优育、避孕节育健康教育；孕产期通过健康管理与保健指导保障母婴安全；围绝经期指导女性树立自我保健意识，建立良好的生活方式。根据老年人生理、心理、社会特征制订相应的健康教育内容，同时，为老年人选择适合的健康教育方法，提高教育的实效性，提高老年人的生命质量，实现"积极老龄化"。

思考题

1. 儿童健康教育的内容主要包括哪些？
2. 女性健康教育的意义是什么？
3. 女性健康教育的方法有哪些？
4. 对老年人日常保健的健康教育内容主要有哪些？
5. 青年男女李悦、刘勇两人相识、相恋多年，计划结婚，于是到妇幼保健院接受了婚前体检，未发现不适宜婚育的情况。婚检结束后，两人前往民政局领取了结婚证，领证时婚姻登记处按常规应该为两位新人提供围婚期健康教育。

请问：

(1) 可以为围婚期男女开展哪种健康教育？
(2) 健康教育的内容应包括什么？

第十章 生活方式与重点健康问题的健康教育

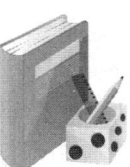 **导学目标**

通过本章内容的学习，学生应能够：

◆ **基本目标**
1. 理解生活方式与重点健康问题的概念及意义。
2. 叙述健康生活方式与重点健康问题的内容及标准。

◆ **发展目标**
运用生活方式与重点健康问题相关健康教育的内容和方法对人群进行健康教育。

◆ **思政目标**
培养学生树立大健康观念。

随着现代社会的发展，人们生活节奏加快，工作压力加大，社交应酬增多，吸烟、过量饮酒、运动减少、不合理膳食等危害健康的生活方式充斥着人们的生活，进而导致慢性病和传染病的患病率快速升高。《"健康中国2030"规划纲要》中提出"推进全民健康生活方式行动，强化家庭和高危个体健康生活方式指导及干预，培育良好的生活习惯"。通过健康教育和健康促进活动，促使人们自愿采纳健康的生活方式，降低慢性病和传染病的患病率，以达到促进健康的目的。

第一节 生活方式与健康教育

案例 10-1

张某，男性，47岁，已婚，身高171 cm，体重86 kg，腰围85.5 cm。童年时期张某家境贫困，经多年奋斗，被提拔为公司高管。由于工作关系，张某经常在外应酬饮酒，每次都会大醉而归。吸烟20余年，每天2包。无规律运动。血压、血脂、血糖指标检测略高于标准值。

请回答：
1. 张某有哪些健康问题？
2. 应该从哪些方面对张某进行健康教育？

第十章 生活方式与重点健康问题的健康教育

生活方式（life style）是指人们长期受民族文化、社会习俗、规范、经济条件及家庭影响所形成的生活意识、生活习惯等。在全面建成小康社会的过程中，随着国民经济的快速发展，我国人民的生活水平明显提高。然而，社会发展和经济进步也改变了人们的饮食起居和生活习惯，严重影响居民的生命质量。2016年10月，中共中央 国务院印发了《"健康中国2030"规划纲要》，提出要加强健康教育，推进全民健康生活方式行动，建立健康知识和技能核心信息发布制度，健全覆盖全国的健康素养和生活方式监测体系。强化家庭和高危个体健康生活方式指导及干预，加强精神文明建设，发展健康文化，移风易俗，培养良好的生活习惯。为此，本节阐述与心血管疾病、糖尿病、慢性呼吸道疾病、癌症等慢性疾病的发生和发展密切相关的膳食、运动、体重、药物滥用等生活方式与健康教育内容。

一、营养与健康教育

营养（nutrition）是指人类通过不断从外界摄取食物，经体内消化吸收和新陈代谢来满足自身生理需要、维持身体生长发育和各种生理功能的全过程。良好、均衡的营养状况是身体健康的基础；营养不良可导致免疫力低下，容易感染疾病，影响身心发育，降低生命质量。营养均衡有助于改善体力，使身体功能最佳化。大量的科学证据和实践已证明，改善膳食模式（结构）、均衡饮食和增加运动量，能促进个人健康、增强体质，降低慢性疾病的发生风险。

（一）合理膳食教育内容

1. 合理膳食 中国营养学会于2022年1月修订了《中国居民膳食指南》，为2岁以上健康人群提出了6条核心推荐：①食物多样，以谷类为主；②吃动平衡，健康体重；③多吃蔬果、奶类、大豆；④适量吃鱼、禽、蛋、瘦肉；⑤少盐少油，控糖限酒；⑥杜绝浪费，兴新食尚。

2. 平衡膳食 《中国居民膳食指南科学研究报告（2021）》提出建议，要以问题为导向，基于全方位影响因素干预的理念，强调以平衡膳食为核心，提出营养指导措施，包括：①强调以植物性食物为主的膳食结构；②优化动物性食物消费结构；③保证膳食能量来源和营养素充足；④进一步控制油、盐摄入；⑤控制糖摄入，减少含糖饮料消费；⑥杜绝食物浪费，促进可持续发展。

3. 特定人群膳食 《中国居民膳食指南》根据特定人群的生理特点和营养需要特别制定了特定人群膳食指南。特定人群包括孕妇、乳母、婴幼儿、学龄前期儿童、学龄期儿童、老年人以及素食人群。根据这些人群的生理特点和营养需要，特别制定了相应的膳食指南，以期更好地指导妊娠期和哺乳期妇女的膳食，婴幼儿合理喂养和辅助食品的科学添加，学龄前期儿童和学龄期儿童在身体快速增长时期的饮食，适应老年人生理和营养需要变化的膳食安排，指导素食人群合理搭配膳食，达到提高居民健康水平、身体体质和生命质量的目的。

（二）合理膳食的健康教育方法

知识是行为改变的基础，应了解各年龄阶段人群的营养需求，通过健康教育等积极的干预措施，帮助人们全面认识和理解营养对健康的影响，并学会根据《中国居民膳食指南》内容合理安排膳食。具体的健康教育方法包括：

（1）举办营养健康科普宣教活动，鼓励全社会共同参与，推广使用健康"小三件"（限量盐勺、限量油壶和健康腰围尺），提高家庭普及率。

（2）定期举办平衡膳食和食品安全相关的培训，开展示范健康食堂和健康餐厅的创建活动，鼓励患者及家属减少蔗糖摄入量，倡导按需购买食物，合理储存；按需备餐，小份食物；学会选购食品看标签；在外点餐根据人数确定数量，集体用餐时采取分餐、简餐、份饭等方式。

（3）举办社区营养膳食讲座或健康大讲堂，指导选择新鲜、卫生、当季的食物；采取适宜的烹调方式。

（4）通过媒体倡导在家吃饭，与家人一起分享食物和享受亲情，传承和发扬我国优良饮食文化。

另外，在评价营养健康教育效果时，可采用营养知识和态度测试、行为观察等方法进行近期效果评价，使用客观可测量的人体学指标，如身高、体重、体重指数（BMI）、血液检查指标，进行远期效果评价。

二、运动与健康教育

身体活动不足和久坐的生活方式是当今慢性非传染性疾病发生的第一独立危险因素，这也是21世纪最大的公共卫生问题，已经成为全球范围内死亡的第四大危险因素。鉴于运动对公共健康的重要性，世界卫生组织（WHO）于2020年11月发布了《关于身体活动和久坐行为的指南》，适用于儿童及青少年、成人和老年人，不分性别、文化背景或社会经济地位，无论个人能力如何。有慢性病或残疾的人以及孕妇和产后妇女应在条件允许的情况下根据自己的能力完成建议要求。

（一）规律运动的标准

《关于身体活动和久坐行为的指南》对不同年龄段或特定人群分别提出了以下规律运动的建议。

1．不同年龄段的规律运动建议

（1）5～17岁儿童及青少年：一周中应平均每天至少进行60 min的中等到剧烈强度的身体活动，以有氧运动为主。每周至少应有3天进行剧烈强度有氧运动以及增强肌肉和骨骼的运动。

（2）18～64岁成人：每周应该进行150～300 min或以上的中等强度有氧活动；或75～150 min或以上的剧烈强度有氧活动；或者等量的中等强度和剧烈强度组合活动。每周进行2天或2天以上中等强度或更高强度的肌肉强化活动。

（3）65岁以上老年人：每周应该进行150～300 min或以上的中等强度有氧活动；或者75～150 min或以上的剧烈强度有氧活动；或者等量的中等强度和剧烈强度组合活动。每周进行2天或2天以上中等强度或更高强度的肌肉强化活动。每周进行3天或3天以上多样化身体活动，侧重于中等强度或更高强度的功能性平衡和力量训练，以增强功能性能力和防止跌倒。

2．特定人群的规律运动建议

（1）孕妇和产后妇女：每周应该进行至少150 min中等强度有氧活动，进行各种有氧和肌肉强化运动，增加轻柔拉伸运动也有益处。

（2）18岁以上患有慢性病的成人和老年人：每周应该进行150～300 min或以上的中等强度有氧活动；或75～150 min或以上的剧烈强度有氧活动；或等量的中等强度和剧烈强度组合活动。每周进行2天或2天以上中等强度或更高强度的肌肉强化活动，锻炼所有主要肌肉群。每周进行3天或3天以上的多样化身体活动，侧重于中等强度或更高强度的功能性平衡和力量训练，以增强功能性能力和防止跌倒。

（3）5～17岁残疾儿童和青少年：一周中，应该平均每天至少进行60 min中等到剧烈强度的身体活动，以有氧活动为主。每周至少应有3天进行剧烈强度有氧运动以及增强肌肉和骨骼的运动。

（4）18岁以上的残疾成人：每周应该进行150～300 min或以上的中等强度有氧活动；或75～150 min或以上的剧烈强度有氧活动；或等量的中等强度和剧烈强度组合活动。每周进行2天或2天以上中等强度或更高强度的肌肉强化活动，锻炼所有主要肌肉群。每周3天或3天以上进行多样化身体活动，侧重于中等强度或更高强度的功能性平衡和力量训练，以增强功能性能力和防止跌倒。

（二）规律运动的健康教育方法

1. 组织实施运动健康教育 让人们了解规律运动对身体的好处，所有的身体活动都有益，多多益善，久坐不动的行为不利健康，人人都可以从增加身体活动和减少久坐行为中受益。

2. 制作体育题材的影视、动漫作品 宣传规律运动的益处，普及体育健身文化知识，增强规律运动的意识。开展运动风险评估，提供运动处方或运动促进健康的指导服务。

3. 举办讲座、培训班等科学指导规律运动 通过评价体质、身体形态、心肺耐力、力量、柔韧性、平衡等因素，参考《关于身体活动和久坐行为的指南》制订运动计划，确定运动的目的、频率、强度、方式、时间、总量和进度。制订运动计划时，应遵循循序渐进的原则，选择个体喜爱的运动方式，提高依从性。为保证运动安全进行，还应强调运动时的注意事项。评价运动健康教育计划实施后的效果时，应评价个体运动前后体质指标，如身体成分、心肺耐力、肌肉力量、柔韧性、平衡能力和反应能力，测试时应保持实施前后所使用的仪器和方法高度一致。

三、体重控制与健康教育

肥胖症（obesity）为多种因素互相作用引起的体内脂肪堆积过多和（或）分布异常、体重增加的慢性代谢性疾病。生活方式现代化、膳食结构改变和身体活动减少等因素使肥胖在全世界呈流行趋势，它既是一个独立的疾病，又是心脑血管疾病、糖尿病、高血压、痛风和多种癌症的危险因素，被 WHO 列为导致疾病负担的十大危险因素之一。因此控制体重和预防肥胖已成为刻不容缓的公共健康问题。

（一）肥胖的分类

肥胖可分为两大类。

1. 单纯性肥胖 也称为"外源性肥胖"或"过食性肥胖"，是由于过量进食、身体活动不足、遗传因素等引起的。

2. 继发性肥胖 是由于内分泌异常引起的一种病理性肥胖，此类肥胖者大多数呈特殊体态。

（二）肥胖的判定

目前国际上常用的判定肥胖的标准有以下 3 种。

1. 成人标准体重的评价

WHO 推荐的标准体重计算方法为：

男性：(身高 − 80) × 70% = 标准体重

女性：(身高 − 70) × 60% = 标准体重

其中，身高单位为"cm"。

实际体重 > 10% ~ 20% 标准体重为偏胖；实际体重 > 20% 标准体重为肥胖。

2. 成人体重指数（BMI）的评价

BMI = 体重（kg）/ 身高^2（m^2）

BMI 24.0 ~ 27.9 kg/m^2 为超重；BMI ≥ 28.0 kg/m^2 为肥胖。

3. 腰围和腰臀比的评价

中国用腰围评价肥胖的标准：成年男性 ≥ 85 cm，成年女性 ≥ 80 cm。

腰臀比是腰围和臀围的比值。

腰臀比评价肥胖则参考 WHO 的标准，成年男性 ≥ 0.9，成年女性 ≥ 0.85。

（三）体重控制的健康教育方法

我国制定了《中国成人超重和肥胖症预防与控制指南》，以推动肥胖防治工作，控制慢性病，提高健康水平。针对不同人群，健康教育的侧重点不同。

1. 儿童及青少年人群的健康教育 在开展体重控制健康教育时，强调从儿童及青少年开始，坚持以预防为主，通过电视、讲座、新媒体等多种形式进行宣传教育，讲解肥胖可能带来的危害及预防方法，引导人们优化生活方式，如注意膳食平衡，增加身体活动，控糖、限酒和限盐，定期监测体重。

2. 肥胖症高危因素人群的健康教育　通过健康教育，让他们了解合理膳食、增加身体活动、改变饮食行为习惯对预防肥胖是有效的，向他们传授控制体重的相关知识和技能，以减少或消除危险因素。

3. 超重和肥胖人群的健康教育　通过健康教育，加深患者对肥胖危险性的认识，指导患者定期监测体重，每个月减重的速度控制在体重的5%左右，通过降低能量的摄入，积极增加身体活动，结合行为疗法、药物疗法等综合干预措施，帮助患者控制和减轻体重，并定期随访，评价效果。

四、控烟限酒与健康教育

吸烟和酗酒这两类行为都会对人身体健康造成极大危害，由于烟草和酒精能够使得有此行为的人产生欣快和满足感，因此极易产生依赖性，并且会把吸烟和酗酒看成生命活动不可缺少的一部分。所以控烟限酒是健康教育和健康促进的一项重要工作。

（一）吸烟与酗酒对健康的危害

烟草的使用是首要的可预防死因。每年全球近600万人因烟草导致死亡，并造成数千亿元的经济损失。我国是世界上烟草生产量和消费量最高的国家，吸烟者总数高达3亿，72.4%的非吸烟者遭受二手烟的危害。科学研究表明，已知与烟草有关的疾病超过25种。吸烟所致的危害包括缺氧、心搏加快、气喘、阳痿、不孕症以及血清一氧化碳浓度增加，同时还会引发心脏病发作、脑卒中、肺癌、喉癌、口腔癌等其他疾病。吸烟不仅危害吸烟者本人的健康，被动吸烟者的健康也会受到损害。

酒精是一种抑制剂，可使高级脑中枢钝化。少量饮酒能缓解压力造成的紧张感，但大量的酒精会伤害身体，当血液中的酒精含量达到0.1%时，人的动作协调、视觉、言谈及平衡能力会受损，出现中毒现象。当血液中酒精含量达到0.5%时，神经生理平衡会严重受损而失去意识。酒精会对肝造成伤害，还会引起胃溃疡，严重的酒精中毒会引起死亡。WHO报告指出，60余种疾病与饮酒相关。全球各类疾病中，5%的疾病是由饮酒引起的。酗酒已经成为当今全世界主要的公共卫生问题之一。

（二）吸烟与酗酒的健康教育

1. 戒烟　WHO于2008年确定了6项基于证据的最有效减少烟草使用的控烟措施，包括：监测烟草使用与预防政策；建立无烟区，保护人们免受烟雾危害；提供戒烟帮助；警示烟草危害；禁止烟草广告、促销和赞助；提高烟草税。

在开展控烟戒烟的健康教育时，应通过电视、广播、报刊等大众传播手段，或卫生保健人员教育、同伴教育等多种途径，向公众广泛宣传吸烟的危害和戒烟的好处，使不吸烟者坚持远离烟草，使吸烟者产生戒烟的动机。对于准备戒烟的吸烟者，应提供积极有效的戒烟方法，使用延迟吸烟时间、避免吸烟诱因、分散对烟瘾的注意力等行为技巧，与其家庭和社会一起，给予吸烟者有力的支持。使用尼古丁替代疗法或不含尼古丁的药物（如安非他酮），有助于戒烟及减轻烟瘾。生活方式的调整，如加强锻炼、不饮酒或少饮酒、缓解压力等也有助于减少吸烟动机。对于复吸者，应帮助他们总结经验教训，分析并解决导致复吸的原因，制订短期和长期的戒烟计划，给予持续的戒烟支持，帮助保持戒烟成果并定期评价。

2. 限酒　在开展限酒健康教育时，应向儿童及青少年、孕妇等特殊群体阐述饮酒的危害，鼓励其限酒。《中国居民膳食指南科学研究报告（2021）》指出，酒精摄入能够增加肝损伤的风险，增加胎儿酒精综合征（FAS）风险，增加痛风的发病风险，增加乳腺癌的发病风险，同时与心血管疾病危险性呈 J 型关系。若饮酒，尽可能饮用低度酒，并控制在适当的限量以下，儿童及青少年、孕妇、乳母不应饮酒，建议成年男性每天饮用酒的酒精量不超过 25 g，成年女性每天饮用酒的酒精量不超过 15 g。可通过限酒的相关知识和行为改变来评价健康教育效果。

五、心理压力与健康教育

心理健康是健康不可或缺的重要组成部分。在心理健康的状态下，每个人能发挥自身能力，应对生活压力，有效地学习和工作，并对社会做出贡献。

（一）心理压力过大的危害

随着经济的快速发展和社会竞争的不断加剧，人们面临来自学习、生活、工作、人际交往等不同方面的压力，各种心理疾病（如抑郁、焦虑、强迫）的患病率不断攀升，严重威胁人们的健康。适度的心理压力可以使人的情绪处于兴奋状态，活跃思维，提高反应速度，能够起到积极的作用。相反，过大的心理压力会让人感觉没有办法集中精神，疲劳乏力，睡眠不好，烦躁不安，工作、学习效率下降，持续过大的心理压力更可能让个体常感到浑身不适，经常感冒以及不明原因低热，使个体的躯体功能减弱，生理健康指数下降。因此全面推进心理健康教育十分必要。

（二）心理压力过大的健康教育

实施心理压力健康教育时，可在学校、社区、医院、职业场所等不同场所进行，采用多种形式，如通过大众传播手段宣传，开设健康教育课堂、专题讲座，建立心理咨询室等。应坚持发现、预防和危机干预相结合的原则，评估个体或人群的压力源。根据其生理、心理特点，传授心理健康知识和技能，帮助人们正确认识自我，培养良好的心理素质和应对技能，如心理调控能力、人际关系处理能力、适应社会的能力、科学求助和寻求知识的能力。对于有心理问题的人，应及时给予必要的危机干预，提高心理健康水平。

六、控制物质滥用与健康教育

WHO 将物质滥用定义为：过分或有害地使用精神活性物质，包括酒精和毒品。精神活性物质可导致依赖综合征，即在重复使用精神活性物质后的一系列行为、认知和生理表现，包括再度使用的强烈欲望、难以控制物质的使用、想要增加物质用量、对其他所有事物丧失兴趣等。

（一）物质滥用的危害

由于现代社会生活节奏加快、竞争激烈，物质滥用人数急剧增加。面对压力，一些人会借助物质成瘾行为来缓解压力，这不仅严重损害个人的身心健康，还危及家庭的稳定、社会的安定和人类的健康，是亟待解决的公共卫生问题。

（二）物质滥用的健康教育

由于物质滥用是一种社会现象，因此在开展控制物质滥用的健康教育时，应从多方面入手，针对不同人群采用不同的教育形式和内容，采取三级预防策略。

1．一级预防 可通过大众传播、社区宣传活动等方式普及相关知识，让广大群众认识物质滥用对健康的危害，提高人们对各种滥用物质的警觉，使他们自觉抵制物质滥用现象。

2．二级预防 针对易感人群，如青少年、无业人员、流动人群、娱乐场所服务员，可在其活动密集的场所组织有针对性的教育活动，提高他们抵制物质滥用的能力。

3．三级预防 对物质滥用者，应了解其物质滥用的原因以及对物质滥用的看法，与其进行有效的沟通，帮助其清楚认识物质滥用的危害，建立停止物质滥用的意愿和信心，发挥其主观能动性。通过替代药物治疗、心理支持与康复等措施，帮助他们停止物质滥用，保持成果，促进健康。

（王英伟）

第二节 慢性病健康教育

慢性非传染性疾病（简称慢性病）是对一类起病隐匿、病程长且病情迁延不愈、缺乏明确的传染性生物病因证据、病因复杂或病因未被完全确认的一类疾病的概括性总称。慢性病已成为严重威胁我国居民健康的一类疾病，是影响国家经济社会发展的重大公共卫生问题。党中央、国务院高度重视慢性病防治工作，国民经济和社会发展"十三五"规划纲要和《"健康中国 2030"规划纲要》均提出了"实施慢性病综合防控战略"的任务要求，并明确了"降低重大慢性病过早死亡率"的发展目标。慢性病的有些危险因素是可以通过生活方式进行干预的，有针对性的生活方式干预主要通过健康促进和健康教育实现。本节以高血压、冠心病、糖尿病、支气管哮喘、慢性阻塞性肺疾病和脑卒中为例，阐述慢性病患者的管理与健康教育指导。

一、高血压的健康教育

高血压（hypertension）是以动脉血压持续升高为特征的心血管综合征，可分为原发性高血压（essential hypertension）和继发性高血压（secondary hypertension），前者病因不明，后者是由某些确定疾病或病因引起的血压升高，占高血压患者的 5%～10%。据 WHO 统计，全球估计有 11.3 亿人患有高血压。高血压在老年人中较为常见，尤以单纯收缩期高血压为主，且男性多于女性。我国高血压患病率还存在较大的地区差异，整体呈现北方高、南方低，且大城市如北京、天津、上海更高的特点。高血压会显著加剧患者心脏、脑、肾以及其他疾病的风险，是心脑血管疾病最重要的危险因素之一，约 70% 的心脑血管疾病的发生及死亡与高血压有关。因此，非传染性疾病领域的一项全球目标是，2010—2025 年期间将高血压患病率降低 25%。

（一）高血压的概念与分级

高血压是指在未使用抗高血压药的情况下，诊室收缩压（SBP）≥ 140 mmHg 和（或）舒张压（DBP）≥ 90 mmHg。根据血压升高水平，将高血压分为 1 级、2 级和 3 级。

血压水平分类：目前我国采用正常血压（SBP < 120 mmHg 和 DBP < 80 mmHg）、正常高值血压 [SBP 120～139 mmHg 和（或）DBP 80～89 mmHg] 和高血压 [SBP ≥ 140 mmHg 和（或）DBP ≥ 90 mmHg] 进行血压水平分类。以上分类适用于 18 岁以上任何年龄的成人。具体列于表 10-1。

表 10-1 血压水平分类

分类	SBP（mmHg）		DBP（mmHg）
正常血压	< 120	和	< 80
正常高值血压	120～139	和（或）	80～89
高血压	≥ 140	和（或）	≥ 90
1 级高血压（轻度）	140～159	和（或）	90～99
2 级高血压（中度）	160～179	和（或）	100～109
3 级高血压（重度）	≥ 180	和（或）	≥ 110
单纯收缩期高血压	≥ 140	和	< 90

注：当收缩压（SBP）和舒张压（DBP）分属于不同级别时，以较高的分级为准。

第十章 生活方式与重点健康问题的健康教育

（二）高血压的危险因素

高血压家族史、年龄≥45岁、超重和肥胖（BMI≥24 kg/m²）或中心性肥胖（男性腰围≥90 cm、女性腰围≥85 cm）、高盐饮食、长期过量饮酒、吸烟（含被动吸烟）、缺乏体力活动、高脂血症、糖尿病史是高血压发生的危险因素。除不可控的遗传因素外，改变不良的生活习惯和行为方式、控烟限酒、均衡饮食、控制体重、预防和积极治疗糖尿病，均能对高血压的预防和控制起到积极作用。

（三）高血压的管理与健康教育

1．对象 高血压健康教育人群包括高血压患者、高血压高危人群及其家属和照顾者，以及健康人群。

2．内容 高血压健康教育内容涉及疾病相关知识、生活方式、药物、自我管理等知识。

（1）疾病相关知识：主要包括高血压的定义、血压水平分类、危险因素、并发症、专科检查等。

（2）生活方式：高血压是一种"生活方式病"，改变高血压患者危险因素中的可控部分，是高血压健康教育的核心内容。但是对于高血压高危人群和高血压患者的健康指导目标及措施有所不同，具体列于表10-2和表10-3。

表 10-2 高血压高危人群健康指导的目标及措施

内容	目标	措施
减少钠盐摄入	食盐量逐步降至5 g/d	• 日常生活中减少含盐量或含钠高的调味品（酱油、味精）或加工食品（腐乳、咸菜、火腿、腌制品） • 少吃或不吃烟熏食物及其制品、含食盐高的饼干和面包等加工食品 • 在烹调时尽可能用量具称量加用的食盐量，如特制的盐勺 • 用葱、姜、蒜、花椒等调味品替代食盐
合理饮食	限制总热量，均衡营养	• 烹饪用油量控制在20～30 g/d，包括植物油＜25 g/d，伴有血脂异常者，平均每日摄入的饱和脂肪供能占总能量的比例≤10%。胆固醇摄入量＜300 mg/d。少吃或不吃肥肉和动物内脏，其他动物性食品也不应超过50～100 g/d • 精制糖摄入：添加糖的摄入量＜50 g/d，最好控制在＜25 g/d。少喝、不喝含糖饮料，减少食用添加大量精制糖的甜点 • 主食中全谷类占1/4～1/3，如全谷类（全麦粉、小米、玉米、燕麦、荞麦等）和杂豆（红豆、绿豆、芸豆、花豆等） • 蔬菜、水果：每餐食物中蔬菜量应占约1/2 • 食用适量的鱼、畜、禽肉和蛋类等动物性食物：摄入总量为120～200 g/d，分散在各餐中食用。优先选择鱼和禽肉类食物
规律运动	强度：中等 频次：3～5次/周 持续时间：每次约30 min	• 运动的形式可以根据自己的爱好灵活选择，步行、快走、慢跑、游泳、打太极拳等均可 • 应注意量力而行，循序渐进。运动强度可通过心率来反映，运动时上限心率=（220－年龄）次/分，中等强度的运动应达到最大心率的50%～70%。有严重心血管疾病的患者应在医务人员指导下运动
限制饮酒	成人每日酒精摄入量：男性＜25 g，女性＜15 g	• 宣传过量饮酒的危害，过量饮酒易患高血压。不提倡高血压患者饮酒，应限酒或戒酒。酗酒者逐渐减量。酒瘾严重者，可借助药物戒酒
心理平衡	减轻精神压力，保持心理平衡	• 保持乐观情绪、减轻心理负担、克服多疑心理、纠正不良性格、抵御不良社会因素、进行心理咨询、应用音乐疗法及自律训练等

表 10-3 高血压患者健康指导的目标及措施

内容	目标	措施
营养指导	同高血压高危人群	• 高血压合并缺血性脑卒中患者：更严格地控制食盐摄入，建议每日食盐的摄入量＜3.0 g • 高血压合并肾病患者：更严格地控制食盐摄入，要求每日食盐的摄入量＜3.0 g，不吃咸肉、咸菜等含盐高的菜品或腌制品，不吃辛辣调味品，不喝咖啡、浓茶等刺激性饮品 • 高血压合并糖尿病患者：选择低血糖生成指数的全谷类食物，不吃含精制糖的食物 • 高血压合并痛风患者：限制高嘌呤动物性食物，避免食用肝、肾等动物内脏，贝类、牡蛎、虾蟹等带甲壳的海产品，以及浓肉汤和肉汁等
运动干预	强调运动安全和监控	• 血压平稳时宜选择中等强度的有氧运动 • 合并心肌梗死、糖尿病等疾病的患者，运动时应预防急性事件的发生
戒烟限酒干预	同高血压高危人群	• 建议增加戒烟干预的方法和持续时间
心理干预	同高血压高危人群	• 心理平衡处方 • 心理与行为干预：放松深呼吸训练、认知行为疗法 • 药物干预

（3）高血压用药知识：由于个体所患高血压机制不同、个体差异等原因，不同的患者使用的抗高血压药不同，有的患者单用某种抗高血压药，而有的患者则需要联合用药。应指导患者定期进行复查并在专科医生的指导下用药，即正确地选择药物，确保药物选择能有效地控制血压并适用于长期治疗、无明显不良反应、不影响生命质量等。同时告知患者药物的作用、不良反应、坚持用药的意义及注意事项。在治疗过程中，一定要注意用药的时间和剂量，严格按医嘱服药等。

（4）自我管理：护士健康教育的目的之一是为患者提供必要的知识、技能，提高患者自我管理健康的能力。通过在医院、社区、家庭等场所的多形式的健康教育活动，使患者能够：①掌握自我监测血压的方法及注意事项；②养成良好的生活习惯并坚持；③规律服药，初步判断药物效果及其不良反应；④定期复查及效果评价。

3．效果评价 高血压健康教育效果评价指标主要包括：知识指标（即高血压及相关知识的掌握情况）、行为指标（膳食指标、食盐摄入量、吸烟和体育锻炼）、血压指标。

二、冠心病的健康教育

根据世界卫生组织发布的《2019 年全球卫生估计报告》，在当前全球十大死因中，心血管疾病（缺血性心脏病、脑卒中）排名第一。《中国心血管健康与疾病报告 2020》指出，我国心血管疾病患病率处于持续上升阶段，推算心血管疾病现患人数 3.30 亿，其中冠心病患者 1139 万。因心血管疾病死亡占城乡居民总死亡原因的首位，农村为 46.66%，城市为 43.81%。

（一）冠心病的概念

冠状动脉粥样硬化性心脏病（coronary atherosclerotic heart disease）是指冠状动脉粥样硬化使血管腔狭窄、阻塞和（或）因冠状动脉功能性改变（痉挛）导致心肌缺血缺氧或坏死而引起的心脏病，统称冠状动脉性心脏病（coronary heart disease，CHD），简称冠心病。世界卫生组织将冠心病分为无症状心肌缺血（隐匿性冠心病）、心绞痛、心肌梗死、缺血性心力衰竭（缺血性心脏病）和猝死五种临床类型。临床中常将其分为稳定性冠心病和急性冠脉综合征。

（二）冠心病的危险因素

冠心病的危险因素包括可改变的危险因素和不可改变的危险因素。可改变的危险因素有：

高血压、血脂异常（总胆固醇过高或低密度脂蛋白胆固醇过高、三酰甘油过高、高密度脂蛋白胆固醇过低）、高血糖/糖尿病、超重/肥胖，不良生活方式包括吸烟、不合理膳食、缺少体力活动、过量饮酒，以及社会心理因素。不可改变的危险因素有：性别、年龄、家族史。此外，冠心病还与感染有关，如巨细胞病毒、肺炎衣原体、幽门螺杆菌感染。

（三）冠心病的管理与健康教育

1. 对象 冠心病的健康教育对象包括冠心病患者、冠心病高危人群及其家属和照顾者。

2. 内容

（1）疾病相关知识：向患者介绍冠心病的发病机制、临床表现、诊断、介入治疗方式等，同时提供心脏康复五大处方的具体内容及实施方法。出院前，向患者提供有关疾病和其他预防措施的知识以及介入术后相关检查的注意事项。

（2）运动：向患者介绍运动的原理及注意事项，长期保持运动习惯的必要性和好处。指导患者如何在适当的强度下进行安全、有效的运动。患者相关的运动锻炼在出院前由康复医师和护士进行评估指导，患者的运动能力评估可采取心肺运动试验（CPET）、平板运动、6分钟步行试验等，制订个性化运动方案，院外护士定期随访指导。

（3）心理调适：应向患者介绍冠心病常见的心理反应及应对方法。对患者进行心理教育，协助患者掌握应对精神压力的技巧。如心肌梗死后，患者较多出现焦虑及抑郁，应对患者进行心理问卷调查，针对出现心理问题的患者，护士与心理医生共同对其进行指导。

（4）营养：向患者介绍冠状动脉疾病的发生和发展与多种营养因素有直接或间接的关系。向患者介绍饮食图谱，指导其理解地中海饮食的益处，地中海饮食和摄入大量 ω-3 长链多不饱和脂肪酸已被证实可降低心血管疾病的发病率和死亡率。

（5）日常生活：应向患者介绍日常活动的能量消耗及对心脏的负担。建议向患者提供日常活动量的表单。在提供恢复正常活动的时间建议时，要考虑到患者的身体和心理状态，以及所计划活动的类型。指导患者保持良好的睡眠，同时还应向患者提供性生活指导，由于疾病和药物等原因，部分患者会出现性生活障碍，应指导患者根据自身状况，选择合适的性生活方式。

（6）戒烟：住院期间，早期指导患者戒烟。让患者知晓戒烟的益处，明确戒烟可能遇到的障碍，如体重增加、抑郁、戒断症状。可推荐患者去戒烟门诊或其他可提供帮助的机构戒烟。

（7）家庭急救技能：向患者及家属提供心肺复苏培训。鼓励患者和患者家属学习如何进行心肺复苏。

3. 效果评价 冠心病健康教育效果评价指标主要包括血脂和血压指标达标率、知信行水平、生命质量。生命质量作为一种新的健康指标，能全面地评价患者生理、心理、社会生活方面的情况。

三、糖尿病的健康教育

近30年来，我国糖尿病患病率显著上升，2008年中华医学会糖尿病学分会的数据显示，我国20岁以上的成人糖尿病患病率为9.7%，2015—2017年中华医学会调查显示，我国18岁及以上人群糖尿病患病率为11.2%。国际糖尿病联盟最新数据显示，我国糖尿病患者数量位居世界第一。

（一）糖尿病的概念

糖尿病是由于胰岛素分泌和（或）胰岛素作用绝对或相对不足引起的以高血糖为主要特征的综合征。我国目前采用世界卫生组织1999年的糖尿病诊断标准和糖代谢状态分类标准，糖尿病的诊断依据静脉血浆葡萄糖，而不是毛细血管血糖检测结果。诊断依据糖尿病症状和静脉血浆葡萄糖浓度≥11.1 mmol/L 或空腹血浆葡萄糖浓度≥7.0 mmol/L 或口服葡萄糖耐量试验（OGTT）2 h 的血糖浓度≥11.1 mmol/L。

（二）糖尿病的危险因素

糖尿病的危险因素分为不可改变因素和可改变因素，具体内容列于表10-4。

表10-4　2型糖尿病的危险因素

不可改变因素	可改变因素
年龄	糖耐量异常或合并空腹血糖受损（极高危）
家族史或遗传倾向	代谢综合征或合并空腹血糖受损（高危人群）
种群	超重、肥胖与体力活动减少
妊娠糖尿病史或巨大儿生产史	饮食因素与抑郁
多囊卵巢综合征	可增加糖尿病发生风险的药物
宫内发育迟缓或早产	致肥胖或糖尿病的社会环境
	吸烟
	睡眠持续时间

（三）糖尿病的管理与健康教育

1. 对象　糖尿病的健康教育对象包括糖尿病患者、糖尿病前期人群、糖尿病高危人群及其家属和照顾者和健康人群。

2. 内容　糖尿病是一种长期慢性疾病，患者的日常行为和自我管理能力是影响糖尿病控制状况的关键因素之一。因此，糖尿病健康教育至关重要。糖尿病患者健康教育内容具体列于表10-5。

表10-5　糖尿病患者健康教育内容

内容	目标	措施
合理膳食	掌握饮食治疗原则	• 糖尿病患者的饮食可参照《中国糖尿病膳食指南》： 控制总能量，根据性别、年龄、身高、体重、劳动强度、生活习惯计算每日所需要的总能量 合理分配营养成分，糖类占50%～65%，脂肪占20%～30%，蛋白质占15%～20% 定时、定量、规律进餐，忌油炸及油煎食物，减少动物内脏等高胆固醇食物，严格限制糖果、点心等甜食摄入
适当运动	掌握运动治疗原则	• 运动前进行健康测评及运动能力评估 • 每周至少进行150 min中等强度的有氧运动。中等强度的体育运动包括健步走，打太极拳，骑车，打乒乓球、羽毛球和高尔夫球等 • 如无禁忌证，每周最好进行2～3次抗阻运动（两次锻炼间隔时间≥48 h），以锻炼肌肉力量和耐力。锻炼部位应包括上肢、下肢、躯干等主要肌肉群，以强度训练中等为宜 • 制订运动计划需遵循个体化原则。运动项目要与患者的年龄、病情、喜好及身体承受能力相适应，并定期评估，适时调整运动计划

续表

内容	目标	措施
加强监测	掌握糖尿病患者需要定期监测的项目及内容	• 血糖监测：提倡40岁及以上人群每年至少检测1次空腹血糖，糖尿病前期人群每6个月检测1次空腹血糖或餐后2h血糖。血糖监测包括毛细血管血糖、动态血糖、糖化血红蛋白、糖化白蛋白监测等 • 血压、血脂、体重监测：糖尿病患者一般合并高血压，降压目标为<130/80 mmHg，老年或伴严重冠心病的糖尿病患者，可确定相对宽松的降压目标值。糖尿病孕妇合并高血压，建议血压控制目标为≤135/85 mmHg。血脂异常是引起糖尿病血管病变的重要因素，建议总胆固醇控制在4.5 mmol/L以下，三酰甘油控制在1.7 mmol/L以下，未合并动脉粥样硬化性心血管疾病，低密度脂蛋白胆固醇小于2.6 mmol/L，合并动脉粥样硬化性心血管疾病，低密度脂蛋白胆固醇小于1.8 mmol/L。控制体重，建议BMI控制在24 kg/m² 以内 • 糖尿病相关并发症监测：建议每年进行1~2次全面体检，筛查糖尿病相关眼底、肾、心血管疾病
正确服药	掌握用药方法及不良反应	• 根据口服降血糖药的种类指导患者服药时间、服药注意事项以及药物不良反应 • 使用胰岛素者，指导患者及家属注射药物种类、注射部位、注射方法

3．糖尿病患者自我管理教育和支持的实施　糖尿病患者自我管理教育和支持是一个持续的行为改变闭环，自我管理处方作为其实践工具和支持形式，需要多方团队与技术支持，联合实现规范化、系统化的糖尿病患者自我管理。糖尿病患者自我管理教育和支持的关键时间点包括：①新诊断糖尿病时；②每年进行健康评估和并发症防治时；③出现新的复杂因素影响自我管理时；④健康状态和照护发生改变时。

4．效果评价　糖尿病健康教育效果评价指标主要包括：血糖、糖化血红蛋白、血压、血脂、体重指数等客观指标；生命质量、心理健康状况、知识掌握程度、态度和健康生活方式行为改变；血糖监测及随诊和药物使用情况等。

四、支气管哮喘的健康教育

目前全球哮喘患者达3.85亿，患病率较1990年增加了12.6%。亚洲成人哮喘患病率为0.7%~11.9%（平均不超过5%）。2010—2011年在我国7个行政区8个省市进行的"支气管哮喘患病情况及相关危险因素流行病调查"显示：我国14岁以上人群医生诊断的哮喘患病率为1.24%，新诊断的哮喘患病率为24%。按照2015年的全国人口普查数据推算，我国20岁以上人群，总体哮喘患病率为4.2%，约4570万人患有哮喘。伴随着中国城市化的发展，哮喘平均患病率或将继续呈现上升趋势。

（一）支气管哮喘的概念

支气管哮喘（bronchial asthma）简称哮喘，是由多种细胞（如嗜酸性粒细胞、肥大细胞、T淋巴细胞、中性粒细胞、气道上皮细胞）和细胞组分参与的以气道慢性炎症为特征的异质性疾病。根据临床表现可分为三期。

1．急性发作期　指喘息、气促、咳嗽、胸闷等症状突然发生，或原有症状加重，并以呼气流量降低为特征，常因接触变应原、刺激物或呼吸道感染诱发。

2．慢性持续期　指每周均不同频度和（或）不同程度地出现喘息、气促、胸闷、咳嗽等症状。

3．临床控制期　指患者无喘息、气促、胸闷、咳嗽等症状4周以上，1年内无急性发作，肺功能正常。

（二）支气管哮喘的危险因素

遗传因素（一级亲属患有哮喘）、室内变应原（尘螨、家养宠物等）、室外变应原（花粉、草粉等）、职业变应原（油漆、饲料、活性染料等）、食物（鱼、虾、蛋、牛奶等）、药物（阿司匹林、抗生素等）、非变应原（大气污染、吸烟、非母乳喂养、肥胖、湿疹、精神紧张等）均是支气管哮喘发作的危险因素。除不可控的遗传因素外，减少危险因素接触、保证合理的生活作息、长期规范化治疗、加强疾病自我管理均可以对控制支气管哮喘急性发作、提高患者生命质量起到积极作用。

（三）支气管哮喘的管理与健康教育

1. 对象　支气管哮喘健康教育人群除支气管哮喘患者外，一般扩展到支气管哮喘患者的家属和照顾者。

2. 内容　支气管哮喘健康教育包括支气管哮喘疾病相关知识、避免诱因的方法、用药知识以及病情的自我监测和管理。

（1）疾病相关知识：支气管哮喘患者对疾病的认知程度可能因年龄、文化程度、个人意愿等不同而有所不同，但都需要掌握一定的基本疾病知识，主要包括支气管哮喘的诊断、发病机制、基本治疗原则、诱发因素、控制疾病的目的及效果评价以及疾病自我管理的重要性。使患者认识到支气管哮喘虽不能治愈，但通过长期规范的治疗大多数患者可达到良好或者完全的临床控制。

（2）避免诱因的方法：针对个体情况，控制可诱发支气管哮喘发作的各种因素，如指导患者避免摄入易引起过敏的食物、不养宠物、避免接触刺激性气体等。

（3）用药知识：针对个体情况，帮助患者了解自己所用各种药物的名称、用法、用量及注意事项，讲解所用药物的不良反应及潜在的不良反应。指导患者正确使用吸入装置的方法与技巧。

（4）自我监测和管理：①指导患者对支气管哮喘急性发作先兆的识别和处理；②学会使用自我管理的工具，如正确使用峰流速仪，能够判断峰流速仪监测异常结果等；③指导患者准确记录哮喘日记。

3. 效果评价　支气管哮喘健康教育效果评价指标主要包括：知识指标（哮喘疾病相关知识、哮喘的预防和治疗、吸入装置的使用指导和培训、哮喘自我监测知识、哮喘的急性发作先兆识别）、行为指标（坚持用药及正确应用吸入装置行为、哮喘日记完成情况、急性发作先兆处理行为、及时复诊）。

五、慢性阻塞性肺疾病的健康教育

慢性阻塞性肺疾病（chronic obstructive pulmonary disease，COPD）简称慢阻肺，是一种常见的、可预防和可治疗的慢性气道疾病，也是"健康中国行动2019—2030年"中重点防治的疾病。2018年"中国成人肺部健康研究"调查结果显示，我国20岁及以上成人慢性阻塞性肺疾病患病率为8.6%，40岁以上人群患病率高达13.7%，估算我国患者数量近1亿，由此提示，我国慢性阻塞性肺疾病发病仍然呈现高态势，积极的治疗可延缓病情的进展。

（一）慢性阻塞性肺疾病的概念

慢性阻塞性肺疾病是以持续性呼吸道症状和气流受限为特征，通常由于明显暴露于有害颗粒或气体导致气道和（或）肺泡异常所致。

（二）慢性阻塞性肺疾病的危险因素

引起慢性阻塞性肺疾病的危险因素具有多样性的特点，概括为个体易感因素和环境因素的共同作用。其中个体因素包括遗传、年龄、性别、肺的生长发育情况、支气管哮喘和气道高反应性、低体重指数。环境因素包括烟草、燃料烟雾、空气污染、职业性粉尘（如二氧化硅、煤尘、棉尘)、感染和慢性支气管炎、社会经济地位。

(三)慢性阻塞性肺疾病的管理与健康教育

1. 对象 慢性阻塞性肺疾病健康教育人群包括慢性阻塞性肺疾病稳定期患者、慢性阻塞性肺疾病高危人群及其家属和照顾者。

2. 内容 慢性阻塞性肺疾病稳定期健康教育包括慢性阻塞性肺疾病疾病相关知识、用药知识、运动指导以及病情的自我管理。

(1)疾病相关知识:包括慢性阻塞性肺疾病的病理生理与临床基础知识、急性加重的处理方式、呼吸康复相关知识、诱发急性发作的高危因素、基本治疗、终末期慢性阻塞性肺疾病的伦理问题等。

(2)慢性阻塞性肺疾病急性发作的预防:向患者强调戒烟、预防呼吸道感染的重要性,控制职业性或环境污染,针对职业暴露,在条件许可时,避免持续暴露于潜在的刺激物中。

(3)用药知识:针对个体情况,帮助患者了解自己所用各种药物的名称、用法、用量及注意事项,讲解所用药物的不良反应及潜在的药物不良反应。指导患者正确使用吸入药物和吸入装置。

(4)饮食:呼吸功的增加可使热量和蛋白质消耗增多,导致营养不良。针对个体情况进行指导,并帮助患者制订足够热量和蛋白质的饮食计划。

(5)肺康复:规律的运动训练是呼吸康复的核心内容。向患者充分说明呼吸康复对疾病康复及控制的重要性,针对个体的不同,给予符合患者病情的运动计划,内容包括运动的方式、频率、持续时间、运动强度和注意事项。

(6)家庭氧疗:指导患者、家属及照护者充分了解慢性阻塞性肺疾病患者氧疗的目的、必要性及注意事项。针对个体情况指导患者家庭氧疗的时长、流量等,充分讲解家庭氧疗时的注意事项,如用氧安全、氧疗装置更换、氧疗装置消毒。

3. 效果评价 慢性阻塞性肺疾病健康教育效果评价指标主要包括知信行评价及社会心理学评价。其中,知信行评价涵盖对疾病相关知识的掌握程度、生活方式的改变(如戒烟率、饮食习惯)、依从性评价(如呼吸康复、按时复诊、用药情况);社会心理学评价涵盖生命质量和心理评价。

六、脑卒中的健康教育

据2016年全球疾病负担研究估计,中国是全球脑卒中终身风险最高的国家,从25岁起,脑卒中的终身风险高达39.3%。脑卒中给中国的卫生系统带来了巨大负担。脑卒中具有发病率高、死亡率高、致残率高、复发率高的特点,目前我国脑卒中的发病率正以每年8.7%的速度上升,每年用于治疗脑血管病的费用在100亿元以上,加之间接经济损失近200亿元,对个人、家庭和社会造成沉重负担。

(一)脑卒中的概念

脑卒中(stroke)又称中风或脑血管意外(cerebrovascular accident),是一组以急性起病、局灶性或弥漫性脑功能缺失为特征的脑血管疾病,包括缺血性脑卒中和出血性脑卒中。

(二)脑卒中的危险因素

脑卒中患者最普遍存在的危险因素是高血压(84.2%)、吸烟(47.6%)和饮酒(43.9%)。脑卒中在心房颤动的并发症中极为常见,且心房颤动患者发生脑卒中的概率是非心房颤动患者的5倍以上,致死率也较非心房颤动患者高。女性患者糖尿病、血脂异常、心房颤动和冠心病的患病率明显高于男性,但男性患者饮酒和吸烟的比例则高于女性。改变不良的行为习惯、均衡饮食、控烟限酒、预防肥胖和高血压等,均能对脑卒中的预防和控制起到积极作用。

(三)脑卒中的管理与健康教育

1. 对象 脑卒中健康教育对象包括脑卒中患者、脑卒中高危人群及其家属和照顾者和健康人群。

2. 内容 脑卒中健康教育的内容应包括脑卒中的疾病知识、治疗和预防方法等。应针对不同的目标人群,结合他们的年龄、文化程度和需求,开展有针对性的健康教育,具体内容列于表10-6。

表10-6 脑卒中健康教育的目的及措施

健康教育人群	目的	措施
脑卒中高危人群（未发生过脑卒中）	加强和重视首次发病前的一级预防,减少脑血管病发病率	• 控制血压:普通高血压患者应将血压降至＜140/90 mmHg;伴糖尿病或慢性肾病的高血压患者应进一步将血压降至＜130/80 mmHg。65~79岁老年人可根据具体情况将血压降至＜150/90 mmHg,如能耐受,还应进一步将血压降至＜140/90 mmHg;≥80岁的老年人一般将血压降至＜150/90 mmHg • 控制血糖:脑血管病高危人群应定期检测血糖,如空腹血糖≥6.1 mmol/L或任意时间血糖≥7.8 mmol/L,应及早识别糖尿病或糖尿病前期状态 • 控制血脂:高密度脂蛋白胆固醇（HDL-C）每升高1 mmol/L,缺血性脑卒中的风险减少47%,非空腹三酰甘油水平每升高1 mmol/L（88.55 mg/dl）,缺血性脑卒中的风险增加15% • 合理膳食:平时膳食种类应多样化,同时应降低钠的摄入量和增加钾的摄入量,有益于降低血压,从而降低脑卒中的风险 • 适当运动:老年人、脑卒中高危人群应在进行最大运动负荷试验后,制订个体化运动处方进行锻炼 • 戒烟、限酒
已经发生脑卒中的患者	在采取有效药物控制病情的同时,还需做好脑卒中的二级预防	• 抗血小板治疗:阿司匹林为最经典的二级预防治疗药物,可以有效降低血管事件发生率。氯吡格雷较阿司匹林胃肠道出血风险下降25%,胃部不适风险下降15%。在应用抗血小板药时,应严密观察有无出血风险 • 降血脂治疗:阿托伐他汀是目前神经内科用药证据最多的一种他汀类药物。对于非心源性脑卒中、短暂性脑缺血发作的患者,阿托伐他汀是唯一被证实降低脑卒中及其他动脉粥样硬化性心脏病风险的他汀类药物。在众多缺血性脑血管病中,阿托伐他汀对大血管病变的获益最多 • 降血压治疗:既往未接受降压治疗的缺血性脑卒中或脑缺血患者,发病数日后如果收缩压≥140 mmHg或舒张压≥90 mmHg,应启动降压治疗,对于血压＜140/90 mmHg的患者,其降压获益并不明确 • 心房颤动的治疗:对伴有心房颤动（包括阵发性）的缺血性脑卒中或脑缺血患者,推荐使用口服抗凝血药进行治疗,以预防再发血栓栓塞 • 康复锻炼:良肢位的摆放;关节活动度训练;语言功能训练;吞咽功能训练;认知功能训练

随堂测 10-2

3. 效果评价 脑卒中健康教育效果评价指标主要包括知识指标（即脑卒中及相关知识掌握情况）、行为指标（膳食指标、食盐摄入量、吸烟及饮酒情况）、态度和健康生活方式及行为改变。

（郑一梅）

第三节 传染性疾病健康教育

近年来，我国传染病疫情总体趋势稳中有降，但防控形势依然严峻。性传播成为获得性免疫缺陷综合征的主要传播途径，疫情逐步由易感染获得性免疫缺陷综合征危险行为人群向一般人群扩散，波及范围广，影响因素复杂，干预难度大。我国现有慢性乙型病毒性肝炎患者约2800万人。每年新发结核病约90万例。加强传染性疾病的健康教育是维护人民健康的迫切需要。本节以获得性免疫缺陷综合征、结核病、乙型病毒性肝炎为例，阐述传染性疾病患者的管理与健康教育指导。

一、获得性免疫缺陷综合征的健康教育

（一）获得性免疫缺陷综合征概述

获得性免疫缺陷综合征（acquired immune deficiency syndrome，AIDS）是由人类免疫缺陷病毒（human immunodeficiency virus，HIV）引起的一种以人体免疫系统全面崩溃为特征的传染病，简称艾滋病。该病是一种危害性大、病死率高的严重传染病，主要传播途径为性传播、血液传播和母婴传播。根据世界卫生组织发布的《2019年全球卫生估计报告》，获得性免疫缺陷综合征是2019年全球第19大死因，是非洲第4大死因。获得性免疫缺陷综合征的流行和蔓延不仅影响人们的健康，而且对社会和经济发展造成很大危害，使得人群平均寿命下降，年轻劳动力丧失，医疗费用急剧增加，卫生资源被大量消耗，是目前全球面临的一个重大公共卫生问题和社会问题。

（二）获得性免疫缺陷综合征的管理与健康教育

获得性免疫缺陷综合征健康教育应由各级政府负责，各部门参与，全社会动员，协调配合，综合实施。地方各级政府和政府有关部门在获得性免疫缺陷综合征健康教育中应当发挥组织、规范和主导作用，协调一致，各司其职，组织开展获得性免疫缺陷综合征防治和关怀、救助获得性免疫缺陷综合征相关人群的健康教育。

1. 目标 在提高人们对获得性免疫缺陷综合征的认识，消除不必要的恐慌基础上，为获得性免疫缺陷综合征患者营造宽容、关爱的社会氛围，努力实现"全面预防，积极治疗，消除歧视"的教育目标。

2. 内容 疾病相关知识、戒烟、药物、心理健康教育、生育指导及其他知识。不同人群健康教育内容如下。

（1）获得性免疫缺陷综合征患者：了解获得性免疫缺陷综合征的传播途径、临床表现及并发症。保持良好的生活习惯和健康的心理，提高服药依从性。服药依从性是决定抗病毒治疗成功的最关键因素，所以应由多学科团队相关医务人员、社会组织工作人员及志愿者、门诊咨询人员先做好依从性教育，告知患者需终身治疗，按医嘱服药、按量服药的重要性。

（2）高危人群（获得性免疫缺陷综合征感染者、性病患者、吸毒者、同性恋者、性工作者、多个性伴侣者等）：了解获得性免疫缺陷综合征的传播途径。①性接触传播：为获得性免疫缺陷综合征的主要传播途径，占成人的3/4，同性恋、异性恋均可传播，了解获得性免疫缺陷综合征患者中育龄妇女的生育意愿，提供有关安全性行为的信息，以减少其非意愿妊娠。②血液传播：输注含病毒的血液或成分血、血制品，药瘾者共用针头或注射器，介入性医疗操作均可受感染。③母婴传播：感染HIV的孕妇可通过胎盘、分娩过程及产后血性分泌物和哺乳传给婴儿。④其他：应用HIV感染者的器官移植或人工授精、被HIV污染的针头刺伤或破损皮肤意外受感染、生活中密切接触经破损的皮肤处感染。对HIV感染的孕产妇所生儿童

提倡人工喂养,避免母乳喂养,药物成瘾者不要共用注射器。

(3) 脆弱人群(高危人群的配偶和性伴侣、流动人口、青少年等):洁身自好,杜绝一切不洁性行为。当男女一方有HIV感染时,应正确使用安全套,采取安全的性行为。接受侵入性诊疗操作时(例如拔牙、做胃镜),一定要到正规的医疗机构。不要与他人共用牙刷、剃须刀、毛巾;公共场所不要使用盆浴,要淋浴;不吸毒,不共用针具。推行无偿献血,对献血人群进行HIV筛查。

(4) 医务工作者:接触HIV患者的血液、组织液或其他体液时,用肥皂液和流动的清水清洗被污染局部。污染眼部等黏膜时,应用大量生理盐水反复对黏膜进行冲洗。存在伤口时,应轻柔地由近心端向远心端挤压伤处,尽可能挤出损伤处的血液,再用肥皂液和流动的清水冲洗伤口,用75%乙醇或0.5%聚维酮碘对伤口局部进行消毒、包扎,及早预防性用药。

3. 效果评价 获得性免疫缺陷综合征健康教育效果评价指标主要包括:获得性免疫缺陷综合征防治知识知晓率、获得性免疫缺陷综合征就诊率及治疗率、获得性免疫缺陷综合征患者服药依从性、获得性免疫缺陷综合征患者行为改善情况(如拒绝不洁性行为、正确使用安全套)等。

二、结核病的健康教育

(一)结核病概述

结核病(tuberculosis)是由结核分枝杆菌侵入体内所致的初发或继发性感染,是一种慢性传染病,主要经呼吸道传播。全球每年新发病例约1000万,每年约150万人死于结核病,我国是全球第2大结核病高负担国家,肺结核报告发病数位居法定报告甲、乙类传染病第2位。2019年全球估算新发结核病996万例,死亡141万例。近年来,结核病依旧是突出的公共卫生问题,防治形势十分严峻,也是世界卫生组织重点关注的传染病病种。

(二)结核病的管理与健康教育

结核病的健康教育是以控制结核病为目标的专业性社会教育活动,同时也是结核病控制的重要措施之一。它的核心是促使人们了解结核病防治知识,自觉采纳适合结核病控制的行为和生活方式,增强自我保健能力,切实降低结核病疾病负担和患者的经济负担,以提高全民整体健康水平,达到控制、减少结核病发病和死亡人数的目标。

1. 目标 了解结核病的相关知识和防治策略,改善结核病患者的治疗依从性,提高结核病治愈率和早期发现率。

2. 内容

(1) 明确目标人群

1) 结核病患者:信息需求量最大、最需要疾病相关知识和行为指导,同时需要心理支持,是健康教育的重点人群。

2) 结核病患者家属:是结核病的密切接触者,同时又承担照顾患者的重任,是不可忽视的健康教育目标人群。

3) 社会公众:是结核病预防教育的最广大人群,是健康教育最大的工作量所在。根据他们所处场所的不同及职业特点,又可分为不同的群体,如学生、企业员工、流动人口、城市居民、农村居民。

4) 医务人员:是接触结核病患者最多的人群,针对医务人员的结核病健康教育必不可少。

5) 政府领导者:结核病健康教育与防治工作需要多部门的合作,政府领导者是政策的制定者和倡导者,他们对结核病知识的掌握具有重要意义,也是健康教育需要关注的目标人群之一。

(2) 内容:健康教育内容包括结核病的疾病知识、治疗和预防方法等。应针对不同的目标人群，结合他们的个人需求、社会角色、接受能力等开展有针对性的健康教育。

1）针对患者：强调全程规范性治疗的重要性，加强患者结核病治疗的相关知识，如抗结核药品服用及储存方法的基本知识等。加强对结核病防护基本知识的认识，如讲解并演示正确佩戴口罩、咳嗽礼仪等感染控制措施。

2）针对患者家属：应侧重督促患者按时吃药和定期复查。加强个人防护的认识，如注意加强通风、居家隔离的方法。

3）针对社会公众：应普及结核病防治的基本知识，同时根据社会角色的不同有针对性地进行健康教育，如流动人口聚集场所应注重结核病传播途径、公共场所咳嗽礼仪。

4）针对医务人员：应着重强调结核病的规范化诊疗、疑似患者管理等相关知识。

5）针对政府领导者：应完善防治政策，针对重点人群、重点问题组织编制相关知识和信息指南，由专业机构向社会发布。

3. 效果评价 结核病健康教育效果评价指标主要包括结核病防治知识知晓率、结核病就诊率及治疗率、依从性等。

三、乙型病毒性肝炎的健康教育

（一）乙型病毒性肝炎概述

乙型病毒性肝炎（简称"乙肝"）是由乙型肝炎病毒（hepatitis B virus，HBV）引起的以肝炎性病变为主的一种传染病，主要经母婴、血液和性接触等途径传播。据世界卫生组织（WHO）统计，全世界有 20 亿人感染或既往感染过乙型肝炎病毒，我国目前约有 9300 万乙型肝炎表面抗原携带者，3000 万慢性乙型肝炎患者。近年来，我国不断加大防治工作力度，病毒性肝炎的流行态势得到有效控制。随着医疗水平的不断进步，乙型病毒性肝炎已经能够实现治愈，但是仍无法根治，当前也没有对乙型病毒性肝炎进行根治的特效药。防治乙型病毒性肝炎最有效的方法是实施规范的筛查、预防和抗病毒治疗。

（二）乙型病毒性肝炎的管理与健康教育

1. 目标 普及乙型病毒性肝炎的防治知识，提高对疾病的认识，控制疾病传播，促进患者康复。

2. 内容

（1）预防：目前，接种乙型肝炎疫苗是最为安全、有效的措施。肝炎最大的特点是具有隐匿性。这是因为肝是没有神经末梢的器官，这个"沉默的器官"即使受到损害，患者往往也没有太大的反应。乙型肝炎疫苗并非注射后就能一劳永逸，成人注射乙型肝炎疫苗后，每个人的抗体持续时间不同，个体之间的免疫功能差异很大。接种乙型肝炎疫苗后有抗体者保护效果一般可持续 12 年。

特别需要强调的是，乙型肝炎表面抗原（HBsAg）阳性者的家庭成员，如父母、配偶或其他共同生活密切接触者，即使小时候接种过疫苗，也需要复查、监测乙型肝炎抗体指标，如果乙型肝炎表面抗体（HBsAb）< 10 mIU/ml，最好重新接种乙型肝炎疫苗，以获得持续免疫保护作用。

（2）母婴阻断：母婴垂直传播是导致 HBV 感染的主要原因。我国政府 1992 年将乙型肝炎疫苗（hepatitis B vaccine）纳入计划免疫管理，2010 年起对 HBsAg 阳性孕妇所生新生儿采用乙型肝炎免疫球蛋白（hepatitis B immunoglobulin，HBIG）和乙型肝炎疫苗的联合免疫策略，并于 21 世纪初为新生儿免费提供乙型肝炎疫苗接种等措施，极大地改变了全国乙型肝炎防治的总体面貌。2014 年中国疾病预防控制中心报告，1～4 岁、5～14 岁和 15～29 岁人群 HBsAg 检出率分别为 0.32%、0.94% 和 4.38%。近几年，HBV 高载量的孕妇在妊娠中晚期给予预防性抗病毒治疗，也显著降低了母婴阻断的失败率。

(3) 意外暴露的处理

1) 在伤口周围轻轻挤压，排出伤口中的血液，再用0.9%氯化钠溶液冲洗伤口（无条件者使用流动水+皂液清洗亦可），清洗后使用75%乙醇或安尔碘皮肤消毒剂进行局部消毒处理。

2) 应立即检测HBV-DNA和HBsAg，3～6个月后复查。

3) 如接种过乙型肝炎疫苗，且已知HBsAb阳性（HBsAb ≥ 10 mIU/ml）者，可不进行处理。如未接种过乙型肝炎疫苗，或虽接种过乙型肝炎疫苗，但HBsAb < 10 mIU/ml或HBsAb水平不详者，应立即注射乙型肝炎免疫球蛋白（HBIG）200～400 IU，同时在不同部位接种1针乙型肝炎疫苗（20 μg），于1个月和6个月后分别接种第2针和第3针乙型肝炎疫苗（20 μg）。

(4) 生活习惯指导：乙型病毒性肝炎是一种会传染的疾病，而且传染的途径有很多，主要通过人体血液、体液，或被血液、体液污染的物品传染给其他人。在接受输血、手术、医疗注射、医学美容时，通过含有乙型肝炎病毒的血液、血制品、未经消毒或消毒不严格的医疗器械而传染给他人。乙型病毒性肝炎患者或乙型肝炎病毒携带者还可通过性行为或母婴传播途径传染给配偶和孩子，因此乙型病毒性肝炎常出现家庭聚集现象。要避免与有乙型病毒性肝炎的家人的血液接触，避免共用剃须以及美容器具，尽量不与有乙型病毒性肝炎的家人共用餐具。夫妻之间在性生活时要注意保护，如果患有乙型病毒性肝炎的一方口腔有出血，尽量不要进行接吻；使用安全套等预防措施。

(5) 饮食干预：依据患者的身体状况进行饮食干预指导，制订个体化的饮食方案。饮食原则以清淡、少糖、少盐、低脂、易消化为主，建议多补充维生素、蛋白质，少食煎炸、生冷、辛辣及刺激性的食物，遵循少食多餐的原则，并戒烟、禁酒。

(6) 心理护理：关注患者的心理活动状态，帮助其构建积极、正面的心态，舒缓焦虑、抑郁等消极负面情绪，使其了解到良好的心态对于治疗及护理的重要性，提高依从性。

3. 效果评价　乙型病毒性肝炎健康教育效果评价指标主要包括：乙型病毒性肝炎防治知识知晓率、乙型病毒性肝炎就诊率及治疗率、乙型病毒性肝炎预防行为的改善情况等。

（郑一梅）

科研小提示

目前关于健康教育的方式有很多，不同的健康教育方式对患者的影响也不尽相同，究竟哪种健康教育方式能够使患者更多地获益，利用循证思维获取最佳的证据是当前研究的热点。

小 结

本章重点介绍了健康的生活方式有助于预防和控制慢性非传染性疾病，包括：强调营养、运动、体重控制、控烟限酒、减轻心理压力与控制物质滥用等生活方式对健康的影响，以及高血压、冠心病、糖尿病与支气管哮喘等常见慢性病的危险因素，开展健康教育的内容和方法。传染性疾病健康教育应提高对传染性疾病的认识，实现"全面预防，积极治疗，消除歧视"的教育目标，同时普及疾病相关知识，明确目标人群，注重核心内容的健康教育，采取多样化的教育形式，多部门合作，营造支持性环境。

思考题

1. 健康生活方式包含哪些内容?
2. 患者李某,男性,55岁,身高170 cm,体重75 kg。患者因胸部不适1个月余入院,既往有高血压、糖尿病、冠心病病史,血压、血糖控制不佳,冠心病未规律服药,有吸烟、饮酒的不良嗜好。请简述对该患者进行健康教育的要点。

第十一章 突发公共卫生事件的健康教育

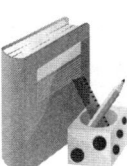 **导学目标**

通过本章内容的学习，学生应能够：

◆ **基本目标**
1. 识记突发公共卫生事件的定义、类型、分级和特征。
2. 理解健康教育在突发公共卫生事件应对中的意义。

◆ **发展目标**
根据突发公共卫生事件发展的不同阶段，结合团队合作精神和奉献精神，给予有针对性的健康教育。

◆ **思政目标**
根据突发公共卫生事件的类型和特点，运用所学知识，践行社会主义核心价值观，将小我融入大我，制订相应的预防措施，并对其进行效果评价。

案例 11-1

2019年12月以来，湖北省武汉市部分医院陆续发现了多例有华南海鲜市场暴露史的不明原因肺炎病例，后证实为2019新型冠状病毒感染引起的急性呼吸道传染病。在党中央的领导和指挥下，我国人民团结合作，甘于奉献，自觉遵守疫情防控措施及规定，使疫情很快被控制。截至欧洲中部时间2021年12月10日16时48分（北京时间23时48分），全球确诊病例达到267 865 289例；死亡病例达到5 285 888例。2020年2月，国家卫健委1号公告将新型冠状病毒感染的肺炎纳入《中华人民共和国传染病防治法》规定的乙类传染病，并采取甲类传染病的预防、控制措施。此后则改为"乙类乙管"。对感染者不再实行隔离措施。

请回答：
1. 上述案例属于哪级突发公共卫生事件？
2. 在该突发公共卫生事件暴发期，应给予公众哪些健康教育？

第十一章　突发公共卫生事件的健康教育

第一节　概　述

一、突发公共卫生事件的定义

根据 2003 年 5 月 9 日国务院发布的《突发公共卫生事件应急条例》，将突发公共卫生事件（emergency public health event）定义为"突然发生，造成或者可能造成社会公众健康严重损害的重大传染病疫情、群体性不明原因疾病、重大食物和职业中毒以及其他严重影响公众健康的事件"。突发公共卫生事件不仅严重危害人民群众的身体健康和生命安全，而且还会导致严重的政治、经济和社会秩序问题。

二、突发公共卫生事件的类型

1. 根据事件发生的原因分类　将突发公共卫生事件分为自然灾害和人为事件。

2. 根据事件发生的过程、性质和机制分类　将突发公共卫生事件分为以下 4 类。

（1）自然灾害类：主要包括气象灾害、地震灾害、地质灾害、海洋灾害、生物灾害等，如地震、海啸、干旱、洪涝等引起的公共卫生事件。

（2）公共卫生事件类：包括传染病疫情、食物中毒、职业危害、不明原因的群体性疾病、群体预防接种反应和群体药物反应等。

（3）事故灾害类：主要包括各类安全事故、交通运输事故、公共设施和设备事故、辐射事故、环境污染和生态破坏事件等，如有毒有害因素污染性群体中毒。

（4）社会安全事件类：如生物生化及核辐射恐怖袭击事件、民族宗教事件、经济安全事件、涉外突发事件和群体性事件。

上述各类突发公共卫生事件往往是相互交错和关联的，某类突发公共卫生事件可能和其他类别的事件同时发生，或引发次生、衍生事件，应当具体分析，统筹应对。

三、突发公共卫生事件的分级

根据突发公共卫生事件的性质、危害程度、涉及范围，将突发公共卫生事件分为特别重大（Ⅰ级）、重大（Ⅱ级）、较大（Ⅲ级）和一般（Ⅳ级）4 级，依次用红色、橙色、黄色、蓝色进行预警标志。

1. 有下列情形之一的为特别重大突发公共卫生事件（Ⅰ级）

（1）肺鼠疫和肺炭疽在大、中城市发生并有扩散趋势，或肺鼠疫、肺炭疽疫情波及 2 个以上省份，并有进一步扩散趋势。

（2）发现严重急性呼吸综合征、人感染高致病性禽流感病例，并有扩散趋势。

（3）涉及多个省份的群体性不明原因疾病，并有扩散趋势。

（4）发生新传染病或我国尚未发现的传染病发生或传入，并有扩散趋势，或发现我国已消灭的传染病重新流行。

（5）发生烈性病菌株、毒株、致病因子等丢失事件。

（6）周边以及与我国通航的国家和地区发生特大传染病疫情，并出现输入性病例，严重危及我国公共卫生安全的事件。

（7）发生国务院卫生行政部门认定的其他特别重大突发公共卫生事件。

2. 有下列情形之一的为重大突发公共卫生事件（Ⅱ级）

（1）在一个县（市）行政区域内，一个平均潜伏期内（6 天）发生 5 例以上肺鼠疫、肺炭疽病例，或者相关联的疫情波及2个以上的县（市）。

（2）发现严重急性呼吸综合征、人感染高致病性禽流感疑似病例。

（3）腺鼠疫在一个市（地）行政区域内流行，一个平均潜伏期内多点连续发病20例以上，或流行范围波及2个以上市（地）。

（4）霍乱在一个市（地）行政区域内流行，1周内发病30例以上，或波及2个以上市（地），有扩散趋势。

（5）乙类、丙类传染病波及2个以上县（市），1周内发病水平超过前5年同期平均发病水平2倍以上。

（6）我国尚未发现的传染病发生或传入，尚未造成扩散。

（7）发生群体性不明原因疾病，扩散到县（市）以外的地区。

（8）发生重大医源性感染事件。

（9）预防接种或群体性预防性服药出现人员死亡。

（10）一次食物中毒人数超过100人并出现死亡病例，或出现10例以上死亡病例。

（11）一次发生急性职业中毒50人以上，或死亡5人以上。

（12）境内外隐匿运输、邮寄烈性生物病原体和生物毒素造成我国境内人员感染或死亡的。

（13）省级以上人民政府卫生行政部门认定的其他重大突发公共卫生事件。

3．有下列情形之一的为较大突发公共卫生事件（Ⅲ级）

（1）发现肺鼠疫、肺炭疽病例，一个平均潜伏期内病例数未超过5例，流行范围在一个县（市）行政区域以内。

（2）腺鼠疫在一个县（市）行政区域内流行，一个平均潜伏期内连续发病10例以上，或波及2个以上县（市）。

（3）霍乱在一个县（市）行政区域内发生，1周内发病10～29例或波及2个以上县（市），或市（地）级以上城市的市区首次发生。

（4）1周内在一个县（市）行政区域内，乙类、丙类传染病发病水平超过前5年同期平均发病水平1倍以上。

（5）在一个县（市）行政区域内发现群体性不明原因疾病。

（6）一次食物中毒人数超过100人，或出现死亡病例。

（7）预防接种或群体性预防性服药出现群体心因性反应或不良反应。

（8）一次发生急性职业中毒10～49人，或死亡4人以下。

（9）市（地）级以上人民政府卫生行政部门认定的其他较大突发公共卫生事件。

4．有下列情形之一的为一般突发公共卫生事件（Ⅳ级）

（1）腺鼠疫在一个县（市）行政区域内发生，一个平均潜伏期内病例数未超过10例。

（2）霍乱在一个县（市）行政区域内发生，1周内发病9例以下。

（3）一次发生食物中毒人数30～99人，未出现死亡病例。

（4）一次发生急性职业中毒9人以下，未出现死亡病例。

（5）县级以上人民政府卫生行政部门认定的其他一般突发公共卫生事件。

随堂测11-1

四、突发公共卫生事件的特征

1．突发性和意外性　突发公共卫生事件往往是突如其来的，不易预测，有的甚至不可预测，故很难对其做出预警和及时识别。

2．公共卫生属性　由于其发生不是针对个人和特定群体，常发生于公共卫生领域，波及范围大。

3. 危害程度严重 由于事件发生突然，无法准确估计其诱因、波及范围、危害程度，无法及时采取有效的防控措施，其可能或已经对公众健康和生命安全、社会经济发展、生态环境等造成不同程度的危害。

4. 影响范围广 突发公共卫生事件不仅对公众的生理、心理健康造成严重影响，还造成严重的经济损失、环境危害、不良政治影响等。

突发公共卫生事件以上的4个特征决定其不仅是重大的卫生问题，还是重要的社会问题。

（钟淑贤）

第二节 健康教育在应对突发公共卫生事件中的意义

健康教育的基本功能是面向大众，通过知识的传播和信息的传递，指导并帮助公众建立正确的认识和采取正确的行为来促进健康。健康教育是应对突发公共卫生事件工作不可或缺的组成部分。通过健康教育，提高公众对突发公共卫生事件及其可能引发危机事件的认知和自身预防保护能力，促使人们在公共健康紧急状态下自觉采纳自我保护行为并积极地开展互助互救活动，对减少或避免事件对自身和他人的危害具有重大意义。健康教育在突发公共卫生事件处置过程中具有投入少、见效快、效益好的作用。

一、把握舆论导向，维护社会稳定

突发公共卫生事件具有突发性和新闻性，可以迅速成为新闻媒体和社会舆论关注的焦点。在突发公共卫生事件刚发生时，健康教育工作的目标是及时让公众了解相关信息，起到预警作用，提高公众的防范意识。因此在处理突发公共卫生事件的过程中，开展科学、系统的健康教育，及时、准确、科学、透明地进行信息发布，直接面对公众传播卫生知识和防治技能，占据着主导社会舆论、传递知识和信息、稳定公众心态、稳定社会的重要地位，让社会舆论成为一种无形的、强大的精神力量，起到形成社会共识、消除虚假信息、维护社会稳定、发挥积极导向和引领的作用。

二、缓解公众紧张心理

当发生突发公共卫生事件时，由权威的卫生机构向社会公众、家庭或机构及时发布准确和明晰的防控信息，这对于指导公众应对事件，帮助公众减少因信息不足引发的心理恐惧，稳定人心至关重要。在2005年的松花江水污染事件中，松花江水被硝基苯污染的消息一公布，由于人们对硝基苯这一化学物质认识不足，许多人产生了恐惧心理。这时，人们对健康教育的需求表现得非常突出。在水污染期间，各相关部门及时通过宣传单、大众传媒等形式向公众传播硝基苯的有关知识，并及时通报有关部门的检测水质报告。通过宣传教育，广大群众迅速了解到硝基苯的相关知识及水质的不断改善情况，减轻了心理压力，积极配合有关突发公共卫生事件处置措施的落实，有效地预防了如食用污染江水中的鱼虾导致疾病等现象的发生。

健康教育可以迅速通过各种媒体传播健康相关知识、观念、行为、技能、技术等，使公众准确、及时地了解突发公共卫生事件的真相以及相关知识，减轻心理压力，快速掌握防护技能，自觉投入到处置和应对突发公共卫生事件的行动中，最大限度地减少因信息闭塞和知识技能欠缺所造成的不必要的影响。

三、强化群众依法防病的意识

通过对群众讲解国家的相关法律法规,帮助广大群众提高法制知识水平,并以实际行动承担社会责任,严格履行法律义务,自觉参与和积极配合政府部门的有关行动,形成全社会参与、群防群治的良好局面,建立起应对突发公共卫生事件最广泛、最坚强的统一战线。

四、提高专业人员的防范意识和应对技能

突发公共卫生事件的发生,从出现、了解到有效应对需要一定的过程,这个过程越短,造成的损失就会越小。为了缩短这个过程,医疗卫生人员需要具有防范意识,掌握基本的健康教育技能,理解健康促进的基本内涵,在突发公共卫生事件发生时,做到早发现、早诊断、早治疗,能够及时、有效地应对各种情况的发生,才能将损失和危害降到最低。健康教育和健康促进工作可以促使专业人员通过自主学习,接受定期或不定期专业培训,从而提高防范意识和应对技能。

五、普及健康知识,提高公众应对突发公共卫生事件的能力

在应对突发公共卫生事件过程中,健康教育可以及时向公众传递疾病和伤害信息、预防保健知识及科学防护知识,帮助公众在科学知识与正确观念的指导下积极应对突发公共卫生事件,指导公众改变自身行为,预防和保护自己与他人,达到有效防止突发公共卫生事件传播和蔓延,提高公众应对突发公共卫生事件的能力,从而最大限度地减少损失和减轻不利影响。

(钟淑贤)

第三节 突发公共卫生事件健康教育的内容和方法

由于突发公共卫生事件往往是在人们毫无心理准备的情况下发生的,极易给人们带来巨大的心理压力,从而产生恐慌情绪,此时人们迫切需要了解当前突发公共卫生事件的事实真相,希望明确事件发生的影响以及对自己或家人有无危害,应采取哪些应对措施等。一旦健康教育不到位,公众了解信息渠道不通畅或者获得错误信息,不仅不能采取有效的应对措施,还容易引起一些非理性行为,如谣言四起、抢购成风。

(一)突发公共卫生事件健康教育的内容

1. 突发公共卫生事件核心信息 核心信息是指在一定的阶段和范围内,针对特定的目标人群及主要健康问题而制定的健康信息。突发公共卫生事件核心信息是要求目标人群掌握的最重要的、最基本的健康信息,包括事件的类别、预警级别、起始时间、可能影响范围、警示事项、应采取的措施等,同时还包含以下几个方面的内容:

(1) 政府应对事件的决策、行政措施,使用的法律法规内容以及各项预防控制措施。

(2) 个人、单位、社区、公共场所采取的主要应对措施以及相应的法律责任和义务。

(3) 与突发公共卫生事件相关的基本知识和技能。

(4) 政府应对突发公共卫生事件的主要处置机构和救治机构的名称、地点及其联系电话。

(5) 免费咨询或救助、心理疏导、心理危机干预的热线电话。

(6) 各种防控干预措施、科研工作的进展和取得的效果。

2. 不同阶段突发公共卫生事件的健康教育 突发公共卫生事件按照事件发展的过程分为潜伏期、暴发期、消退期3个阶段。基于不同阶段公众对健康教育的需求差异,每个阶段采取

第十一章　突发公共卫生事件的健康教育

的应对处置策略和措施也各有不同。

（1）潜伏期：由于突发公共卫生事件尚处于酝酿阶段，尚未引起公众的重视，这时需要健康教育专业人员具有危机识别的意识和能力，能够及时获取和识别危机预警信息，分析信息，准确预测突发公共卫生事件，提前收集和制作相关的健康教育资料，多渠道向公众进行健康教育。此时的健康教育工作内容要广泛，对象要全面，其目标是及时让公众了解相关信息，提高危机防范意识，起到预警作用。

（2）暴发期：此时突发公共卫生事件已处于"高潮期"，公众高度重视，政府全力应对。人们关注的是在什么地方、发生了什么事情、事件发生的原因、多少人受到了威胁和伤害、政府部门采取了哪些有效的措施、公众自身应该采取什么方法、事件的进展如何等。故此期健康教育的重点是政府信息统一、公开、透明，及时让公众获得正确的信息，了解事件的进展，如政府的态度、已经采取的措施及效果，了解预防和自我防护的具体知识，如疾病的传播方式、预防措施、救护常识，做好个别人群的心理危机疏导工作。

（3）消退期：此时虽然突发公共卫生事件已经接近尾声，但健康教育的工作还远未结束。此期健康教育的重点是帮助受到冲击和伤害的人群从疾病、伤害或其他特殊状态中尽快恢复过来，重新融入正常的社会生活中去，可继续进行有针对性的心理健康教育。同时还应进行健康教育效果的评价，总结成功经验和失败教训，引导全社会进行反思，让人们明白哪些行为、态度或生活方式可以帮助他们避免伤害，促使其采取健康的行为和生活方式。

3．各类突发公共卫生事件健康教育的重点内容

（1）传染病及生物恐怖事件：传染病基础知识（各种传染病的传染源、传播途径、临床特点、流行病学特征、主要危害及预防控制措施，计划免疫与预防接种的知识），传染病防治相关法律法规及部门职责、公众责任的相关知识，以及生物恐怖的病原学基础知识、传播特点、危害及防控知识。

（2）食物及职业中毒事件：食物中毒应对知识（食物中毒的分类、发生原因、主要症状及预防控制）和职业中毒应对知识（职业中毒的分类、发生原因及影响因素，不同种类职业中毒的主要症状、预防控制措施及相关法律法规）。

（3）化学、核与辐射事件：有毒有害化学物质应对知识（有毒有害化学物质的种类、对人体的危害、中毒主要症状与急救原则），核与辐射事件应对知识（大型核设施泄漏后的个人防护、超剂量核辐射后的现场救护）。

4．心理干预　突发公共卫生事件不但会对人们的生活造成极大的影响，而且对人们的生理和心理也会造成极大的伤害，以及由此造成当事人的思维方式、情感表达、价值取向、生活信念、生命价值观等发生改变。发生突发公共卫生事件后，人群普遍容易出现焦虑不安、恐惧、情绪不稳、忧郁、悲观等情绪，极易产生各种心理问题，因此应给予必要的心理健康指导。

机体在受到突发事件各种内、外环境刺激时所出现的非特异性全身性反应——应激反应是十分普遍的。急性应激反应（acute stress reaction）是一种主观反应，当人们主观感受到威胁时，就会出现紧张、担忧、恐惧等精神挣扎和内心冲突。在事件发生早期，人们通常处于一种心理或情绪失衡状态，这时人们失去了对自己的控制，分不清解决问题的方向且不能做出适当的选择。急性应激反应几乎与灾害同时发生，表现为强烈的恐惧、无助的情绪、情感麻木、不真实感、焦虑、失眠、易激惹、警觉性增高、紧张、焦虑和苦恼，是人们面对恐惧和无助时的反应。危机引起的个体情绪紊乱、认知能力下降、防御机制削弱是正常的心理反应。在这种状态下，心理干预是用心理科学理论和健康教育的手段帮助个体和群体掌握心理保健知识，树立心理健康观念，自觉采纳有益于心理健康的行为和生活方式，减轻或消除影响心理健康的危险因素，增进健康，提高生命质量，其目的在于帮助人们重新获得突发公共卫生事件发生前的心理平衡状态。这时主要精力应集中在稳定患者心理和情绪方面。

新型冠状病毒感染疫情在我国乃至全世界范围内大规模暴发，部分地区民众大规模感染及死亡，给民众的生理、心理造成严重影响，较之2003年的严重急性呼吸综合征、2009年的人感染高致病性禽流感（H7N9），此次疫情致命性和传染性更强，是我国近几十年来最严重的一次大规模突发公共卫生事件。研究显示，在疫情即将或已经威胁到自身及周围亲人利益的情况下，民众不可避免地产生了不同程度的焦虑、担忧和恐慌，从而出现心理应激状态，即情绪焦虑、终日恐慌不安，甚至头痛、睡眠障碍、自觉低热、胸闷、咽喉不适、干咳等，更加重了怀疑自己感染新型冠状病毒的焦虑和恐慌情绪。这是民众面对突如其来的公共卫生事件，过度紧张、焦虑使交感神经兴奋引发的心理应激状态，并导致多种躯体症状出现。为缓解这种压力，可能倾向采取较多的消极应对行为，比如通过吸烟、饮酒、服药、搞乱作息、暴饮暴食等途径来排解压力。而医务人员面对高强度、高风险的工作，心理压力增加，使其出现不同程度的情绪、思维、行为反应，如反应过激，则会引起机体抵抗力下降，出现紧张不安、焦虑、抑郁、烦躁不安、失眠等问题，呈高度的警觉状态。

对不同的人群，应采取不同的心理干预措施。

（1）面对群众的焦虑和恐慌情绪：可开通紧急心理援助热线，通过倾听、解释、鼓励、指导等方法，及时讲解疾病的病因、治疗及护理措施、隔离防护相关知识，使群众正视疾病及隔离治疗，避免盲目焦虑与担忧。同时指导群众使用适当的放松方式，如听音乐放松、呼吸放松、肌肉放松、冥想放松。

（2）面对患者的心理危机：可开通微信群干预、线上病友会、一对一心理疏导等，指导患者日常进行放松训练，转移注意力，改善躯体症状，帮助患者找回安全感、平静感、归属感。

（3）面对医护人员的紧张不安：可通过网络直播、微信学习等方式开展疫情防控相关知识培训；通过走访慰问，引导医护人员客观、冷静地分析疫情发展态势，增加安全感和战胜疫情的信心；通过医院心理科或精神科专家向一线医护人员提供专业性、针对性的心理辅导。心理辅导内容主要包括危机处理与干预、快速调节情绪的方法、专业性用药指导等，并组织开展心理健康网络课程，加强心理疏导，缓解心理压力；利用微信群实时发布消息，不偏听、不偏信、不信谣、不传谣，坚持以习近平新时代中国特色社会主义思想为指导，增强党对疫情指挥的政治认同、思想认同、情感认同，引导医护人员深刻理解并自觉实践职业精神和职业规范，保持积极、健康的心理状态。

（二）突发公共卫生事件健康教育的方法

随着信息化时代的发展及国家对健康教育的重视，各种健康教育媒介层出不穷。健康教育工作者应与大众宣传媒介密切合作，广泛传播突发公共卫生应急知识、灾害自救互救知识，引导公众以科学的态度应对突发公共卫生事件，提高自我防护能力。常用的突发公共卫生事件健康教育的方法有如下几种。

（1）发布核心信息，根据《卫生部法定传染病疫情和突发事件信息发布方案》规范突发公共卫生事件核心信息的发布工作。及时地利用广播、电视、报纸和网络等大众媒体，迅速将核心信息覆盖到目标人群。

（2）制作、发放、张贴健康教育传播材料，如黑板报、墙报、挂图、标语、传单。

（3）利用讲座和培训对学校学生、单位职工、社区重点人群开展信息传播。

（4）利用热线电话开展免费咨询或救助、心理疏导、心理危机干预等。

（5）利用咨询、个别指导、小组培训等形式开展行为指导。

（6）举办各种急救技术培训班，既可传授有关现场急救必须具备的知识，还可进行技术操作培训，如创伤后紧急救护技术、各种常见中毒急救技术、心肺复苏技术，提高公众的自救和互救的意识和能力。

（7）采用咨询法，由有经验的专家，针对民众对突发公共卫生事件现场紧急救护有关的热点问题，通过相互交流与沟通、讨论和答疑，对咨询对象提出的问题做出明确的回答。特别是涉及一些个人隐私的疾病，如性病、获得性免疫缺陷综合征等的防治，此种方法更具有特殊的作用。

（8）卫生部门还可以筹建由公共卫生专家、健康教育工作者、医院服务提供者、各行业志愿者组成的健康教育小分队，一旦发生突发公共卫生事件，可经过专门培训后深入到社区、学校、商业机构、特殊民族文化团体中，进行演讲、讨论、咨询、文艺演出等宣传活动，及时向公众提供通俗易懂、权威的信息与建议。

通过多种形式的健康教育，向社会公众发布政府有关各种突发公共卫生事件问题的通报、对策和要求；广泛开展突发公共卫生事件应对知识的普及教育，宣传卫生科普知识，帮助事发地区群众了解现阶段影响健康的危险因素；介绍简易有效的防范方法及措施，指导群众以科学的行为和方式对待突发公共卫生事件。要注意充分发挥有关社会团体在普及突发公共卫生事件应对知识和卫生科普知识方面的作用，并注意结合当地的实际情况选择适当的宣传教育方式。

（钟淑贤　常红娟）

第四节　突发公共卫生事件健康教育的效果评价

健康教育并非一次就能完全达到预期目标。评价是突发公共卫生事件健康教育的最后阶段，是将教育最终结果与预期目标进行比较，对健康教育活动做出客观判断的过程。评价的目的是测定健康教育人群达到学习目标的程度，以便修订原有的计划，改进健康教育方式。评价贯穿于健康教育活动的始终，需在不断的评价过程中，对健康教育的方案、形式等进行调整、修订和完善，最终达到预期目标。评价是健康教育不可缺少的重要环节。

一、评价的类型

1．过程性评价　过程性评价始于健康教育计划开始实施之时，贯穿于执行的全过程。在突发公共卫生事件发展的不同阶段，公众面临的健康问题和影响因素可发生改变，其健康需求亦有所不同，要求健康教育工作者随时进行评价，确定健康教育的内容、形式是否合适，是否达到预期效果，有无出现新的健康问题，及时调整健康教育内容、策略和方法。此阶段可采用知识竞赛、问卷调查、现场演习、技能考评、现场观察等方式进行评价。

2．效应评价　指准确判断在突发公共卫生事件实施健康教育计划后，公众对所传授的信息和技能以及行为改变情况的过程。与健康教育结果评价相比，信息和技能的掌握以及行为的改变会较早发生，故又将效应评价称为近期或中期效果评价。

3．结果评价　是指实施健康教育后，对突发公共卫生事件后公众的身心健康状况乃至生命质量是否达到预期变化的判断。对于不同的身心健康状况问题，从接受知识技能到行为改变，最终会出现身心健康状况变化，所需要的时间长短不一。故结果评价也称为远期效果评价，它是效应评价的延续。

4．终结性评价　是对各方面资料做出的总结性概括。通过终结性评价，分析突发公共卫生事件中健康教育存在的问题，全面反映健康教育项目的成功和不足之处，为今后制订计划和项目决策提供依据。此阶段可采用开总结报告会、撰写健康教育工作总结等方式进行评价。通过评价，可以进一步完善突发公共卫生事件中的健康教育工作，提高健康教育质量。

二、评价的方法

健康教育工作的效果评价就是针对健康教育项目活动的作用和效果进行评估。效果评价是健康教育工作中的重要环节,强调实施过程与结果评价并重,并要求用评价结果来指导和调整工作方向。突发公共卫生事件健康教育中需评价公众的培训需求是否得到满足,内容是否有遗漏,公众是否产生健康的态度和行为。

1. 直接观察法 此法常用于观察公众的非语言交流信息,以判断学习目标是否达到,即评价公众的态度和行为或利用现代网络信息检测公众舆论。

2. 直接提问法 是主要用于对公众知识掌握程度和情感方面的评价。直接提问宜使用开放式提问方式,让公众尽量地描述,以了解其对知识的掌握程度。对公众的提问可以帮助提问人员判断公众对健康教育内容的理解程度。尽量少用封闭式提问方法。

3. 书面测验法 指用问卷或表格的形式对公众进行知识、技能和态度的测评,得出患者对健康教育的知晓率、技能掌握率和健康教育覆盖率。

(1) 知识测评:即用标准问卷表进行测评。卫生保健机构可以根据健康教育计划要求,将公众必须掌握的知识或应知应会的内容设计成测试问卷,确定标准。测试完毕,进行评分,分析教育效果,改进教育工作。

(2) 技能测评:公众掌握健康技能是一个复杂、连续的过程,它需要在专业人员的指导下,通过重复多次的操作练习,才能达到熟练掌握。对公众进行技能训练时,采用训练记录和书面评分法可以掌握公众学习的进度。

(3) 质量测评:根据健康教育质量控制要求,建立健康教育普及率、合格率的达标标准,并用书面评分法确定抽检人数、抽检项目、抽检方法评分标准,并据此对抽检机构进行质量评定。

> **科研小提示**
> 1. 突发公共卫生事件中公众的健康教育,心理支持。
> 2. 突发公共卫生事件救助人员的能力评估,心理健康。
> 3. 公共卫生事件的风险预测和舆论传播机制。

(常红娟)

第五节 突发公共卫生事件的预防与健康教育

应对突发公共卫生事件应遵循预防为主、常备不懈的方针。预防为主是我国卫生工作的基本方针,同时也是处理突发公共卫生事件应遵循的有效而经济的基本方针;常备不懈的方针,是人们长期与突发公共卫生事件进行斗争的经验总结,也是处理突发公共卫生事件应建立的长效机制。制订突发公共卫生事件应急预案,应按照"防治结合、以防为主,平战结合、应急为主,条块结合、以块为主,群专结合、以专为主"的原则,针对可能出现的突发公共卫生事件的严重程度、危害程度、涉及范围和社会反应程度,分别采取不同的控制措施和处置办法,同时通过健康教育积极普及突发公共卫生事件预防知识和技能,提高公众的应对能力。

1. 建立健全组织机构和管理体制 健全的组织管理系统可为快速应对、处理和开展各类突发公共卫生事件的指导工作提供强大的组织保障。2006年卫生部颁布了《国家突发公共卫生事件应急预案》，提出了突发公共卫生事件应急组织体系的建设要求，明确了各级人民政府、卫生行政部门、医疗机构、疾病预防控制机构、卫生监督机构的职责和工作范围，为应对突发公共卫生事件组织体系建设提供了有力保障。

由于突发公共卫生事件涉及多部门、多层面，单靠卫生行政部门是无法完成有效应急工作的，还需发挥政府和非政府组织的优势。故可以根据突发公共卫生事件的范围、性质和危害程度，对突发公共卫生事件实行分级管理。各级人民政府负责突发公共卫生事件应急处理的统一领导和指挥，各有关部门按照预案规定，在各自的职责范围内做好突发公共卫生事件应急处理的有关工作。当发生重大突发公共事件时，一方面，卫生部门组织力量赴现场救治和调研，提出应对措施和启动预案，并及时向当地党委、政府汇报；另一方面，各级党委、政府加强组织领导，协调各有关部门（如专业健康教育机构、疾病预防控制机构、医疗单位、教育机构、社区、新闻媒体）采取有效措施，各司其职，通力合作，达到群防群控的目的，减轻突发公共卫生事件的危害程度。每一次重大突发公共卫生事件发生后，都要进行预案的重新评估和修订，一般每3年修订1次。

> **知识链接**
>
> **应对各类突发公共事件的 6 条工作原则**
>
> 国务院发布的《国家突发公共事件总体应急预案》（简称"总体预案"），明确提出了应对各类突发公共事件的 6 条工作原则：以人为本，减少危害；居安思危，预防为主；统一领导，分级负责；依法规范，加强管理；快速反应，协同应对；依靠科技，提高素质。"总体预案"是全国应急预案体系的总纲，明确了各类突发公共事件分级分类和预案框架体系，规定了国务院应对特别重大突发公共事件的组织体系、工作机制等内容，是指导预防和处置各类突发公共事件的规范性文件。

2. 完善突发公共卫生事件信息管理系统，加强信息交流和发布，完善预警制度 突发公共卫生事件由于其发生突然、波及范围广、危害严重的特点，一旦发生，可迅速成为社会舆论的焦点。公众常迫切需要了解事件的进展，若此时信息发布不及时、卫生宣传不到位，没有确立对社会舆论的主导地位，让某些不法分子乘虚而入，发布有害国家和政府形象的信息，误导社会舆论，那么公共卫生事件的突发将有可能发展成为严重的社会危险事件。故应利用现代通信手段和信息交流技术，建立一套高效、快速、准确的突发公共卫生事件报告和发布信息系统，负责突发公共卫生事件的信息交流、疫情监测、远程教育等。此系统需明确突发公共卫生事件的报告和发布流程，保持畅通的信息交流和发布。通过此系统，一方面，国家、政府、卫生行政管理部门可及时和迅速地收集突发公共卫生事件的进展情况，如流行情况、波及范围、危害程度、舆论倾向，从而制订有效的紧急应对措施，实施疫情控制和医疗救治的指导工作；另一方面，可及时、准确、科学、透明地进行信息发布，满足公众的知情权，还可直接向公众传递卫生知识和防治技能，指导、帮助公众建立正确的认识和行为，可以有效地预防和缓解公众焦虑和恐惧的心理，达到稳定公众情绪、维护社会稳定的目的。完善的信息管理系统可以确保获取信息的准确性，信息发布的权威性、一致性、连续性。

初次报告突发公共卫生事件管理的信息，仅强调及时，不求准确全面的信息。责任报告单位和责任报告人在接到事件信息后，在 2h 内以电话或传真等方式向属地卫生行政部门指定的专业机构报告，具备网络直报条件的同时进行网络直报。

平时的预防主要是做好对突发公共卫生事件的监测和预警。战时的处理主要是做好对突发公共卫生事件的就地处理和控制蔓延。做好对突发公共卫生事件的科学监测，通过各种监测网络收集突发公共卫生事件的相关信息，并运用科学的方法进行分析处理，及时掌握突发公共卫生事件的动态，为预防与应急处理突发公共卫生事件提供科学依据。预警是根据监测网络提供的信息，运用科学预测的方法和技术，对突发公共卫生事件的发展趋势进行推测和判断。它对整个社会提高预防与应急处理突发公共卫生事件的能力，减少突发公共卫生事件造成的危害，最大限度地保护人民生命安全和社会经济生活的正常运行具有重要意义。虽然突发公共卫生事件是突发的，但是在发生之前一般总有迹象显现，只要我们不断积累经验，及时注意捕捉信息，并对此进行科学分析，就能够做出及时、准确的科学预警报告。

3. 强化人员培训，建立突发公共卫生事件应急救治队伍 由于突发公共卫生事件发生时卫生专业人员是最初的反应者和信息的提供者，医务人员是最早接触和发现病例的人群，其对突发公共卫生事件的应急能力、健康教育能力、对公众的引导和控制能力的高低直接影响突发公共卫生事件的防控效果。

在我国，由于培训网络尚不健全，突发公共卫生事件应急培训主要针对的是各级专业的防病机构，而缺乏对医务人员、公众的培训，故应扩大培训范围，将临床医护工作者、广大非专业健康教育者（学校、社区的传媒人员）纳入培训，但培训内容应各有侧重。对于专业的医务人员，侧重于培训各种重大和新发传染病的识别、诊断、治疗和防护技能，做到早发现、早诊断、早治疗；对于非专业健康教育者，重点培训突发公共卫生事件应急处理方法、危机管理技术、灾难应对和恢复方法等。此外，由于突发公共卫生事件具有不确定性的特点，为了提高应急处置的水平和能力，卫生部、国家中医药管理局于2003年9月27日出台了《关于建立应急卫生救治队伍的意见》，提出在省、地两级分别建立应急医疗卫生救治队伍的要求。该救治队伍主要由具有丰富临床经验的医务人员和具有现场处置能力的疾病预防控制专业人员组成。平时这些人员仍然在各自的工作岗位上工作，但需定期接受应急知识、技能的培训和应急模拟演练，一旦发生突发公共卫生事件，卫生部门迅速调集应急救治队伍赴现场，开展紧急救治、应急处置和流行病学调查。

突发公共卫生事件突然暴发、起因复杂、危害性巨大、无法预见后果、迅速蔓延、处置难度大，应急任务艰巨，不经过系统的培训和教育，应急队伍的综合素质很难得到提升，严重影响灾害救援工作的顺利完成。通过系统和全面的应急培训，使医务人员掌握突发公共卫生事件相关知识和技能，熟悉突发公共卫生事件应急管理工作和救援中的角色，能提高其对突发公共卫生事件的敏感性和应变能力。

4. 开展公众健康教育，提高公众应对突发公共卫生事件应急能力 在日常工作中，有针对性地向公众开展卫生知识宣教，普及健康知识和健康观念，促使公众建立健康的生活方式和行为习惯，可以提高公众应对突发公共卫生事件的意识和自我防护能力。由于突发公共卫生事件具有突发性、不可预测性的特点，往往波及面广、危害大，若能及时预测和辨识突发公共卫生事件，积极采取有效的预防和处理措施，将使其危害程度降到最低，使公众受益。同时医务人员有责任和义务向公众普及突发公共卫生事件的相关知识，提高其应对突发公共卫生事件的能力。另外，预防保健机构需提供多种免费的公益培训途径，丰富培训内容，应体现培训的直观性、实用性、有效性和可控制性，且精心组织互动，活跃现场气氛，提升培训效果。将理论讲授、观看录像、角色扮演、讨论法、信息技术法、案例分析讨论、行动学习法、基于问题的学习（problem-based learning，PBL）、参与式教育、同伴教育、技能训练、编写典型的抢救病案并情景模拟演练、在线学习和虚拟环境学习等多种培训方法相结合，增加公众兴趣，提高积极性和参与性，保证培训质量。对不同层次的公众，坚持分层次、分阶段培训，满足低学历、高年龄、普通大众的应急知识、急救技能、灾害综合能力培养的迫切需要。

我国人口基数较大，城市因其人口密度大，成为突发公共卫生事件发生的高危地区，而农村地区因其经济发展相对落后，同时农村地区居民健康素养相对城市居民较弱，是突发公共卫生事件的薄弱环节。政府应根据突发公共卫生事件的薄弱环节制订具体的培训方案，切实提高公众的突发公共卫生事件的应对水平。基层公众应对突发公共卫生事件能力的培训是一项艰巨而长期的任务，应反复多次、重复开展培训，才能达到预期的效果。首先要将培训工作列入年度计划，建立培训评价机制，给出测评指标，包括应对突发公共卫生事件能力培训率、突发公共卫生事件知识知晓率、突发公共卫生事件处置流程执行合格率等，对公众、培训机构、培训的有效性和实用性进行全面评价。分析基层大众应对突发公共卫生事件能力现状与测评结果，了解基层公众与国内外公众应急能力水平间的差距和未达标的测评要求，针对评价结果制订有针对性的培训计划并继续加强培训，完善培训方案，优化培训方式，使培训真正发挥出提高公众应对突发公共卫生事件应急能力的作用。

5. 完善心理干预应急制度　突发公共卫生事件不仅严重威胁公众的生命安全，而且会给公众造成巨大的心理创伤。受灾群众及家属面对伤亡等突发事件，往往需要专业的心理支持和救援。如果他们不能及时得到相应的心理指导，可能会产生更严重的心理问题。因此，预防保健机构应重视受灾群众心理需求评估及管理机构干预能力的培养，并邀请心理专家举办心理救援培训班及学术报告会，或者订阅杂志等，使预防保健机构熟练掌握基本的心理评估及快速、有效、人性化的心理干预技术，并对突发公共卫生事件带来的心理问题以及现场干预措施进行归类并整理，制作心理诊断手册，供群众随时查阅和学习。根据当地人群民族特点、风俗习惯、文化素养和居民复杂的心理变化，灵活运用语言和非语言性心理支持干预措施，稳定他们的不良情绪和心理反应。

应及时掌握疫情不同时段的相关信息，结合疫情防控需要及公众情绪变化情况，制订有效的突发公共卫生事件的宣传教育方案，明确宣传重点内容和重点人群，采用多种宣传形式，包括利用宣传画、宣传橱窗、展览平板等传统形式，或微信公众号、短视频平台等新媒体传播形式，提高公众对突发公共卫生事件的认知和应对技能，以达到较为理想的宣传效果。在宣传的同时，注意保持良好的沟通渠道，必要时要对重点人群进行专项心理干预，有序开展救助工作。

6. 落实突发公共卫生事件应急管理信息安全建设　突发公共卫生事件会波及公众的切身利益，话题感强，影响力大，政府在事件发生初期如果单一公布事件结果，则可能引发恐慌，以及部分群体对当事者的愤怒情绪。谣言散布往往与社会大众对突发公共卫生事件状况不明、认识不足及恐慌情绪有关，是社会公众渴望了解事件真相和消除心理压力的反映，及时辟谣、公开真相是消除谣言的关键。所以，在应对突发公共卫生事件方面，要形成以专职部门为主导的联合应对模式，从公众最迫切的需求出发，不仅提供事件的实际情况，还要介绍事件的应对方式、评估实际损失和危害，对当事人采取恰当的保护措施，避免给公众留下不作为或者"保护伞"的负面印象。

确保信息公开透明，提高政府的舆论导向能力。在突发公共卫生事件的应急处置阶段，政府部门和公众媒体的交流与互动对于应急管理决策的执行起着重要的作用。政府应该充分发挥新闻媒体的优势，对公众在媒体上发表的言论进行监督，收集公众关注的问题，并及时、正面地给予回复，确保所传递信息的真实性，消除谣言产生的机会。对于已经产生的谣言，也要积极使用新媒体渠道展开反击，以事实为依据，挽回政府的形象。利用权威、准确的信息披露，进行正向的舆论引导，消除群众恐慌心理。由于突发公共卫生事件的独特性，政府要加强对舆论预测的关注程度，力争做到尽早发现和解决问题。

随堂测 11-2

（常红娟）

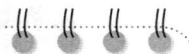

小 结

　　突发公共卫生事件根据事件发生的原因，分为自然灾害和人为事件；根据事件发生的过程、性质和机制，分为自然灾害类、公共卫生事件类、事故灾害类、社会安全事件类。突发公共卫生事件的特征包括突发性和意外性、公共卫生属性、危害程度严重、影响范围广。为了积极有效地预防突发公共卫生事件，应建立健全组织机构和管理体制、完善突发公共卫生事件信息管理系统；加强信息的交流和发布、强化人员培训；建立突发公共卫生事件应急救治队伍、开展公众健康教育；完善心理干预应急制度和落实突发公共卫生事件应急管理信息安全建设。

思考题

1. 什么是突发公共卫生事件？突发公共卫生事件有哪些种类？
2. 突发公共卫生事件发生时人们需要哪些健康信息？此期健康教育的重点是什么？
3. 应对突发公共卫生事件的预防措施有哪些？

主要参考文献

[1] 傅华．健康教育学［M］．3版．北京：人民卫生出版社，2017．

[2] 田向阳，程玉兰．健康教育与健康促进基本理论与实践［M］．北京：人民卫生出版社，2016．

[3] 李浴峰，马海燕．健康教育与健康促进［M］．北京：人民卫生出版社，2020．

[4] 周欢．健康行为与健康教育学［M］．成都：四川大学出版社，2020．

[5] 余金明，姜庆五．现代健康教育学［M］．上海：复旦大学出版社，2019．

[6] 马骁．中华医学百科全书·健康教育学［M］．北京：中国协和医科大学出版社，2020．

[7] 田向阳．健康传播理论与使用方法［M］．北京：人民卫生出版社，2017．

[8] 李长宁．健康传播材料制作与评价［M］．北京：人民卫生出版社，2018．

[9] 中国健康教育中心．健康教育处方［M］．北京：人民卫生出版社，2020．

[10] 李长宁，李杰．新媒体健康传播［M］．北京：中国协和医科大学出版社，2019．

[11] 吴丹．老年人网络健康信息查询行为研究［M］．武汉：武汉大学出版社，2017．

[12] 中国保健协会，国家卫生计生委卫生发展研究中心．健康管理与促进理论及实践［M］．北京：人民卫生出版社，2017．

中英文专业词汇索引

A
案例分析（case study）102

C
参与式（participant）102
参与式快速评估（participatory rapid assessment）81
倡导（advocate）5
传播（communication）33
传播关系（communication relationship）37
传播模式（communication model）34
传播学（communication science）33
促进健康行为（health promoted behavior）17

D
定量调查（quantitative research）79
定性调查（qualitative research）80

F
访谈法（interview method）81
肥胖症（obesity）155
赋权（empowerment）5

G
干预策略（intervention strategy）91
干预场所（intervention setting）92
高血压（hypertension）158
工作人员（personnel）97
观察法（observation method）81
冠状动脉粥样硬化性心脏病（coronary atherosclerotic heart disease）160
管理与政策诊断（administrative and policy diagnosis）78
国民生产总值（gross national product，GNP）74
国内生产总值（gross domestic product，GDP）74
过程性评价（process evaluation）105

J
急性应激反应（acute stress reaction）177
计划行为理论（theory of planned behavior，TPB）28
继发性高血压（secondary hypertension）158
健康传播（health communication）38
健康传播材料（health communication material）57
健康教育（health education）3
健康教育项目设计（health education program planning）86
健康相关行为（health related behavior）17
健康信念模式（health belief model，HBM）20
健康行为（health behavior）17
教育与生态诊断（educational and ecological diagnosis）77
结核病（tuberculosis）168
结局评价（outcome evaluation）106
角色扮演（role play）102

L
流行病学诊断（epidemiological diagnosis）75

M
目标人群（population of interest）91

N
脑卒中（stroke）165
脑血管意外（cerebrovascular accident）165
内部质控（internal quality control）106

P
评价（evaluation）104

Q
群体传播（group communication）45

R
人际传播（interpersonal communication）40

S
设备和材料（equipment and material）97
社会动员（social mobilization）98
社会诊断（social diagnosis）73
生活方式（life style）153
生命质量（quality of life，QOL）74

时间表（schedule）97

T

头脑风暴（brain storming）102
突发公共卫生事件（emergency public health event）173

W

外部质控（external quality control）106
危害健康行为（health risky behavior）18
围绝经期（perimenopausal period）143

X

小组讨论（group discussion）102
效应评价（effectiveness evaluation）106
协调（mediate）5
行为（behavior）13
行为与环境诊断（behavioral and environmental diagnosis）75

形成性评价（formative evaluation）105
选题小组工作法（nominal group process）82

Y

乙型肝炎病毒（hepatitis B virus，HBV）169
意向性分析（intention-to-treat analysis，ITT analysis）109
原发性高血压（essential hypertension）158

Z

知信行（knowledge，attitude/belief，practice，KABP）19
质量控制（control of quality）97
终结性评价（summative evaluation）107
专题小组讨论（focus group discussion）81
组织传播（organization communication）46
组织机构（organization）97